主编◎时起美 张令云 文 慧 焦 敏 高文文 张仁春

# 常见疾病康复诊疗与护理进展

CHANGJIAN JIBING KANGFU
ZHENLIAO YU HULI JINZHAN

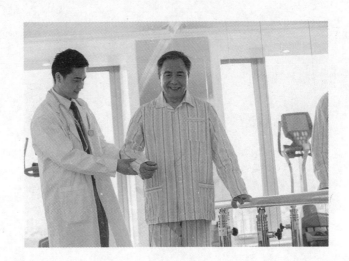

长江出版传媒
湖北科学技术出版社

图书在版编目（CIP）数据

常见疾病康复诊疗与护理进展／时起美等主编. ——
武汉：湖北科学技术出版社，2023.5
  ISBN 978-7-5706-2485-0

  Ⅰ.①常… Ⅱ.①时… Ⅲ.①常见病–康复医学②常
见病–护理 Ⅳ.①R49②R47

中国国家版本馆CIP数据核字(2023)第055095号

责任编辑：许 可　高 然　　　　　　　　　　封面设计：喻 杨

出版发行：湖北科学技术出版社　　　　　　　　电话：027-87679468
地　　址：武汉市雄楚大街268号　　　　　　　邮编：430070
　　　　　（湖北出版文化城B座13-14层）
网　　址：http://www.hbstp.com.cn
印　　刷：湖北星艺彩数字出版印刷技术有限公司　邮编：430070
787×1092　　　1/16　　　　　　　　　17.5印张　412千字
2023年5月第1版　　　　　　　　　　　　　　2023年5月第1次印刷
　　　　　　　　　　　　　　　　　　　　　　定价：88.00元

# 《常见疾病康复诊疗与护理进展》
# 编委会

# 《常见疾病康复诊疗与护理进展》编委会

# 前　言

　　康复护理学是一门旨在研究伤病者与伤残者身体、精神及康复护理理论、知识、技能的学科。康复护理学是康复医学的重要组成部分。目前康复护理在我国正经历着专业知识的初步积累、传播、实践和发展阶段。近年来康复护理得到持续发展,康复护理质量不断提高;康复护理理论、临床研究涵盖管理、教育、临床康复科研等多个方面。

　　本书根据临床一线护理专家丰富的工作经验而编写,以循证为原则,在参阅近年来国内外相关文献的基础上,重点强调临床实用性,强化常见病的康复护理内容,重点突出,指导性强。本书主要包括康复护理基本技术、康复护理评定、心脏疾病康复护理、神经疾病康复护理、常见并发症的康复护理、外伤及手术后的康复护理等内容,内容实用丰富,具备科学性、先进性、实用性,对从事临床一线的护理同仁具有较大的参考价值,从培养各个层次的康复护理人才着手,提高康复护理临床水平,促进护理质量的进一步提高。

编　者

# 目　　录

# 第一章 康复护理基本技术

## 第一节 体位与体位转换

体位是指人的身体位置,通常临床上是根据治疗、护理及康复的需要所采取并能保持的身体姿势和位置。常用的体位有仰卧位、侧卧位、俯卧位、半卧位、坐位、头低足高位、头高足低位、膝胸卧位等。以下主要介绍在康复护理中重要的体位与体位转换方法。

### 一、体位摆放

#### (一)正确的体位摆放

在康复治疗及护理中,对偏瘫患者保持正确的体位有助于预防和减轻痉挛的出现或加重,保护肩关节,诱发分离运动。

1.仰卧位

取上肢各关节伸展位,下肢各关节屈曲位。即垫起患侧肩胛以防其后缩;肩关节前伸,手臂伸展、外旋,患臂放在枕上,掌心向上,手指伸展稍分开,必要时手握毛巾卷,以防止形成功能丧失的"猿手"。患腿外侧放置支撑物,以防止患髋后缩和下肢外旋。双足底抵住足板使踝关节背屈,足跟放一垫圈,足趾朝上。此体位可因骶尾部和外踝等骨突部位受压过多而导致压疮,因此,在可能的情况下,不提倡长时间的仰卧位。

2.患侧卧位

是最重要的体位,其可增加患侧的感觉输入,牵拉整个瘫痪侧肢体,有助于防止肌肉痉挛。头置舒适位,躯干稍后仰,腰背部垫枕头支撑,保持患肩前伸,避免受压与后缩,肘伸展。患腿放置舒适位,膝关节微屈,健腿屈曲并置于体前枕上。

3.健侧卧位

是患者比较舒适的体位,患者胸前放一枕头,使肩前伸,肘关节伸展,腕、指关节伸展放于枕上,患腿屈曲向前,并以枕头支持,以保持髋、膝关节自然微屈,踝关节中立位,但避免出现足悬空现象(足内翻),此体位有利于对抗偏瘫侧上肢屈肌痉挛和下肢伸肌痉挛。

#### (二)注意事项

(1)护理人员在进行体位摆放时应注意不能使患肢受压,踝关节要置于90°位,防止被褥卷压足背而造成足下垂。

(2)在协助体位转换时,从患者的肩胛处托起患肢,以免因用力牵拉患肢而造成肩关节软组织的损伤和肩痛。

### 二、体位转换

体位转换是指通过一定方式改变身体的姿势和位置。定时变换体位有助于预防并发症,尤其是偏瘫患者体位转换训练应从急性期开始。体位转换是康复护理人员必须熟练掌握的一门最基本的技术,它对保障康复和促进康复效果有很重要的意义。适时的体位转换可以促进血液循环,预防压疮、坠积性肺炎、尿路感染、肌肉萎缩、关节僵硬及变形、深静脉血栓等并发症的发生,真正达到康复训练的目的,实现康复治疗及康复护理的预期效果。

根据体位转换时是否有外力参与,体位转换的方式可分为2种。①自动体位转换:指患者不需外力相助,能够根据医疗护理及日常生活的需要,通过自己的能力完成体位变换,使身体达到并保持一定姿势和位置。②被动体位转换:指患者在外力协助或直接搬运摆放下变换体位,并利用支撑物保持身体的姿势和位置。

**(一)体位转换常用方法**

体位转换的方法有很多,如翻身法、卧位与坐位间转换、坐位与站立位间转换、床-轮椅间转移等。床旁护栏、床上吊环和脚踏板等辅助设备,不仅有助于调整身体姿势,而且能发挥安全防护作用。

1.从仰卧位向侧卧位转换法

(1)被动转换:①先将患者移至床边,拉起床旁护栏保护;②护理人员绕至对侧,协助患者屈肘置于胸前,双腿屈曲;③护理人员一手置于患者远侧肩膀下,另一手置于远侧髋部下;④护理人员髋部下移,弯曲膝盖,保持背部平直,随着自己身体重心由前脚移向后脚,将患者转向自己;⑤调整姿势,保持舒适。

(2)主动转换偏瘫患者翻转侧卧,指导其利用健肢力量带动患肢,完成体位转换的动作。①健腿翻身法:嘱患者屈肘,健侧手前臂托住患肘,健侧腿伸入患腿下方,利用髋关节外旋转动身体,同时,以健侧肢体搬动患侧肢体转向健侧。此法充分利用了髋关节力量。②伸肘摆动翻身法:患者伸肘,双手对掌相握(Bobath式握手),十指交叉,患侧拇指在上;夹紧双肩,健臂带动患臂先摆向健侧,再反方向摆向患侧,利用重心转移完成侧翻,如翻向健侧,则摆动方向相反。此外,也可采用健肢拉住对侧的床旁护栏来调整卧姿,此法充分利用了肩部力量。开始训练时,护理人员可辅助其骨盆旋转,协助完成翻身动作。或者辅助患侧下肢保持在髋关节屈曲、膝关节屈曲、全足底着床体位,在此基础上利用上肢摆动的惯性完成翻身动作。

2.从仰卧位到坐位转换法

偏瘫患者及上肢肌力尚存的截瘫患者,可进行坐起训练。为预防直立性低血压,应逐渐调高床头的高度。

(1)被动转换:①护理人员站在患者侧前方,弯腰前倾,指导患者双手勾住其颈项(上肢无力者则嘱其屈肘置于胸前);②护理人员一手自患者颈后部斜插,另一手跨过腹部插于背部与右手相交叉,根据护理人员发出的指令,护患同时发力,协助患者坐起(护士右脚在前,左脚在后,屈膝前倾);③调整姿势,保持舒适。

(2)主动转换:即床边坐起,患者呈仰卧位,手放在腹部,健侧腿插入患腿之下;将身体横向移至床边;健侧手抓床栏或手掌支撑床面,侧身坐起。由坐位到卧位,程序相反。

3.坐位向站立位转换法

有双人和单人扶抱转换以及患者主动转换。双人扶抱站起时,由2位护理人员分别站在患者两侧,手臂绕过患者后背支撑,另一手臂置于患者前臂下,握住患者的手,患者身体前倾,在口令下缓慢站起。单人帮助下站立主要有以下几种方法。

(1)骨盆扶抱法:①将患者臀部移至椅前1/2,躯干前倾,双脚着地,健足稍靠后;②护理人员双脚一前一后,面向患者站立,前脚置于患者双脚之间,膝盖顶住患膝;③患者双手交叉抱住护理人员颈项或置于其肩胛部(上肢无力则垂于胸前,将下巴搭在护理人员肩上),护理人员屈膝身体前倾,双手托住患者臀部或提起裤腰,将患者向前向上拉起,使患者健足先着地,共同完成抬臀、伸腿至站立;④调整患者重心,使双下肢直立承重,维持站立平衡。

(2)前臂扶抱法:①护理人员双脚一前一后,面向患者站立,前脚置于患者双脚之间,膝盖顶住患膝;②患者背伸直同时抬起双臂,双手置于护理人员肘上,而护理人员则将双前臂置于其前臂下,双手在肘下扶住患者;③嘱患者屈肘并随护理人员口令同时用力站起来。

(3)肩胛后扶抱法:①患者双手交叉,臂前伸置于双膝之间;②护理人员双脚一前一后,面向患者站立,前脚置于患者双脚之间,膝盖顶住患膝;③手臂环绕,双手掌置于患者肩胛骨后,发出口令同时用力站起来。

(4)侧方扶抱起立法:①护理人员立于患者患侧,弯腰、屈膝,身体前倾;②护理人员近侧手臂绕过患者后背托住其腰部,远侧手臂置于患者臂下,握住患侧手;③嘱患者健足着力,随护理人员口令同时用力站起来。

患者主动转换即独立起立训练,前提是患者已达到坐位静态或动态平衡才能进行。当起立辅助量减至最小后,可口头指导患者练习自己起立,必要时在患膝和髋部给予助力帮助。动作要领:①双足平放后移,两下肢稍分开,重心放于健肢;②采用 Bobath 式握手伸肘,肩充分前伸,躯干前倾,双臂前移,超过足尖,双膝前移,腿部用力臀部离开椅面缓慢站起,站稳后将身体重心移至患肢;③待站姿平稳后两足分开距离,轮流负重站立;④坐下时,伸髋屈膝,身体前倾,双膝前移屈曲,身体坐下。

**(二)体位转换注意事项**

1.转换方式得当

根据个体病情及需要,配合康复治疗和护理的要求,选择适合患者的体位及其转换的方法、限度及间隔时间等。

2.强化宣教

体位转换前,应向患者及家属说明体位转换的目的、动作要领和注意事项,调动患者及家属的主观能动性,以取得其理解和配合。

3.注意保暖

体位转换操作过程中注意保暖(尤其在寒冷天气);转换时,逐渐减少辅助力量,鼓励患者尽可能发挥自己的残存能力。

4.节力原则

体位转换操作过程中,动作应稳妥协调,切忌使用蛮力;如两人或多人帮助时,注意动作一致,可在口令下进行。在被动转换时,护理人员要学会利用自己重心的转移来帮助患者移动,如两脚分开形成较大的支撑面,而非简单依靠上肢或腰腹的力量。

5.安全舒适

体位转换后,应保持患者的舒适和安全。必要时使用其他辅助用具支撑,以保持关节的活动范围并使肢体处于最佳的功能位置。

# 第二节　转移技术

转移是人体活动的一种形式,患者借以从一处移动到另一处,人体的转移能力是进行各项活动的重要条件之一。转移训练的目的是使患者尽早学会独立完成日常生活活动,为今后回归家庭和社会创造良好的条件。因此,康复护理人员必须熟练掌握这项技术,并能指导患者及其家属进行转移技术的训练。转移中常用的辅助器具包括滑板、转移皮带、拐杖等。

## 一、床上转移

转移训练时机宜早,一旦患者生命体征平稳,即应开始。床上转移训练的目的是使患者通过床上的早期训练后,能主动完成床上体位转换,达到独立实施床上个人卫生清洁工作。因此,一旦病情允许,即使患者仍被限制在床上,也应及早进行床上运动以增强肌力,提高平衡及协调能力。床上转移训练包括床上撑起,以及左右、前后的平行转移等。

### (一)床边坐起

**1.辅助转移法**

对瘫痪患者可采用此法,让患者利用健侧下肢将患侧下肢抬起移至床沿外侧,护理人员一手托住患侧肩胛骨,用上臂和前臂固定其头部,并使躯干屈曲旋转,另一手向床边移动交叉的下肢,以臀部为轴旋转,即完成床边坐起的动作。

**2.主动转移法**

患者先侧移至床边,将健腿插入患腿之下,用健腿将患腿移于床边外,患膝自然屈曲,然后头向上抬起,躯干向患侧旋转,在胸前用健手支撑床面,将自己推至坐位,同时摆动健腿下床。必要时护理人员可一手放于患者健侧肩部(切忌拉患肩),另一手放于其臀部帮助患者起坐。

### (二)平行移动

患者卧床期间就应进行床上转移训练,随着其体力的恢复及自理能力的增强,从被动移向床头逐渐过渡到卧床主动平移及床上坐位的平移训练。

**1.被动转移**

对滑至床尾的四肢无力患者,护理人员需要随时帮助其移向床头,保持体位舒适。根据需要施予辅助力量,选择一人或两人协助移向床头,转移中注意对患者头部予以支持。

(1)一人协助放平床头,取出枕头横立于床头;嘱患者仰卧屈膝,双手握住床头护栏(上肢无力者交叉置于胸前),双脚蹬床面;护理人员双脚稍分开立于床侧,上身前倾,一手伸入患者肩下,一手在臀部提供助力,随护士口令,同时用力移向床头;放回枕头。

(2)两人协助准备动作同上。两人分别站在床的两侧,交叉托住患者颈肩部和臀部,一人发出口令,同时发力,将患者抬起移向床头。也可两人站在同侧,一人托住患者颈、肩部及腰部,另一人托住患者臀部和腘窝,同时将患者抬起移向床头;放回枕头。

**2.主动转移**

随着四肢肌力逐步恢复及腰背部肌力的增强,指导患者主动进行床上转移训练,自主调整体位,保持身体舒适,预防压疮的发生。

（1）卧位平移：患者取仰卧位，健足置于患足下方，Bobath 式握手置于胸前，利用健侧下肢将患侧下肢抬起向一侧移动，再将臀部抬起向同侧移动，最后将上躯干向同方向移动。反复练习后患者可以较自如地仰卧在床上进行左右方向的移动。同样，健肢带动患肢，并借助床头护栏或系于床尾的布带，患者可自行完成移向床头和床尾的动作。

（2）坐位平移：即床上撑起训练。患者坐于床上，身体稍向前倾，伸膝，两手掌置于身体两侧平放于床上，伸肘用力，将臀部撑起离开床面，并可向前后、左右移动。以双手和臀部为支撑点，完成身体在床上的转移，这是下肢麻痹患者在床上的基本训练动作。此外，偏瘫患者取坐位时，可以 Bobath 式握手，健侧上肢带动患肢向前伸直，将身体重心转移到一侧臀部，对侧向前或向后移动。两侧臀部交替负重移动，完成身体在床上的转移训练。初始时，可由他人协助患者的重心转移。

**（三）拱桥移动**

偏瘫患者进行拱桥训练，可提高床上生活自理能力，尤其方便取放便器、穿脱裤子和更换床单。若自身无力将患膝、患髋锁定在屈曲位，操作人员可协助完成。

除上述外，床旁架设护栏、床尾系绳梯或宽布带、床上悬挂吊环等辅助设施也有助于患者独立完成床上移动，如患者能拉绳坐起时，可在床头按上固定绳子，绳子上打几个结，教会患者拉绳坐起。患者主动加强床上移动训练，可以改善翻身、平衡及转移体重的能力，为立位转移做好体能储备。

## 二、床－轮椅间转移

床－轮椅间的转移是神经、肌肉运动障碍患者最早期、最常用的转移形式，其转移方式有立式转移和坐式转移。立式转移适用于偏瘫以及本体转移时能保持稳定站立的任何患者。坐式转移主要应用于截瘫以及其他下肢运动障碍的患者（如两侧截肢者）。

**（一）立式转移**

1.被动转移

护理人员协助患者从床边站起，双手抱住其臀部或拉住腰部系带，协助患者以健侧腿为轴心旋转躯干，背对轮椅慢慢坐下。

2.主动转移

将轮椅置于患者健侧，患者从床边站起，以健侧腿为轴心旋转身体坐在轮椅上，调整好自己的位置。

**（二）坐式转移**

当患者有良好的坐位平衡，且臂力足以将臀部从床上撑起时，可主动完成床－轮椅间的转移，前提是固定床与轮椅，且高度接近。转移方式有以下两种。

1.侧方滑动转移

若轮椅扶手可拆卸，借助滑板做床与轮椅间转移，较省力、安全。①在患者健侧床边，轮椅紧邻床沿与床平行放置，近床沿一侧的扶手拆下，将滑板平稳驾在床与轮椅座位上；②患者两腿下垂坐于床沿，臀部朝向轮椅；③上肢用力平行移动，挪动臀部至滑板上并滑进轮椅；④躯干向一侧倾靠，使臀部抬离滑板并取出滑板；⑤装好轮椅扶手，调整好坐姿，双足放于脚踏板上。当患者熟练使用滑板后，可以不借助滑板进行徒手转移，最后依靠上肢支撑臀部进行垂直侧方转移,而不必再依靠滑动。

**2.垂直转移**

(1)轮椅正面紧贴床沿,呈直角放置,刹住车闸。

(2)患者背向轮椅而坐,用双手在床上撑起,将臀部移向床边,紧靠轮椅。

(3)双手握住轮椅扶手中部,用力撑起上身,向后使臀部落在轮椅内。

(4)松开车闸,挪动轮椅离床,直至足跟移到床沿,刹住车闸,将双足置于脚踏板上。

## 三、立位转移

神经系统疾病和运动系统疾病都可引发步行障碍,故对这些患者而言,步行功能的训练是康复治疗与护理中的重要措施。在此之前的准备包括:下肢肌力的训练、关节活动度训练、站立平衡训练及协调功能的训练。一旦患者能平稳站立,就应开始行走训练,且起立动作与行走动作训练同步进行。但无辅助的立位转移须有良好的坐位平衡能力,且无直立性低血压。训练中需注意髋、膝、踝的伸屈协调,降低外展肌张力,并及时纠正病理步态。

### (一)原地迈步练习

在平行杠内或扶手旁,扶好站稳,由患腿负重,健腿做前、后小幅度迈步,反复进行。利用台阶的最下一级阶梯,或面前放一稳固的踏板,尽量屈膝高抬腿部,踏上踏板再放回原位,健腿与患腿交替进行,反复多次。扶好站稳后,患腿屈膝抬起,靠向健腿,患足离开地面,然后伸髋、伸膝,尽量以患侧足跟部内侧着地。

### (二)扶持行走

平衡失调患者需要扶行,康复护理人员站在偏瘫侧进行扶持,先在扶持下站立练习患腿前后摆动、踏步、屈膝、伸髋、患腿负重等,康复护理人员一手握住患者患手,另一手从患侧腋下穿出置于胸前,手背靠在其胸前,掌心向前,五指分开,与患者一起缓慢向前步行,为了安全,也可在患者腰间缠一系带或安全把手。

### (三)扶杖架拐行走

扶杖架拐行走练习是使用假肢或瘫痪患者恢复行走能力的重要锻炼方法。患者首先卧位锻炼两上肢、肩部、腰背部和腹部肌力,如果没有足够的臂力就无法撑住拐杖,如肩带肌无力会出现耸肩,而腰背、腹肌力弱,就不能带动腹腔和下肢。然后再练习起坐、坐位平衡、拐杖练习。拐杖长度应按身高及上肢长度而定,拐杖训练应先由平地开始,以距离和速度为重点,注意安全,然后再训练耐力。

**1.双拐站立**

置双拐于双足的前外侧约 1 脚处,双肘微屈,双手抓握拐杖的横把,使拐的顶部与腋窝保留一定空隙,双肩自然放松,使上肢的支撑力落在横把上。然后练习重心的转移,背靠墙,提起一拐和提起双拐。

**2.架拐行走**

截瘫患者常需使用两支拐杖才能行走,偏瘫患者一般只用单个手杖,二者的使用方法不同。

(1)截瘫患者的双拐步行:根据拐杖和脚移动的顺序不同,分为以下几种。①迈至步训练,迈至步是最简单、最安全及稳定的一种步法。②迈越步训练,迈越步是一种最快、最实用的步法,需要较高的平衡技能。③四点步行,当患者双腿能支撑自身体重时常先用此法,其特点是较安全,但速度较慢。④三点步行,采用此法的前提是患者必须能够用臂力支撑其整个身体重量。⑤两点步行,此法适用于躯干稳定性较好的患者,其特点是两点同时着地,速度较快。

(2)偏瘫患者的单拐步行:一般健侧臂持拐。单拐步行一般包括:①三点步行,先伸出手杖,再伸出患足,然后健足跟上;②两点步行,即先同时伸出手杖和患足,再伸出健足。该方式步行速度快,适合于瘫痪程度较轻、平衡功能较好的患者。

### (四)独立行走

在进行独立行走前,需要患者有足够的肌力(下肢肌力先达到四级)和关节活动度,同时有良好的平衡与协调功能,患者在平行杠内练习站立和行走后,再做独立行走练习。行走时,伸髋屈膝,先抬一足跟部,重心转移到该下肢,再另一脚迈出,脚跟先着地,重心又转移到其上,开始下一个步态周期。步行时步幅均匀,频率适中,如此交替迈步,身体向前行进,可给予口令让患者有节律地步行,同时要注意观察,找出问题,改善其步行姿势。患者较好地完成了在平坦地面上短程行走后,可适当增加难度。复杂步行训练主要是增加训练难度,提高步行速度、稳定性和耐力,如越过障碍走、上下斜坡等,以及实际生活环境下的实用步行训练,并逐渐将训练转移到日常生活中去。

### (五)上下阶梯

上下阶梯比平地步行难度大,但是与利用扶手步行或拄拐步行相比较,上下阶梯又显得比较容易。因此,当患者能较顺利和平稳地完成平地行走后即应开始进行上下阶梯练习,以健足先上、患足先下为原则。开始练习时应有护理人员的保护和协助,第一次练习上下阶梯,以不超过三个台阶为宜,随着能力的提高,再逐渐增加台阶数。

## 四、转移的注意事项

### (一)整体评估

对于任何一种转移方法,患者来回移动都要求有坚固而又平坦的地面,同时需要患者具有学会运动技巧的能力。

### (二)辅助设施

床上应当安装相当于床的1/2长度的床扶手(护栏),以防患者坠床,并作为把手,协助体位转换或床上移动时使用。

### (三)安全防护

立位转移时,护理人员应站于患侧;轮椅训练时位于前方保护其安全。在转移前应先确定移动的方法和方向,留有足够的移动空间,确保移动过程的安全。

### (四)动作要领

光足训练时注意全脚掌着地,并与地面垂直。完成动作时足跟不得离地。上下台阶训练则遵循"健足先上、患足先下"原则。

### (五)训练量适度

指导患者动作要领,逐渐减少辅助量。

（六）注意观察

护理人员除帮助和指导外，还应注意观察患者表情和反应，其动作是否正确，患者有无不适等，尽量使患者放松，如稍有进步就应及时予以鼓励。

# 第三节　体位排痰训练

体位引流是利用重力作用，将聚集在肺、支气管内的分泌物排出体外，又称重力引流。体位排痰法，即是利用体位引流的原理，促使痰从肺部及支气管排出，从而改善肺通气。其目的是促进排痰，改善通气功能，促进肺膨胀，增加肺活量，预防肺部并发症。此法适用于：①身体虚弱、高度疲乏、神经麻痹或术后并发症而不能咯出肺内分泌物者；②慢性阻塞性肺病患者，出现急性下呼吸道感染以及急性肺脓肿患者；③长期不能有效清除肺内分泌物的患者。

有明显呼吸困难和发绀者，近1～2周内曾有大咯血史者，严重心血管疾病或年老体弱而不能耐受者均禁用此法。

## 一、体位引流原则

体位引流的总原则是病变部位处于高位，引流支气管开口向下。体位引流尽管可以使聚集在肺部支气管的痰液排出，但若运用不当，反而会给患者造成伤害。所以，护理人员在给患者进行体位引流前，必须遵循以下原则。

（1）监测生命体征和肺部听诊，明确病变部位，以采取相应的体位引流。

（2）凡分泌物较少者，每日可上、下午各1次；痰量较多者，可引流3～4次，并安排在饭前进行。

（3）每次一个部位5～10分钟，有多个部位需引流时则分别进行，并从痰液较多处开始，但总时间不宜超过30～45分钟。

（4）引流时应有护士或家人在旁协助，并观察患者反应，如有脸色苍白、发绀、心悸、呼吸困难分泌物大量涌出等异常，可能导致窒息等意外，应立即停止，协助平卧或半坐卧位，给予吸氧。

（5）病情严重者或体力较差的患者，可采取改良的体位引流，即仅腰臀部垫高的头低位。体力较好者则可以使用上身完全倾出床外的倒置体位。

（6）痰液黏稠者引流前可先行雾化吸入；引流中配合叩背与震颤均能促进分泌物排出，但需防止粗暴手法引起肋骨骨折。

（7）观察引流量是否逐日减少，当痰量减少至每日30mL时，可停止引流。

## 二、体位引流方法

根据病变部位和患者经验（自觉有利于咳痰的体位），采取病变部位较气管和喉部为高的体位，以利于潴留的分泌物随重力作用流入大支气管，然后再经口咳出。

### 三、辅助排痰的其他方法

#### (一)多饮水

每日饮水总量不少于 2000mL,少量多次,每次 30～50mL。室内湿度维持在 60% 左右,可湿式清扫地面或室内放置加湿器。吸氧患者注意氧气的湿化和温化;痰液黏稠者,引流前 15 分钟先遵医嘱给予雾化吸入生理盐水。可加入硫酸庆大霉素、α 糜蛋白酶、$\beta_2$ 受体激动剂等药物,以降低痰液黏稠度,避免支气管痉挛。雾化吸入时,嘱患者深呼吸,可使雾化物更深更广地分布到肺底部。

#### (二)有效咳痰

控制无效咳嗽,掌握有效咳嗽方法。咳嗽前先深吸气数次以诱发咳嗽,争取肺泡充分膨胀,增加咳嗽频率。咳嗽在晨起、临睡前和餐前半小时应加强。

(1)患者取坐位,双脚着地,胸部前倾,怀抱枕头,双臂交叉在胸前,利用胸腔内压和腹内压使膈肌上升,咳嗽时有较强的气流将痰液咯出。

(2)先做深呼吸,吸气末稍屏气,缩唇通过口腔尽可能地呼气,再深吸一口气后,屏气 3～5 秒,胸部前倾,从胸腔进行 2～3 次短促有力的咳嗽,用力把痰咳出,重复数次。具体方法和步骤:患者取坐位或立位,上身可略前倾,第一步先缓慢深吸气,以达到必要的吸气容量;第二步屏气几秒;第三步关闭声门,当气体分布达到最大范围后再紧闭声门,以进一步增强气道中的压力;第四步通过腹内压的增加来增加胸膜腔内压,使呼气时产生高速气流;第五步张开声门连咳 3 声,咳嗽时收缩腹肌,腹壁内缩,或用自己的手按压在上腹部,帮助咳嗽。停止咳嗽,缩唇尽力将余气尽量呼出。再缓慢深吸气,重复以上动作,连作 2～3 次,休息和正常呼吸几分钟后再重复开始。

#### (三)哈咳技术

嘱患者深吸气,再用力呼气时说"哈",随气流引起哈咳。此方法可减轻患者疲劳,避免诱发支气管痉挛,提高咳嗽、咳痰的有效性。

#### (四)胸部叩击

指导患者配合有效咳嗽,以提高引流效果。具体方法为:操作者五指并拢,掌心窝成杯状,依靠腕部的力量在引流部位胸壁上双手轮流叩击拍打 30～45 秒,叩击的力量视患者的耐受度而定。为避免患者不适,可在叩击部位垫上毛巾,患者放松,自由呼吸。叩击时应有节律地叩击背部,叩击顺序应沿支气管走行方向,自下而上由边缘到中央。胸部叩击时应注意:①饭后 1 小时内,不宜拍背,以免引起呕吐;②拍背时患者应侧卧位、去枕,有利于痰液引流;③近期出现以下情况,禁止拍打与震颤,例如严重的心脏病(如心肌梗死)、脊柱损伤或脊柱不稳、肋骨骨折和咯血。

#### (五)勤翻身

呼吸道分泌物多滞留在肺部低垂部位及疼痛部位,经常变换体位不仅减少分泌物滞留的倾向,促进痰液排出,而且可以防止肺泡萎缩和肺不张。一般每 1～2 小时翻身一次,若痰量过多,每 10～20 分钟翻身一次,也可起到体位引流的作用。翻身动作应缓慢,逐步翻到所需体位。翻身时应配合叩击背部、深呼吸而达到有效排痰。

**(六)辅助咳嗽技术**

对于腹肌无力、不能进行有效咳嗽者,护理人员可协助完成。护理人员面对患者,双手压迫于患者肋骨下角,嘱其深吸气,并尽量屏住呼吸,当其准备咳嗽时,护理人员的手向上向里用力推,帮助患者快速呼气,引起咳嗽。

**四、体位引流后的护理**

(1)保持室内空气新鲜,嘱患者静卧休息。

(2)予清水或漱口剂漱口,去除痰液气味,保持口腔清洁,减少呼吸道感染机会。

(3)注意观察痰液颜色、量、性状和气味,复查生命体征和肺部呼吸音及啰音变化,观察治疗效果。

(4)颈髓损伤患者进行体位排痰时,躯干应保持过伸位。

# 第四节　放松训练技术

放松训练又称肌肉松弛训练或自我调整疗法,是一种通过一定的方式训练,使患者学会心理上及躯体上放松的行为治疗方法。肌肉松弛是使骨骼肌纤维完全无收缩,处于伸长的状态,在肌电图上几乎无放电的显示。肌肉松弛训练可消除紧张、减轻焦虑,减少机体耗氧量,减慢呼吸和心率,处于休息、放松的状态。此法常用于痉挛性瘫痪、高血压、神经官能症、帕金森综合征等疾病的患者,也可作为运动后放松身心的一种方法。

松弛训练可在任何方便的体位上进行,通常人体在躺卧时比较容易放松,其次是坐姿,最难的是站姿。因此,卧位和全靠椅(坐位)是最佳的体位。放松训练的种类很多,康复护理中主要采用渐进性放松、想象性放松和深呼吸放松训练。

**一、渐进性放松训练**

渐进性放松要求患者想象最令人松弛和愉快的情景,依靠自我暗示有顺序地放松各组肌肉,最后使全身肌肉得到深度放松。

**(一)训练前准备**

1.环境准备

居室安静,光线柔和,无外界干扰;必要时播放优美、舒缓的音乐,其节律与患者心律保持相当水平。

2.个人准备

宽松衣物,去除佩戴的项链、手表、皮带等束缚物;调整舒服轻松的姿势,可以躺在床上或靠在沙发上。

**(二)放松顺序**

放松顺序可以自上而下,也可自下而上,或根据具体情况重新编组排序。在自我意念放松的暗示下,按手臂部→头部→躯干部→腿部的顺序依次放松肌肉。

### (三)放松的方法

一般放松过程包括:集中注意→肌肉紧张→保持肌肉紧张→解除肌肉紧张→肌肉松弛五个步骤。放松原则是最大限度地放松,或在肌肉先最大收缩的前提下,再予最大限度的松弛。此外,可在各组肌肉用力收缩的同时,配合深呼吸,即用力时吸气,放松时呼气。

**1.手臂部放松**

训练分 3 部分:①伸出右手,握紧拳,紧张右前臂;②伸出左手,握紧拳,紧张左前臂;③双臂伸直,两手同时握紧拳头,紧张手和臂部。

**2.头部放松**

训练分 2 部分:①皱起前额部肌肉,想象自己似年迈老人那样额头满布皱纹,皱起额部和眉头;②皱起鼻子和脸颊(可咬紧牙关,使嘴角尽量向两边咧,鼓起两腮,仿佛处于非常痛苦状态下使劲)。肌肉紧张后再放松,体会紧张和放松时两种不同的感受。

**3.躯干部放松**

注意肩部、胸部、背部腰部、腹部和臀部分组练习。①耸起双肩,紧张肩部肌肉。②挺起胸部,紧张胸部肌肉。③拱起背部,紧张背部肌肉。④屏住呼吸,紧张腹部肌肉。注意体会各部位紧张和松弛两种状态的不同感觉。

**4.腿部放松**

从大腿到小腿,从脚踝到脚趾,先左后右或先右后左,仍然按紧张→放松依次训练。也可先伸出右腿,右脚向前用力像在蹬一堵墙,紧张右腿,体会大腿紧张是怎样影响膝盖和膝关节的。

### (四)语言导示

初始训练时,可先在康复人员指示语导引下学会整个训练程序及方法。具体如下:伸出你的右手,握紧拳,使劲握,就好像要握碎什么东西似的,注意手臂紧张的感觉(集中注意力和肌肉紧张……坚持一下……再坚持一下……尽量保持紧张状态……好,放松……现在感觉手臂很放松了……解除紧张并使肌肉尽可能松弛)。

当各部位肌肉放松都完成后,还可继续暗示自己:我现在感觉很安静、很放松……非常非常安静、非常非常放松……全身都放松了,默数数字,保持放松状态片刻……睁开眼睛。训练中,根据各人情况,可采用自我暗示,也可聆听事先录制好的指示语语音带练习。

## 二、想象性放松训练

想象性放松比渐进性放松的程序更为容易。训练要领为:①在整个放松过程中要始终保持深慢而均匀的呼吸;②能体验随着想象有股暖流在身体内运动。

开始训练前,患者应明确自己在什么情景中最感到舒适、适意、轻松,如常见的情景是在一望无际的大海边、果实累累的田野旁或视野开阔的绿草地。训练前准备同渐进性放松训练。

指导语:我仰卧在水清沙白的海滩上,沙子细而柔软。我躺在温暖沙滩上,感到舒服、能感受阳光的温暖,耳边听到海浪的拍击声,我静静地、静静地聆听着这永恒的波涛声……微风吹来,使我有说不出的舒畅感觉。微风带走我的思想,只剩下一片金黄阳光。海浪不停地拍打海岸,思绪随着节奏飘荡,涌上来又退下去。温暖海风吹来,又离去,带走了心中的思绪。我感到细沙柔软,阳光温暖,海风轻缓,只有蓝色天空和大海笼罩我的心。阳光照着我全身,身体感到暖洋洋……

随着景象越来越清晰,幻想自己越来越轻柔,飘飘悠悠离开躺着的沙滩,融进环境之中。阳光、微风轻拂着自己。自己已成为景象的一部分,没有事要做,没有压力,只有宁静和轻松。

在这种状态下停留一会儿,然后想象自己慢慢地又躺回海边,景象渐渐离去。再躺一会儿,周围是蓝天白云,碧涛沙滩。然后做好准备,睁开眼睛,回到现实。此时,头脑平静,全身轻松,非常舒服。

### 三、深呼吸放松训练

深呼吸放松训练方法虽简单,但常可起到很好的放松效果。具体做法:让对方站定或坐稳,双肩下垂,闭上双眼,然后慢慢地做深呼吸。医护人员可配合对方的呼吸节奏给予如下指示语:一呼……一吸……一呼……一吸,或深深地吸进来,慢慢地呼出去;深深地吸,慢慢地呼……在呼吸变慢,变得越来越轻松的同时,想象自己的心跳也在渐渐地变慢,变得越来越有力。一股轻松的暖流慢慢渗透进自己的心脏,心脏又将暖流送到全身。呼吸变深,越来越轻松。整个身体变得平静。心里安静极了,周围好像没有任何东西,自己感到轻松而自在,静默数分钟结束。

在进行放松训练前,应使患者充分理解训练的意义和要求,以取得合作。通常取最易放松的体位,护理人员指导患者如何放松,也可把训练方法教给患者,让其自己完成,以期通过有效的放松训练,缓解患者心理压力,淡化其对自己身体疾病的过分关注,真正达到治疗效果。

# 第五节　呼吸功能训练

呼吸功能锻炼的目的是改变浅而快的呼吸为深而慢的有效呼吸,建立适应患者日常生活的有效呼吸模式,提高其生活能力,改善心理状态。腹式呼吸、缩唇呼气、膈肌起搏(体外膈神经电刺激)、吸气阻力(阈值)器呼吸锻炼等,可以加强胸、膈呼吸肌肌力和耐力,改善呼吸功能。

### 一、训练前准备

环境相对安静,尽量减少刺激。要求患者思想集中,肩背放松;先吸后呼,吸鼓呼瘪;吸时经鼻,呼时经口;深吸细呼,不可用力。

### 二、常用训练方法

#### (一)缩唇呼吸

通过深吸慢呼,提高支气管内压,防止呼气时小气道过早陷闭,以利肺泡气体排出。这是最常用的呼吸控制训练的方法。具体方法如下。

(1)指导患者呼气时腹部内陷,胸部前倾,尽量吸气后,将口唇缩小(呈吹口哨样),缓慢尽量将气呼出,以延长呼气时间。

(2)呼气流量以能使距口唇15～20cm处的烛焰倾斜而不熄灭为度。以后可逐渐延长距离至90cm,并适当延长时间。

(3)吸气和呼气时间比为1:2或1:3,尽量深吸慢呼,每分钟7～8次,每次10～20分钟,每日训练 2 次。

### (二)腹式呼吸

也称膈式呼吸。训练腹式呼吸有助于提高肺的伸缩性,降低呼吸频率,同时通过腹肌主动的舒张与收缩来加强膈肌运动,提高肺泡通气量,减少功能残气量,并增加咳嗽、咳痰能力,缓解呼吸困难症状,改善换气功能。具体方法如下。

(1)指导患者取立位、坐位或平卧位,初学时,以半卧位容易掌握。两膝半屈(或膝下垫小枕),使膈肌放松。

(2)两手分别放于前胸部和上腹部。

(3)用鼻缓慢吸气时,膈肌最大限度下降,腹肌松弛,放置于腹部的手感觉向上抬起;放置于胸部的手原位不动,抑制胸廓运动;呼气时,腹肌收缩(腹部手感下降)帮助膈肌松弛,膈肌随腹腔内压增加而上抬,增加呼气潮气量。

(4)同时可配合缩唇呼气法,每日进行锻炼,时间由短到长,逐渐习惯于平稳而缓慢的腹式呼吸。

(5)当腹式呼吸能无意识进行时,即开始边行走,边做腹式呼吸练习,此时步调要配合呼吸,吸气两步,呼气四步,直至能做到一边步行一边腹式呼吸为止。

### (三)吹烛或吹纸条训练

患者取坐位,嘴与桌上烛光(悬挂着的纸条)高度一致,相距 20cm,缩唇缓慢呼气,使火苗(纸条)向对侧摆动,每次练习距离增加 10cm,直至 90cm 为止。这种可量化的训练方式,让患者通过蜡烛(纸条)渐进移位,实实在在看到训练效果,增强其信心,提高训练积极性。

### (四)胸部扩张呼吸

治疗者对胸部局部施加一定压力,让患者对抗压力扩张局部胸壁,并进行积极的吸气,对肺不张或肺膨胀不全者,充分吸气后应保持 3 秒,治疗者用手掌在患者两侧下胸壁或胸背部加压,用力程度以患者能耐受为度,或在胸壁局部或腹部放置一定重量的沙袋让患者对抗。

### (五)呼吸训练器

常用的是诱发性肺量计(Triflo–Ⅱ)。护士协助患者半坐卧或坐位,嘱患者先呼气至不能再呼出为止,含住 Triflo–Ⅱ 的口含嘴。深吸气,使 Triflo–Ⅱ 的球保持在顶部 2~3 秒,将口含嘴拿开,以缩唇方式缓慢将气吐出。做两次正常呼吸,再重复以上动作,每小时做 10 次以上,可与腹式呼吸或胸式呼吸配合。

### (六)呼吸操训练

缩唇呼气配合肢体动作,吸气用鼻,呼气用嘴。不能进行上肢主动运动的患者,可进行被动上肢运动的呼吸操训练。

方法一:①双侧手臂上举吸气,放下呼气,10~20 次;②双手放于身体侧面,交替沿体侧上移下滑,上移吸气,下滑呼气,10~20 次;③双肘屈曲握拳,交替向斜前方击拳,出拳吸气,还原呼气,10~20 次;④双腿交替抬起,屈膝 90°,抬起吸气,放下呼气;⑤吹悬挂小球训练。

方法二:①扩胸深吸气,下蹲慢呼气;②抱头吸气,转体呼气;③单举上臂吸气,双手压腹呼气;④卧位腹式缩唇呼吸。

### （七）其他

有条件时，可指导康复期患者进行膈肌起搏、吸气阻力器呼吸锻炼，以锻炼后患者自觉舒适为宜，防止过度锻炼，使膈肌负担加重或 $CO_2$ 排出过多。

# 第六节　日常生活技能训练

## 一、训练目的

日常生活活动对健康人来说是非常简单，极易完成的，而对伤病残者却成为一种难度很大的活动。它是反映人们在家庭、工作机构和社区中自我管理的最基本能力。当康复对象无力完成日常生活活动时，易引起患者自尊心和自信心丧失，从而导致生活活动能力的进一步减退，这不仅会损害患者的个体形象，而且还会影响他与外人的交往，甚至影响到整个家庭和社会。以改善或恢复患者完成这些活动的能力为目的而进行的一些针对性训练称为日常生活活动训练（简称 ADL 训练）。

## 二、训练范围

### （一）运动方面

（1）床上运动，如床上体位及体位转换，床上移动等。

（2）轮椅上运动和转移，如乘坐轮椅，使用轮椅。

（3）使用或不使用专门设备的室内、室外行走。

（4）公共或私人交通工具的使用。

### （二）自理方面

更衣、进食、上厕所、洗漱、修饰等。

### （三）交流方面

亲属交往、参加社团活动等。

### （四）家务劳动方面

洗衣、洗车、做饭、购物、收拾房间等。

## 三、训练方法

### （一）饮食动作训练

饮食是人体摄取营养的必要途径，营养是保证人体健康的重要条件。康复对象若进食不能自理将直接影响营养的摄入。因此对意识清楚、全身状况稳定、能产生吞咽反射、少量误咽能通过随意咳嗽咳出的患者要进行饮食动作训练，训练包括进食时患者的正确体位、食物形态、用量及综合训练，这对促进患者的身体康复、提高生活活动能力具有很重要的意义。

经过基础训练后能开始摄食训练时，可将饮食动作分解为数项最简单的连续性动作完成。即吞咽模式训练、从仰卧位转换为坐位、维持坐位的平衡、抓握餐具、使用餐具摄取食物、将食物送入口腔和咀嚼动作。当患者在床上能够保持30°～45°坐位时，就可以让患者自己进食；当可以保持90°坐位时，就应让其过渡到伸直位或在轮椅上进食。

1.摄食体位

因人或病情而异,一般选择坐位或半坐位。进食前应嘱患者放松精神,保持轻松愉快情绪,然后协助患者身体靠近餐桌坐直(坐不稳时可使用靠背架),患侧上肢放在餐桌上,帮助患者进食时保持对称直立的坐姿或头稍前屈 45°左右,身体倾向健侧 30°,这样可促使食物由健侧咽部进入食管,护理人员位于患者正面或健侧;或将头部轻转向瘫痪侧 90°,使健侧咽部扩大便于食物进入。卧床患者采取躯干呈 30°仰卧位,头部前屈,如有偏瘫则偏瘫侧肩部给予枕头垫起(保持肩部在正常高度),健侧在下,护理者位于患者健侧。

2.食物选择

选择食物的首要标准是易于口腔移送和吞咽,不易误咽。先选择密度均一、有适当的黏性、不易松散且通过口腔时容易变形、不在黏膜上残留的食物,如果冻、蛋羹等既容易在口腔内移动又不易出现误咽的胶冻样食物。根据患者吞咽障碍程度和阶段,按胶冻样、糊状、普食三个阶段从易到难选择;对利手缺损者,块状食品更容易拿取。

3.饮食动作训练的方法

(1)进食训练:①将食物及餐具放在便于取放的位置,必要时将碗、盘用吸盘固定或嵌入饭桌上;②用健手握持叉子(匙),把叉子(匙)放进碗内,用叉子(匙)取适量食物放进口中,咀嚼、吞咽食物;③帮助患者用健手把食物放在患手中,再由患手将食物放于口中,以训练健、患手功能的转换。开始训练时,健手托住患侧前臂近肘关节处,协助将食物送进口中;④当患侧上肢恢复一定主动运动能力时,训练完全用患手进食,开始训练时使用叉或匙(尽量选用长粗柄、匙面小、边缘圆、不易粘上食物的硬塑匙),而后逐渐改用筷子(两根筷子顶端用一根小弹簧连接起来);⑤丧失抓握能力、协调性差或关节活动受限者,应将食具加以改良,如筷子加弹簧、使用盘档、加长叉和勺的手柄或将其用活套固定于手上、使用前臂或手掌支架。

(2)饮水训练:①杯中倒入适量的温水,放于适当的位置;②可用患手持杯,健手轻托杯底以协助稳定患手,端起后送至嘴边;③缓慢倾斜茶杯,倒少许温水于口中,咽下;④双手功能障碍者用吸管饮水,帕金森病和共济失调患者则可在杯盖上开一小孔,插入吸管吸水,或使用挤压式柔软容器饮水。

4.护理要点

(1)培养良好的进食习惯,尽量定时定量摄食;能坐起时勿躺着,能在餐桌上勿在床边进食,严禁在水平仰卧位下进食。

(2)根据个体情况选用适当的餐具。碗碟中食物盛装不宜太满,特别是浓汤等流质,且温度适中,防止溢出、烫伤等意外。

(3)每次进食前用冰块刺激或诱发吞咽动作,确保有吞咽反射再开始进食。初期进食宜用糊状食物,不宜饮水或流质,以免呛咳。吞咽与空吞咽交替进行,以防误吸。

(4)眼盲的患者,进食前必须告诉他餐盘内的食物名称,将食物按序摆放在碗碟中;偏盲患者用餐时,食物靠健侧摆放。

(5)有吞咽障碍的患者和年老体弱者,训练时护理人员应全程陪伴,并备吸引器在旁。

(6)如发生咳嗽、误咽应及时拍背,促使患者咯出食物。误咽较多时,迅速将气管内食物吸出,以防窒息。此时应停止喂食,让患者至少休息半小时以后再试,若屡次发生则患者可能需延后一段日期再试。

(7)训练期间,保留鼻胃管留置或其他方式,以补充水分及营养。

**(二)更衣训练**

穿脱衣物是日常生活活动中不可缺少的动作。康复对象因功能障碍,造成衣物穿脱困难,只要患者能保持坐位平衡,有一定的协调性和准确性,就应该指导他们利用残存的功能进行穿脱衣物的训练,以尽快建立起独立生活的能力。

*1.穿脱衣训练*

(1)穿脱开襟上衣训练:穿衣时,患者取坐位,用健手找到衣领,将衣领朝前平铺在双膝上,患侧袖子垂直于双腿之间。用健手将患肢套进衣袖并拉至肩峰→健侧上肢绕过头顶转到身后,将另一侧衣袖拉到健侧斜上方→穿入健侧上肢→整理并系好扣子。

脱衣的过程正好相反,用健手解开扣子→健手脱患侧至肩下→拉健侧衣领至肩下→健手从后腰部向下拉衣摆→两侧自然下滑甩出健手→再脱出患手。

(2)穿脱套头上衣训练:穿衣时,患者取坐位,用健手将衣服平铺在健侧大腿上,领子放于远端,患侧袖子垂直于双腿之间。用健手将患肢套进袖子并拉到肘部以上→穿健手侧袖子→健手将套头衫背面举过头顶,套过头部,健手拉平衣摆,整好衣服。

脱衣时,先用健手将衣摆翻起,推至胸部以上→健手从肩部绕至后背拉住衣服→在背部从头脱出衣领→脱出健手→最后脱患手。

(3)穿脱裤子训练:穿裤时,患者取坐位,健手置于腘窝处将患腿抬起放在健腿上(健踝提起用足尖着地或用矮凳支撑使健腿倾斜可以减少患腿下滑)。用健手穿患侧裤腿,拉至膝以上→放下患腿,全脚掌着地→穿健侧裤腿,拉至膝上→抬臀(拱桥)或站起向上拉至腰部→整理系带。

脱裤时,患者站立位,松开腰带,裤子自然下落→坐下抽出健腿→健足踩住裤身,抽出患腿→健足从地上挑起裤子→整理好待用。

平衡较好者取坐—站式,平衡有障碍者取坐—卧式训练穿脱衣裤。同时,将穿裤动作分解成"从足部到大腿、从大腿到腰部",分段完成。

(4)穿脱袜和鞋的训练:穿袜子和鞋时,患者取坐位,双手交叉将患腿抬起置于健腿上→用健手拇指和示指张开袜口,上身前倾把袜子套在患足上,再穿鞋→放下患腿,全脚掌着地,身体重心转移至患侧→再将健腿放在患腿上→穿好健足的袜子或鞋。脱袜子和鞋,顺序相反。鞋口浅、袜帮较低者,用健足脚趾勾住鞋(袜)帮,利用健侧脚踝力量,将鞋(袜)褪下。

*2.护理要点*

(1)衣物应宽松、柔软、有弹性。尽量选择开胸式上衣,衣服上的纽扣换成尼龙搭扣或大按扣,或不解开衣服下部的扣子,按套头衫的方式穿脱;女性胸罩在前面开口,男性领带选用;裤带选用松紧带;鞋带改成尼龙搭扣、带环的扣带,或改穿浅口船鞋,以使穿脱方便,穿着舒适。

(2)偏瘫患者穿衣服时应先穿患肢,后穿健肢;脱衣服时先脱健肢,后脱患肢。

(3)袜子和鞋应放在患者身边容易拿到的地方,固定位置摆放,并养成习惯。必要时借助长柄取物器、鞋拔子等辅助设施。

(三)个人卫生训练

清洁是人的基本需要。全身皮肤和黏膜的清洁,对于体温的调节和并发症的预防有重要意义,个人卫生直接影响着人的精神状态和社会交往。当患者意识清醒时,即可用健手为自己洗脸。在床上能够保持60°坐位时就可鼓励患者自己刷牙、刮胡子、梳理头发。能在轮椅上取坐位时,上述动作尽量到洗手间完成。偏瘫患者可训练健手代替患手操作,继之训练患手操作、健手辅助,或只用患手操作。两手功能障碍者,可借助辅助器具尽快进行个人卫生训练,以提高自理生活的能力,增强患者的自信心。

1.个人卫生训练方法

(1)洗脸、洗手:毛巾一端固定在水池边,或用洗脸海绵或自己缝制的毛巾套;肥皂装在网兜里吊在水池边,或墙壁安装按压式洗手皂液,这样,无论患者单手还是双手操作都很方便。

患者坐在洗脸池前,用健手打开水龙头放水,调节水温。用健手洗脸、洗患手及前臂。洗健手时,患手贴在水池边伸开放置,涂过香皂后,健手及前臂在患手或毛巾上搓洗。拧毛巾时,可将毛巾套在水龙头上或患侧前臂上,用健手将两端合拢,向一个方向拧干。

(2)刷牙、修剪指甲、梳头:打开牙膏盖时,用嘴打开盖子,也可借助身体将物体固定(如用膝夹住),用健手将盖旋开,刷牙的动作由健手或双手共同完成,必要时可用改良的长柄牙刷或电动牙刷代替;清洗义齿或指甲,可将带有吸盘的毛刷、指甲锉等,固定在水池边缘;剪指甲时,可将指甲剪固定在木板上,利用患手的粗大运动,即用手掌或肘按压指甲剪给健手剪指甲;选用手柄加长或成角的梳子梳头。

(3)排便、如厕动作:卧床患者床上使用便器时,患膝、患髋锁定在屈曲位,自己双手交叉抬高臀部(桥式运动),就可进行便器的插进和拉出。抓握功能差者,可将卫生纸缠绕在手上使用。随着床上体位转移能力的增强和抓握功能的恢复,由他人协助逐步过渡到自己取放便器。

对于从轮椅转移到马桶排便的患者,马桶最好高于地面50cm,且厕座的两侧必须安装扶手。①将轮椅靠近厕座,刹住车闸,双足离开踏脚板而后将其移开;②借助轮椅扶手支撑解开裤带,躯干交替向左右倾斜抬起臀部,顺势把裤子褪到大腿中部;③以健手支撑轮椅椅面站起,然后握住厕座旁扶手,旋转身体坐在厕座上(双肢均有力者,可一手按住椅面、另一手拉住马桶远侧的边缘,用两上肢支撑起髋部后向马桶移动);④调整身体坐姿,使两下肢位置摆放合适。

(4)洗澡:患者必须具有足够的体力,方可开始主动向浴盆转移。准备固定的木椅两把,一把放在浴盆一旁,稍矮些的一把放在浴盆内,两把木椅与盆沿高度相同。矮木椅的脚底装上橡皮垫,用以保护浴盆并防止椅子滑动。

患者坐在紧靠浴盆的椅子上,脱去衣物→健手按在椅座上,健足踏在地板上,身躯移到椅子边尽可能向浴盆靠近→用双手托住患腿放入盆内→再用健手握住盆沿或墙壁上的把手,健腿撑起身体前倾,抬起臀部移至盆内椅子上→把健腿放入盆内。亦可用滑板(木板),下面拧两个橡皮柱固定在浴盆一端,患者将臀部移向盆内木板上,将健腿放入盆内。洗涤时,用健手持毛巾擦洗或将毛巾一端缝上布套,也可选用两端带环的洗澡巾,套于患臂上协助擦洗,还可借用长柄的海绵浴刷擦洗背部和身体的远端。拧干毛巾时,将其压在腿下或夹在患侧腋下,用健手拧干。洗毕后,出浴盆顺序与前面步骤相反。淋浴时,患者若坐在淋浴凳或椅子上,洗澡较容易进行。

2.护理要点

(1)患者自己调节水温时,先开冷水再开热水龙头;关闭时动作相反。当患者失去痛觉和温度觉时,必须先测量水温。一般水温调节在 40～45℃。

(2)出入浴盆,对患者来说是最危险的行动之一,训练时应始终有人在旁保护。出入浴盆可以向患者最为方便的一侧进行,不必像其他转移活动那样总是向患者的健侧进行。

(3)患者出入浴室应穿防滑拖鞋,浴盆内的底部及淋浴处地面铺上防滑垫或塑胶垫。洗澡时间不宜过长,以免发生意外。

(4)下肢关节活动受限者,建议使用可调节坐便器;上肢活动受限、截瘫或手指感觉缺失者可使用安装在坐便器上的自动冲洗器和烘干器达到清洁的目的;如厕障碍者,建议夜间在床旁放置便器以免除如厕之不便。

(5)注意观察患者体温、脉搏、血压等全身情况,如有异常及时处理。

**五、注意事项**

(1)训练前做好各项准备。如帮助患者排空大小便,避免训练中排泄物污染训练器具;固定好各种导管,防止训练中脱落等。

(2)训练应从易到难,循序渐进,切忌急躁,可将日常生活活动的动作分解为若干个细小的动作,反复练习。并注意保护,以防发生意外。

(3)训练时要给予充足的时间和必要的指导,护理人员要有极大的耐性,对患者的每一个微小进步,都应给予恰当的肯定和赞扬,从而增强患者的信心。心理护理应贯穿训练全程。

(4)为患者选用适当的辅助用具,必要时对辅助用具及训练环境进行改制和调整,以达到最佳训练效果。

(5)训练中应仔细观察患者的实际活动能力,不断调整训练计划,使其最简单、最切实可行。训练后,要注意观察患者的精神状态和身体状况,如是否过度疲劳,有无身体不适,以便及时给予必要的处理。

# 第七节　心理支持与沟通技术

为了使伤病残者尽快适应自身躯体健康状态的改变,康复护理人员在日常护理活动中,除了规范执行护理操作,做好患者的躯体症状护理外,还要通过良好的人际沟通与交流,向伤病残者传播心理健康知识,帮助其逐渐适应和面对各种困难,理智看待自己的伤残,学会处理各种社会心理问题,保持心理健康,改善功能,提高生存质量,平等参与社会活动,实现自身的价值。因此,在康复过程中进行心理干预和支持是十分重要的,而有效的沟通是实施干预的基础。

**一、残疾对心理健康的影响**

**(一)个人因素的影响**

1.认知的影响

(1)固执:患者常有敏感、多疑的特点,一旦违反其意愿就好发脾气,采取不合作态度,或者坚持己见,百般挑剔,以致不配合康复治疗与护理。

(2)依赖:由于患者过分强调了自己的患者角色身份,对医师、护士和家属的依赖,阻碍了其主观能动性的发挥,在治疗和康复过程中,较为被动、不重视自我调节和自我训练。

(3)偏见与偏信:主要见于文化水平较低、缺乏卫生科学知识的患者,他们对卫生、保健和康复的理解和态度,受到传统观念和某些错误理论的影响,以致做出愚昧的、不利于康复的行为或延误康复治疗时机。

(4)宿命观:在不幸面前,这些患者往往有自怜、自责或罪孽感,误认为生病是命中注定,没有求治和康复的信心与要求。

**2.情绪的影响**

由于对自我形象不满意而产生自卑、羞愧和孤独,不愿参加社交活动,自我封闭,继而产生空虚感、孤独感、焦虑、抑郁,甚至悲观绝望、自暴自弃,对康复失去信心。

**3.行为的影响**

对挫折、残疾和病痛的反应强度、对不幸遭遇的态度,以及自我评价的高低与人格特点有一定的关系。伤病残者由于身体或心理原因而出现人格行为的变化,这种变化可能会伴随其之后的人生历程,并有可能导致生活危机或其他精神危机,需要积极的心理干预才能使患者能够面对现实和未来发展。

**(二)社会因素的影响**

**1.社会对残疾者的态度**

同情和爱护会给残疾人以温暖、支持和康复的信心;过度的怜悯虽无恶意,但会伤害残疾人和患者的自尊心;嘲弄、侮辱是不道德的行为,会使残疾者感到屈辱、愤怒或自怜,易导致消极情绪;虐待、遗弃残疾儿童或慢性病老人则属犯罪行为。

**2.家庭态度**

残疾者的父母、配偶、子女对他们的态度有一个演变过程。不同阶段有不同态度,如为了弥补良心的谴责,残疾者的家庭会伴有一种内疚感,开始时对残疾患者百般照顾,四处求医,造成患者的依赖思想;如医治无效,家人开始绝望、灰心丧气,以至出现无可奈何的沮丧感,一旦对康复失去信心,常采取放弃态度。

**3.社会支持系统**

如社会保险、福利和康复医疗机构为残疾者提供支援,以及训练有素的康复医护人员、社会工作者和为残疾者服务的志愿人员,都会影响康复者的保障感和安全感。

## 二、残疾者的心理特点

当一个健康的社会人突然变成一个活动受限,甚至生活不能自理,需他人照顾的伤病残者时,在身心痛苦折磨下,其自尊心与自信心受挫、失败感和内疚增加,他们易产生自卑、孤独、焦虑和抑郁,甚至产生自杀心理。残疾后的心理变化一般会经历五个阶段:震惊期、否认期、抑郁期、反对独立期和适应期。康复对象(尤其是永久性残疾者)的心理特点除上述各期的心理特点外,与健全的正常人心理相比较,还具有以下两大特点。

**(一)有较强的自我意识**

自我意识是主体对自身身心状况的体验、认知和控制。残疾者较强的自我意识表现为:

①明显地感受到自身与正常人的差异,常感到自己低人一等;②有不同程度的自卑感、孤独感、焦虑和抑郁,甚至产生自杀倾向;③一般焦虑水平较高,并有较强的心理防御表现;④在情感上他们比健全人更加需要获得支持和帮助。

### (二)有较强的心理补偿能力

一般残疾者因自身某些方面生理上的缺陷,会通过其他方式进行功能上的补偿。残疾者的这种心理补偿能力表现如下。

#### 1.生理功能的互补

通过生理功能互补,可以完成类似的感知、运动等心理效果,他们往往会调动自身其他生理器官或通过别的人为方式对自身生理缺陷进行功能上的补偿,而这种功能互补效应,可使残疾者某些器官发生质的变化,以及发挥出超常的功能。

#### 2.心理潜能的发挥

残疾者生理功能的障碍可以成为他们心理潜能发挥的一种驱动力,残疾者的心理潜能包括以下几方面。

(1)潜在的能力:残疾者通过发掘自己潜能,克服生活中正常人难以想象的困难,在某些方面突出表现自我,对社会有所贡献,以补偿自己生理功能上的不足。

(2)潜在的动力:残疾者由于生理缺陷而普遍比正常人更具有一种自我补偿心理,为他们心理潜能的发挥提供了动力。

## 三、心理支持的沟通策略

在康复治疗及护理过程中,护理人员应注意与患者及其家属间保持良好沟通,及时了解康复对象的心理感受,理解和同情患者,通过解释、教育、暗示、指导等途径或方法,帮助患者解决被困扰的问题,以达到遵医行为和自我改变的目的。

### (一)建立良好的护患关系

融洽的护患关系是有效沟通的基础。建立和谐的护患关系,首先应取得患者的信任,缩短医患间的心理距离。护理人员要主动亲近患者,细心地观察,真诚而富有耐心地倾听。通过观察分析,评估患者真实的想法和心理状态,从他们的角度准确了解并承认他们此刻的内心感受,把握好时机,引领患者度过残障心理调适期,尽快融入社会和家庭生活。

### (二)健康行为的正性强化

心情沮丧、焦虑不利于疾病康复。因此,对康复中患者的任何一点努力和技能进步都要予以肯定和支持,帮助患者认识自身的各种潜能和需要,帮助他们冷静处置所遇到的问题,认识自己尚存的功能、能力和内在价值,认识到机体功能训练是可以改善的,找到自己努力的方向,积极主动参与到康复训练中去。

### (三)家庭积极的支持

伤病残者会自然感受到自己给家庭和社会带来了负担而表现出自责和愧疚。此时护理人员应主动与其家属沟通,说明患者心理反应特点及表现,使家属能理解患者表现出的一些过激反应,安慰并疏导患者。家庭成员的积极参与和鼓励,不仅能帮助患者度过心理适应期,而且能积极完善及创造家庭化康复环境,促进患者身心康复。

（四）社会资源的充分利用

在心理康复中，集体治疗比个别心理治疗效果更佳。护理人员应积极构建患者之间的交流平台，可通过召集具有某些类似问题的残疾者聚集在一起，由其他患者介绍经验，交流解决问题的办法，以及通过组织集体训练或小组活动等方式，引导他们相互交流康复心得，这不仅可帮助患者获得较好的疗效，更重要的是可以与其他成员产生共感，心理上得到相互间的支持和鼓励，有利于患者保持情绪稳定以及了解自我和自尊。

## 四、心理沟通技巧

掌握良好的沟通技术，有助于提高沟通效果，提高患者对护理人员的依从性，融洽护患关系。

（一）倾听

倾听是获取信息和心理支持的基本手段，积极关注地倾听能使康复护理对象在放松状态下尽情宣泄，释放出消极情绪和内心真实体验。倾听中应注意做到以下几点。

1.真诚

和患者面对面坐着交谈或坐在患者床旁，耐心聆听患者叙述。当患者表现出绝望、消极情绪时，不要轻易打断其表述或加以评判，可轻握其手或辅以点头等反应，使患者感受到护理人员的真诚和专注。

2.全神贯注

倾听时，大部分时间里与被访者保持目光接触，认真地听取康复对象的述说，并适当地辅以点头、微笑等反应，以使其感觉到真诚、关注和被尊重。

3.持非评判性态度

倾听中不随意加入自己的主观看法，力求全面、客观地获取信息。

（二）观察

关注康复对象述说时的非言语信息，如面部表情、目光、语音、语调、音量、动作等，以便了解其情绪，判断其主要目的和真实用意。当患者病情发生变化或对自己身体状态感到厌烦，对康复丧失信心时，会表现出烦躁、冷漠或一反常态的寡言少语、对康复训练的排斥或逃避等消极行为。在日常护理工作中，应留意患者非语言表现，及时与主管康复治疗师、家属联系，共同关注患者，引导其说出自己真实的心理感受，准确判断患者此刻的心理感受，同情且给予帮助。

（三）沉默

当唤起康复对象悲伤往事时，护理人员可保持适时的沉默，以使对方感到对他的理解和尊重；当护士或患者提出新的康复诊疗措施或要求时，适当的沉默可以给护患双方留出思考的时间；当患者情绪反应较激烈时，沉默同样可以为其提供情感支持。此外，患者在交流中突然沉默，一般是对谈话内容的思考或不认可，护理人员应敏锐地觉察，并适当保持沉默等待其反应，以传达自己对患者的真诚和关注。

（四）解释

有时患者和家属的焦虑是与医护人员对他们所担心的疾病自然过程和诊断未予详细地询问和解释有关。因此，主动询问患者及家属的疑虑，并给予耐心细致解释。有针对性的疏导，可以帮助患者及时调整心态，积极参与康复治疗和功能锻炼，增强重新回归社会扮演其适当的角色的信心。但解释时须注意：①紧扣主题，不能脱离其问题夸夸其谈，否则会影响康复对象对护士的信任；②因人因时而异，解释应与康复对象的理解力、接受力和心理状态相适应，使其容易理解、接受；③有一定限度，在一次沟通中，不宜使用过多的解释，以 2～3 次为宜，因为过多解释会使康复对象难以接受。

## (五)指导

针对康复对象的问题直截了当地提出该做什么、说什么或如何做，目的是促使康复对象态度、行为等的改变。指导时应注意：①激发康复对象行为改变的动机，要使康复对象充分认识改变对其自身、家庭等的意义；②明确具体步骤和方法，对怎样做和如何做的具体步骤和方法要详细说明，必要时给予示范，便于理解和执行；③辅以一定的解释，说明做的理由和作用，以提高其行动的主动性和积极性；④避免以命令的方式要求，应尊重康复对象，尽量说服，并给一定时间让其思考。

## (六)回应

护理人员对康复对象的言行做出反应，常用的回应方式有：①认可，表明赞同或接受，常用点头或语气词表示；②复述，重复被访者讲述的部分或全部内容；③微调，将偏离目的的谈话引回到主题上来调整康复对象的话题；④鼓励，给予其倾诉的信心，在康复训练中提高生活自理能力，在成功的体验中恢复自信。

## (七)暗示

暗示是指运用含蓄的方法，引导或启示康复对象，使其改变错误的认知和行为，以求得问题的解决。暗示可分为言语性暗示和非言语性暗示。

### 1.言语性暗示

包括直接言语暗示和间接言语暗示。前者通过比较简单的、隐蔽的言语传递信息，使康复对象心领神会；后者通过似乎与求询问题无直接关系的借鉴性或比喻性言语来传递信息，使康复对象领会并联系到自己身上。

### 2.非言语性暗示

护理人员通过包括目光、面部表情、身体姿势、声音特征、空间距离等，使康复对象获得心理支持。非语言性暗示不仅能传递情感信息，还可起着加强言语表达的作用。因此，护理人员应注重自己的非语言性表达，向康复对象显示自己是值得信赖和尊重的对象。

# 第二章　康复护理评定

## 第一节　运动功能评估

运动障碍是临床上最常见的残疾,在本节中主要介绍肌力、肌张力、关节活动度、平衡与协调及步态评估等常用方法。

### 一、肌力评估

肌力是指肌肉收缩时产生的最大力量。肌力评估是测定受试者在主动运动时肌肉或肌群的力量,以此来评估肌肉的功能状态。肌力评估是肢体运动功能检查的最基本内容之一,可用以评价肌肉功能损害的范围及程度,同时也用以间接判断神经功能损害的情况。常用的肌力测定有手法测定和器械测定两种方法。

#### (一)手法肌力测定

手法肌力测定(MMT)是指检查者用自己的双手,通过感觉受检者肌肉收缩的力量或观察肌力,测定肢体运动能力来判断肌力的一种方法。

目前临床上通用的 MMT 肌力分级标准将肌力分为 6 级(0~5 级),此法的特点是操作简便,不需要特殊检查器械,且不受地点场所限制,以受检肢体的重量为肌力评介的基准,可表达与个人体格相对应的力量。1936 年美国 Kendall 夫妇创立了一种肌力百分数分级法,与MMT 方法相对应,根据患者抗重力或抗阻力运动时的幅度将肌力从 0~100% 分为 6 级。

#### (二)器械肌力测试

当肌力超过 3 级时,为了进一步做准确细致的定量评估可用专门器械做肌力测试。根据肌肉收缩方式的不同可分别进行等长肌力、等张肌力和等速肌力检查。

1.等长肌力测试

即在标准姿势下用特制测力器测定一块或一组肌肉的等长收缩所能产生的最大张力。常用器械肌力检查有以下几种。

(1)握力测试:用握力计测定,测试时上肢在体侧下垂,握力计表面向外,将把手握至适当宽度,测 2~3 次,取最大的数值,正常值一般为体重的 50%。

(2)捏力测试:用拇指与其他手指相对,捏压捏力计的指板,其值约为握力的 30%。

(3)拉力测试:用拉力计测定,测试时两膝伸直,将拉力计把手调节到膝盖高度,然后做伸腰动作上提把手。正常值男性为体重的 1.5~2 倍,女性为体重的 1~1.5 倍。进行背拉力测试时,腰椎应力大幅度增加,易使腰部疾患患者症状加重或引起腰痛发作,故不适用于有腰部病变的患者及老年人。

(4)四肢各组肌力测定:在标准姿势下通过钢丝绳及滑轮拉动固定的测力计,可对四肢各组肌肉的等长肌力进行个别测定。

### 2.等张肌力测试

肌肉等张收缩时关节活动,肌肉缩短,但张力保持相对恒定,如手握哑铃做伸屈肘的活动。等张肌力测试,即测定肌肉进行等张收缩使关节做全幅度运动时所能克服的最大阻力。运动负荷可用哑铃、沙袋、砝码等可定量的负重训练器进行,测出完成 1 次关节全幅运动所能对抗的最大阻力值(RM)称为 1RM 量;测出完成 10 次规范的关节全幅运动所能对抗的最大阻力值称为 10RM 量。

### 3.等速肌力测试

用特殊的等速测试系统对肌肉运动功能进行动态的评估。等速肌力对抗的阻力是可变的,关节有圆弧运动,所以它不同于等张和等长肌力。常用等速测力器有 Cybex、Biodex、Kincom 等。由于此方法引用了微机,可记录与描图,并打印,加上自动控制,有效避免了测试与计算中的偏移,故具有较好的可重复性。等速肌力测试的缺点是不能进行 3 级或 3 级以下的肌力测定及手部肌肉的测定,而且等速测力器结构复杂,价格昂贵,检查费时,故目前尚未普遍使用。

### (三)肌力检查的注意事项

#### 1.解释说明

在肌力检查前必须做好解释,说明目的与方法,以避免受试者主观上努力程度有变化,影响可靠性。

#### 2.测试姿势正确

充分固定近端肢体,以免引起替代动作。

#### 3.选择适宜时机

肌力测试不宜在患者疼痛、疲劳时,运动或饱餐后进行。

#### 4.左右比较

因正常肢体的肌力也有生理性改变,一般认为两侧差异大于 10% 有临床意义。

#### 5.掌握禁忌证

因持续用力可加重心脏负担或引起血压升高,故有明显高血压和心脏病者禁用等长肌力评估,严重疼痛、关节活动极度受限、骨关节不稳定、关节急性损伤或病变等均为肌力检查的禁忌证。

## 二、肌张力评估

肌张力(MT)是指肌肉放松状态下的紧张度,它是维持人体各种姿势及活动的基础。肌张力的产生可以来自组织的物理特性、肌肉或结缔组织内部的弹性、反射性肌肉收缩(等张性牵张反射)。临床上常以触摸肌肉的硬度或伸屈肢体时感知的阻力来作为判断的依据。

### (一)手法评估

#### 1.临床分级

肌张力临床分级是一种定量评估方法,检查者根据被动活动肢体时所感觉到的肢体反应或阻力将其分为 0~4 级。

#### 2.痉挛分级

休息状态下肌张力明显高于正常肌张力,运动时感觉阻力增加,肢体有沉重感即为痉挛,目前临床上大多应用改良 Ashworth 痉挛分级法。

### (二)痉挛仪器评估法

应用仪器评估痉挛的优点是直观,但实用性一般,临床应用较少。常用方法有摆动试验测试、电生理测试、等速肌力测试及多通道肌电图测试等,可根据需要选用。

### (三)肌张力评定注意事项

除了神经肌肉反射弧上的病变可能导致肌张力的变化外,肌腱的挛缩、关节的强硬都会影响肌张力的检查。肌张力检查时必须注意环境温暖和体位舒适,嘱被测试者尽量松弛。

## 三、关节活动度评估

关节活动度(ROM),是指关节活动时可达到的最大范围,即关节活动范围,常以度数表示。关节活动度检查是肢体运动功能检查中最常用的项目之一。造成关节活动度受限的常见原因有:中枢神经系统病损、周围神经损伤、关节附近骨的疾患、关节囊或关节损伤、软组织病变或损伤、关节周围组织瘢痕化或皮肤挛缩、长期制动或卧床者等。

人体关节活动度可分为主动关节活动度和被动关节活动度两类,前者指作用于关节的肌肉随意收缩使关节运动时所通过的运动弧,后者则是指由外力使关节运动时所通过的运动弧。关节活动度评估的主要目的有:了解有无关节活动障碍,分析可能的原因;判断关节活动障碍的程度和预后;为选择康复治疗的方法提供依据;作为治疗和训练中评估效果的手段。

### (一)测量工具与测量方法

1.测量工具

常用的方法有通用量角器法和方盘量角器法。

(1)通用量角器测量法:通用量角器是由一把半圆规或全圆规加一条固定臂及一条移动臂构成的,此种量角器主要用于四肢各大关节活动度的测量。使用时要在标准的体位和肢体下,把量角器圆规的中心点准确地放置到代表关节旋转中心的骨性标志点上并加以固定,把固定臂和移动臂分别放在该近端骨和远端骨肢体长轴上,使关节沿轴心向另一个方向运动达最大限度,然后测出关节所处角度。

手指关节活动度的测量可以用小型半圆量角器、直尺或两脚规测量。

(2)方盘量角器检查法:我国的范振华教授在 20 世纪 70 年代研制出一种方盘量角器,这种量角器为正方形木盘,正面有圆形刻度盘,上面有 0°~180°的刻度及可旋转的指针,背面是垂直的把手,在方盘刻度面处于垂直位时,由于重力的作用,方盘中心的指针自动指向正上方,使用方盘量角器时采取合适的体位使关节两端肢体处于同一垂直面上,并使一端肢体处于水平位或垂直位,以方盘的一边紧贴运动端肢体,同时使其刻度面与肢体处于同一垂直面上,在肢体运动到最大幅度时,即可读出关节所处角度。与通用量角器相比,方盘量角器不用确定性标志,操作方便迅速,精度高,测量结果比较合理。

2.测量方法

进行关节测量时,大多数关节都以解剖位为 0°肢位。在使用通用量角器测量关节活动度时,关节运动的轴心必须与量角器中心一致,固定臂和移动臂分别放到或指向关节两端肢体上的骨性标志或与肢体纵轴相平行,然后开始测量。

**(二)关节活动度测量的注意事项**

(1)检查前对患者讲明目的及方法,以使患者充分合作。避免在运动或按摩后立即进行检查。

(2)采取正确的测试姿势体位,防止邻近关节的替代动作。轴心应对准被测关节中心或规定的标志点,固定量角器,尤其要防止关节活动时固定臂的移位。

(3)关节活动度存在一定的个体差异,因此,应与对侧相应的关节进行比较,以提高检查的准确性与可重复性。

(4)通常先测量关节主动活动范围,后测被动活动范围,记录一般以被动运动幅度为准。如关节被动与主动活动不一致时,未做说明的书写表示是被动关节活动度,主动关节活动度写在括号内以示区别,如右肘屈 60°(40°)。

(5)影响关节活动度的因素很多,如运动关节的肌肉无力或张力过高;骨关节病变或结构异常;患者或检查者的不良体位、测量工具放置不当;患者缺乏理解与合作、手术伤口、限制性支具等。

(6)当关节被动活动正常而主动活动受限时应考虑神经麻痹,肌肉无力或肌肉、肌腱断裂;当关节被动活动与主动活动同时部分受限时,称为关节僵硬,常由关节内粘连,肌肉、肌腱、韧带挛缩,长时间制动所致;当关节被动活动与主动活动均不能进行时,称为关节强直,常提示关节内存在牢固的骨性连接。

## 四、平衡与协调功能评估

完成人体的正常活动就必须有一定姿势和体位的控制能力,同时还应有良好身体平衡与协调能力。平衡和协调能力紧密联系、相互影响,共同维持着身体的各种活动。所以,平衡和协调功能的评估在康复评估及训练中是不可缺少的组成部分。

**(一)平衡功能评估**

平衡功能是指人体在不同环境和不同情况下保持身体姿势稳定的一种能力。正常的平衡功能需要有健全的骨骼系统、协调的肌力,以及正常的姿势反射系统,包括小脑、前庭系统、本体感受能力、肌张力、视觉和大脑皮质综合能力参与。人体平衡通常可分为静态平衡和动态平衡两大类。静态平衡是指人体或人体某一部分处于某种特定的姿势,如坐或站等姿势时保持稳定状态。动态平衡包括自动动态平衡和他动动态平衡,前者指人体在进行各种自主运动,如由坐到站等姿势转换时,能重新获得稳定状态的能力,后者是指人体对外界推、拉等干扰做出反应及恢复稳定状态的能力。

常用平衡功能评估的方法有观察、量表和平衡测定仪三种,观察和量表属于主观评估,简单、方便,但准确性较差;平衡测定仪属于客观评估,较为精确,是近十年来国际上发展较快的一种测试方法,但设备较为复杂。

1.观察法

即观察评估对象在静态或动态下是否能保持平衡。

(1)静态平衡:分别让评估对象睁眼坐、站,闭眼坐、站,并足站立,扶墙站立,双腿站立和单腿站立等,观察其能否保持平衡。

(2)动态平衡:通过评估对象坐、站时移动身体,足跟行走,足尖行走,走直线,侧方行走,倒退走,走圆圈,绕过障碍物行走等,观察其能否保持平衡。

2.量表法

按照量表的内容进行主观评估,然后记录并评分,较观察法更为客观,其评分简单,应用方便,被临床广泛使用。目前信度和效度较好的量表主要有 Berg 量表、Tinnetti 量表等。临床上常用的简易平衡评定法可分别在坐位、站位、行走时根据患者的表现来判断其平衡功能。

3.平衡测定仪

平衡测定仪采用高精度的压力传感器和电子计算机技术,并配有专用软件,可为平衡功能测定提供了更多科学的量化资料。当被测对象坐或站在测试平板上,尽力保持平衡时,利用板下压敏电阻的灵敏反应的输出,通过计算机计算,将结果以数据与图的形式显示,此系统既可以评估平衡功能障碍的程度及病变部位,评价康复治疗的结果,又可以用作平衡训练。

(二)协调功能评估

协调功能是人体自我调节,平滑、准确完成的具有控制随意动作的一种能力。协调功能主要是协调各组肌群的收缩与放松,协调功能的异常称为共济失调,共济失调有三种,即前庭性、感觉性及小脑性共济失调。急性的迷路功能障碍使机体对环境空间的调节暂时紊乱,产生前庭性共济失调,同时伴发眩晕。深感觉障碍则破坏运动的反馈机制,使患者不能意识到动作中肢体的空间位置,也丧失重要的反射冲动,产生感觉性共济失调。感觉性共济失调的患者常在睁眼时减轻而闭目时加剧。小脑性共济失调的特点是有共济失调的体征,但与视觉无关,不受睁眼与闭眼的影响,不伴有感觉障碍、位置与震动觉障碍。此外,不自主动作、肌张力增高和轻度瘫痪都影响动作的正常进行,检查前需先排除。

临床上常用的检查方法如下。

1.指鼻试验

被检查者取坐位或仰卧位,用自己的示指接触自己的鼻尖,并反复伸直、屈曲肘关节,以碰触自己鼻尖。注意观察其活动,有否动作迟缓、手指震颤。正常者指对准确,而共济失调时,对指不准且左右摇摆。感觉性共济失调者睁眼可完成,闭眼时出现障碍。

2.指指试验

检查者与被查者相对而坐,嘱其用示指碰触检查者的示指,先后在睁眼和闭眼时完成。

3.拇指对指试验

让被查者的拇指依次与其他四指接触,速度逐渐增快。

4.鼻—指—鼻试验

患者睁眼,先将示指尖触及自己的鼻尖,然后再触及检查者伸出的指尖,如此反复进行。检查者不断改变其手指的位置,要求患者跟踪指准。

5.跟—膝—胫试验

被检查者取仰卧位,抬起一侧下肢,将足跟摆在另一侧的膝关节上,再沿着胫骨前缘向下推移。小脑损害时足跟不易放到膝关节或在举腿和下移时摇晃不稳;感觉性共济失调患者闭目时足跟难以放到膝盖,下移时也不能和膝盖保持接触。

6.快速反复动作试验

被检查者快速、反复完成下列动作,在小脑病损时表现为速度缓慢和节律不匀,在持续片刻后尤为明显。

（1）旋转试验要求被检查者肘屈曲 90°，双手前臂同时或交替做旋前或旋后，例如用手的掌侧和背侧交替接触床面或桌面。

（2）拍地试验要求被检查者足跟触地，足趾抬起叩击地板做拍地动作，双足可同时或分别进行。

## 五、步态分析

### （一）概述

步态是一个人行走时的表现形式，即步行的模式。步行是人体转移的重要方式，也是一个复杂的生理过程，它是上肢、躯干、骨盆、下肢的关节及肌群在中枢神经的指挥下共同完成的协调运动。正常的步态有赖于中枢神经系统和运动系统正常协调的工作，当任何部位出现病变或损害时都会使步态出现异常。步态分析的目的是通过生物力学和运动学的手段来了解患者是否存在行走功能异常，并分析步态异常的原因，从而协助康复医护人员制定有效的步态校正方案，此外，还有助于临床诊断、疗效评估、机制研究等。

### （二）步行周期

步行周期是指人在正常步行时，从一侧的足跟着地起至同侧足跟的再次着地为止。在一个步行周期中，每一足都经历了支撑相及摆动相。

1.支撑相

指足与地面接触并承受重力的时间，即一侧足跟着地到同侧足尖离地的阶段，占步行周期的 60%，其包括足跟着地—全足底着地—重心转移到同侧—足跟离地—膝关节屈曲—足尖离地一系列动作。支撑相大部分时间属于单足支撑，而人体步行的最大特点还在于有双足支撑的时间，即双支撑相（相当于支撑足首次触地及负重或对侧足的减重反应及足离地的时间），双支撑相的时间与步行速度成反比，当由行走变为跑步时，双支撑相即变为零，因此，它是区别步行与跑步的重要标志，当步行障碍时常可首先通过延长此期来增加步行的稳定性。

2.摆动相

指足离地向前迈步到再次落地的时间，即从一侧下肢的足尖离地到同侧足跟着地的阶段，占步行周期的 40%，其包括足上提—膝关节最大屈曲—髋关节最大屈曲—足跟着地一系列动作。

### （三）分析方法

病史是判断步态障碍的前提，在步态分析前必须仔细询问现病史、既往史、手术史、康复治疗措施等基本情况，同时要了解诱发步态异常和改善步态的相关因素。

1.目测分析法

一般采用自然步态，即最省力的步行姿态。要求受检者以自然步态沿直线来回步行数次，检查者可从前面、侧面和后面反复观察，注意全身姿势和步态，包括步行节律、稳定性、流畅性、对称性、重心偏移、手臂摆动、诸关节姿态与角度、患者神态与表情、辅助装置（矫形器、助行器）的作用等。在此基础上可要求患者加快步速、立、停、越过障碍物等，以便发现异常。目测观察法较粗略，只能定性不能定量，且需要检查者有丰富的临床经验。粗略的目测分析可采用 Holden 步行功能分类量表。

2.定量分析法

定量分析是借助专门的仪器设备来观察行走过程中的步态,从而得出可记录和量化的资料来分析步态的方法。

(1)足印法。在受试者的足底涂上墨汁,在其步行通道铺上白纸,通过走过白纸留下的足迹测量各种步行参数,此法是步态分析中最早应用和最简单的方法。

(2)电化分析。近年来,步态同步摄像分析、三维数字化分析、测力平台等电化分析可以获得更准确、更可靠的步态资料。此外,动态肌电图的应用也有助于步态分析,并为肌肉活动与步态关系的肌电生理研究打下基础。

**(四)常见病理性步态**

1.肌无力步态

(1)臀大肌步态:臀大肌是主要的伸髋肌及脊柱稳定肌。由于伸髋肌群无力,行走时表现出躯干用力后仰,形成挺胸凸腹状,类似鹅行走的姿态,故又称鹅步。

(2)臀中肌步态:如先天性髋脱位患者,由于髋外展肌无力,患者不能控制维持髋的侧向稳定,步行时上身左右摇摆如鸭步。

(3)股四头肌步态:由于股四头肌无力,患腿在支撑期不能主动维持稳定伸膝,而导致身体前倾,同时患者常需俯身用手按压大腿使膝伸直,以进行代偿。如长期处于此状态将极大地增加膝关节韧带和关节囊负荷,可导致损伤和疼痛。

(4)胫前肌步态:胫前肌无力时出现足下垂,导致下肢功能性过长,往往以过分屈髋屈膝代偿(跨槛步态)。

2.肌痉挛步态

因肌张力过高所致,常见于中枢神经疾病。

(1)偏瘫步态:因患侧膝关节屈曲困难,足下垂、内翻而表现为划圈步态,支撑相膝代偿过伸,患肢支撑相缩短,部分患者还可以采取侧身,健腿在前,患腿在后,患足在地面拖行的步态。

(2)截瘫步态:又称交叉步和剪刀步态,多见于高位截瘫或脑瘫患者。因患者下肢内收肌痉挛,步行时双髋内收,双膝互相摩擦,步态不稳,严重时可使双下肢交叉难以分开,无法行走。截瘫患者损伤平面在 $L_3$ 以下,可独立步行,但因足下垂而表现为跨槛步态;痉挛型脑瘫表现为足下垂、足外翻或足内翻、踮足的剪刀步态。

(3)蹒跚步态:小脑性共济失调者行走时不能走直线,而呈曲线或呈"Z"形前进,因步行摇晃不稳,状如醉汉,故称酩酊或醉汉步态。

(4)慌张步态:帕金森病或基底核病变时以普遍性肌肉张力异常增高为特征,表现为步行启动困难、重心前移、步态短而快,不能随意停止或转向,呈前冲步态或慌张步态。

# 第二节 感知与认知功能评估

人们对客观世界的认识包括感知与认知两个过程。感知是客观事物的个别属性和整体属性在人脑中的反映,其包括感觉和知觉两方面。感觉是人脑对直接作用于感受器的客观事物个别属性的直接反映。知觉是人脑对直接作用于感官的客观事物的整体反映，是将多种感觉互相联系起来综合分析、理解，从而得到对外部客观事物和内部机体状态的整体的反映。认知是人们从周围世界获得知识及使用知识的过程，主要涉及注意、学习、记忆、信息加工与整理、抽象思维和判断、目标行为的制定与执行等，即知识的获得、组织及应用过程，其体现功能与行为的智力过程。

## 一、感觉功能评估

感觉是信息的输入过程，是知觉、记忆、思维、想象的源泉和基础。正常的感觉是人体进行有效功能活动的基础保证，感觉评估的目的在于发现被检查者有无感觉障碍及其分布、性质、程度，以帮助确定感觉障碍的病变部位，寻找病因，防止意外伤害，并对治疗提供指导和帮助。

### (一)感觉障碍的类型

根据病变性质，感觉障碍分为抑制性症状和刺激性症状两大类。

#### 1.抑制性症状

感觉通路被破坏或功能受抑时，出现感觉缺失或感觉减退。感觉缺失有痛觉缺失、温度觉缺失、触觉缺失和深感觉缺失等。在同一部位各种感觉均缺失，称为完全性感觉缺失。如果在同一部位内只有某种感觉障碍，例如皮肤痛觉缺失，而其他感觉保存着，称为分离性感觉障碍。

#### 2.刺激性症状

感觉通路受到刺激或兴奋性增高时出现感觉过敏、感觉倒错、感觉过度、感觉异常或疼痛等。

(1)感觉异常：感觉异常有麻木感、痒感、发重感、针刺感、冷或热感、蚁走感、肿胀感、电击感、束带感等，总称为感觉异常。

(2)感觉过敏：指轻微刺激引起强烈感觉，例如较轻的疼痛刺激引起较强的疼痛感受，为检查时的刺激与传导通路上的兴奋性病灶所产生的刺激综合引起。

(3)感觉倒错：指非疼痛性刺激而诱发出疼痛感觉，例如轻划皮肤而诱发出疼痛感觉；冷刺激反应为热觉刺激等。

(4)疼痛接受和传导：感觉的结构受到伤害性的刺激，或者对痛觉传导正常起抑制作用的某些结构受到损害时，都会发生疼痛。在探索疼痛的来源时，必须注意疼痛的分布、性质、程度，是发作性还是持续性，以及加重和减轻疼痛的因素。

### (二)感觉检查方法

根据躯体感受器的部位不同可分为浅感觉、深感觉和复合感觉。

#### 1.浅感觉检查

浅感觉是指来自皮肤、黏膜，包括痛觉、温觉、触觉。

(1)痛觉：检查者用大头针以均匀的力量刺激患者的皮肤，同时让患者指出受刺激的部位以及描述具体的感觉。

(2)温度觉：检查者用专用冷水(5～10℃)及热水(40～45℃)的试管交替接触皮肤，询问有无冷或热的感觉，并注意双侧对称部位进行对比。

(3)触觉：检查者用棉签轻触皮肤，让患者指出有无轻痒的感觉以及受刺激的部位。

2.深感觉检查

深感觉也称本体感觉，是指来自肌腱、肌肉、骨膜和关节，包括运动觉、位置觉和振动觉。

(1)运动觉：嘱患者闭目，检查者轻触手指和足趾做被动屈伸活动(移动5°左右)，让患者说出手指或足趾的位置(运动方向)。

(2)位置觉：嘱患者闭目，检查者将其任一肢体放在一定的位置，嘱患者说出所在位置或用另一肢体模仿。

(3)振动觉：检查者用振动着的音叉置于骨突起处，如内外踝、胫骨、膝盖、手指、桡尺骨突等处，询问有无振动感觉，并注意感受时间，判断两侧有无差别。

3.复合感觉检查

复合感觉又称皮质觉，是大脑顶叶皮质对深浅各种感觉进行分析、比较和综合而形成的，包括实体觉、图形觉、两点辨别觉、定位觉等。复合感觉障碍主要表现为实体感觉丧失。

(1)实体觉：嘱患者闭目，将常用物品，如钢笔、钥匙、硬币等放置其手中，让其用单手触摸后说出物件名称。注意两侧对照，一般先检查患侧。出现障碍提示丘脑以上的病变。

(2)定位觉：嘱患者闭目，检查者用手指或棉签等轻触患者皮肤后，嘱患者指出刺激的部位。

(3)两点辨别觉：嘱患者闭目，检查者用特制的钝角两脚规，刺激皮肤的两点，如患者感到两点时，再逐步缩小两点的距离，至两接触点被感觉到一点为止，测量其距离。正常时全身各处数值不同，以舌尖、鼻尖、手指最敏感，四肢近端和躯干较差。如患者触觉正常而两点辨别觉障碍见于额叶疾患。

(4)图形觉：嘱患者闭目，用火柴棒或铅笔在其皮肤上写数字或画图形，看患者能否辨别清楚。图形觉障碍常见于大脑皮质的病变。

4.注意事项

(1)检查前应告诉患者检查的目的和方法，以取得患者的合作。

(2)检查时从感觉缺失部位查至正常区逐渐移行检查，注意左右侧、远近端的对比。

(3)为防止视觉干扰，检查时应让患者闭目，忌用暗示性提问。

(4)检查者要耐心、细致，必要时多次重复检查，若有感觉障碍，应注意感觉障碍的类型、部位、范围、程度，以及患者主观感觉。

## 二、认知功能评估

认知是人们通过感知觉、记忆、思维、推理、想象等将从外界获得的信息在大脑中加工储存，并在需要时提取，与当前信息比较，以进行判断、推理，得出评价的过程。认知主要反映大脑额叶与颞叶的功能，当大脑出现器质性病变时(如脑血管意外、颅脑损伤、脑性瘫痪)就会出现认知功能障碍，临床上以失认症和失用症最为常见。

### (一)失认症

不能通过知觉认识熟悉的事物称为失认症，即由于大脑半球中某些部位的损害，使患者对来自感觉通路中的一些信息丧失正确的分析和鉴别的一种症状。常见的失认症如下。

1.半侧空间失认

又称单侧忽略，即患者大脑一侧损害后对对侧一半空间内的物体不能辨别，不能意识到对患侧身体及其环境的刺激,不会自觉地转动头部观察患侧事物。常表现为不洗忽略侧的脸,不刮该侧的胡子,不穿该侧的衣服等,除在日常生活中观察上述忽略现象外,可进行下列检查。

(1)平分直线法:在一张白纸上画一垂线,让被检查者将横线平分为左右两段,若偏向一侧为阳性。

(2)画人试验:让被检查者模仿画一个人,若有偏歪或缺少部分时为阳性。

(3)删字试验:随机一组阿拉伯数字,让被检查者删去指定的数字,若一侧未被删去时为阳性。

(4)绘钟试验:让被检查者绘一有阿拉伯数字的钟面,若数字集中在一侧时为阳性。

(5)阅读试验:让患者阅读一段文章,若遗漏一侧的字为阳性。

2.躯体失认

不认识身体的结构以及身体各部分之间的关系。可采用以下检查方法。

(1)让被检查者按指令指出相应的身体部位,若不能者为阳性。

(2)让被检查者模仿医护人员"摸左手""触右肘""摸左膝"等活动,若不能者为阳性。

(3)询问被检查者有关身体部位相互关系的问题,如牙齿在口内还是口外,口在眼上还是眼下,背部在你的前面还是后面等,若回答有错误为阳性。

3.疾病失认

患者意识不到自己所患疾病及其程度,因而拒绝对疾病承担责任,对自己不关心、淡漠、反应迟钝。

4.左右分辨困难

不能理解和应用左、右的概念,分不清自己身上、他人身上和环境中的左或右。评估时可直接给相应指令,如"伸出您的右手",若不能执行和分辨为阳性。

5.空间关系及位置障碍

不能察觉两件物品之间或物品与自己之间的空间关系,如上、下,里、外,前、后等。评估时可给出与空间位置有关的指令,若不能做或回答不正确者为阳性。

(二)失用症

失用症是在运动、感觉、反射均无障碍的情况下,患者由于脑部损伤而不能按指令完成以前能完成的有目的的动作,其病变部位在大脑前运动区。临床上较常见的如下。

1.结构性失用

患者表现为不能描绘或拼接简单的图形。可采用以下评估方法。

(1)画空心十字:要求患者在纸上画一个空心十字图形,若不能完成时为阳性。

(2)火柴棒拼图试验:要求患者用火柴棒看图拼接各种几何图形,若不能完成时为阳性。

(3)积木拼图试验:看图将4块或6块积木拼成指定的图案,若不能完成时为阳性。

2.运动性失用

是最简单的失用,常见于上肢或舌。表现为不能洗脸、刷牙、梳头、划火柴等。检查方法如下:让患者做刷牙、洗脸、系鞋带等动作,若不能完成者为阳性。

3.意念性失用

意念性失用是意念或概念形成障碍,此时即使肌力、肌张力、感觉、协调能力正常也不能产生运动。患者对做成一件事需要做什么、如何做、用什么做都缺乏正确的认识和理解。患者不能自动或按指令完成有目的的一系列动作。其特点是对复杂精细动作失去应有的正确观念，以至各种基本动作的逻辑顺序紊乱，患者能完成一套动作中的一些分解动作，但不能将各个组成部分合乎逻辑地连贯结合为一套完整的动作。如让患者用火柴点烟，再把香烟放在嘴上，患者可能会用香烟去擦火柴盒，再把火柴放到嘴里当作香烟。可采用的检查方法是把牙膏、牙刷放在桌上，让患者打开牙膏盖，将牙膏挤在牙刷上，然后去刷牙。若患者动作的顺序错乱为阳性。

4.意念运动性失用

由于意念中枢与运动中枢之间的联系受损，运动的意念不能传到运动中枢，因此，患者不能执行运动的口头指令，也不能模仿他人的动作，但由于运动中枢对过去学过的运动仍有记忆，有时能下意识地、自觉地进行常规的运动。如给他牙刷时，他能自动地去刷牙，但告诉他去刷牙时他却又不能刷牙，即表现为有意识的运动不能，无意识运动却能进行。常可采用以下检查方法：

(1)动作模仿：检查者做出举手、伸示指和中指、刷牙等动作，让患者模仿，若不能完成者为阳性。

(2)执行口令：检查者发出口头命令，让患者执行，若不能完成者为阳性。

5.穿衣失用

由体像失认和空间关系障碍所致，患者不能认识衣服的各个部位及相互关系，穿衣时将衣服上下倒置或内外反穿，前后反穿，或将双腿穿进一只裤筒内，将纽扣错位等。评估时可让患者给玩具娃娃穿衣或给自己穿衣，若不能完成者为阳性。

# 第三节 疼痛评估

## 一、概述

疼痛是指个体的身体与心理两方面同时经历的感受，是个体的防御功能被破坏所致的。身体疼痛是指身体某一部位感觉不舒适，如手指切割伤，疼痛仅在手指部位；而心理疼痛是指精神方面的防御功能被破坏，个体的情绪完全受到伤害。身体与心理的痛觉都具有自我保护功能，身体痛觉是警告身体有被伤害的危险，心理痛觉则警告个体的某些重要事件受到了威胁，如不能及时采取有效的护理措施，则将对患者的身体和心理造成不良的影响或严重后果。

每个人对疼痛的感受和耐受力是不同的，如同样性质、同样强度的刺激可引起不同个体的不同疼痛反应。人体所能感觉到的最小疼痛称为痛阈。个体所能忍受的疼痛强度和持续时间称为疼痛耐受力。影响痛阈或疼痛耐受力的因素，除年龄、疾病等生理因素外，同时也受个人经验、文化教养、情绪、个性及注意力等心理社会因素的影响。因此，护理人员对疼痛知识的掌握程度直接影响为患者提供疼痛护理的水平。

## 二、疼痛分类

### (一)按疼痛持续时间分类

1.急性疼痛

通常指发生于伤害性刺激之后短期内的疼痛。

### 2.慢性疼痛

包括慢性非癌性疼痛和慢性癌性疼痛。慢性疼痛的时间界限尚未统一,但多数学者认为在无明显组织损伤的前提下,持续 3 个月以上的疼痛为慢性疼痛。由于慢性疼痛常可导致患者出现焦虑和抑郁,严重地影响患者的生活质量。

### (二)其他特殊疼痛分类

#### 1.反射性疼痛

是指因神经支配的血管运动功能障碍而导致的疼痛。如神经营养不良综合等,肌肉收缩→疼痛→加重肌肉收缩→疼痛加重。

#### 2.躯体性疼痛

体表疼痛(如皮肤与黏膜)比较强烈,容易定位;深部疼痛(如关节、骨骼、肌肉、筋膜、肌腱)部位较弥漫,强度不如前者。

#### 3.心因性疼痛

精神压抑可表现为躯体疼痛。此疼痛是精神因素和身体因素形成的综合感受。

#### 4.内脏疼痛

由自主神经传递,常定位不准确,且易扩散到相应的皮肤区域,如典型的胆绞痛放射到右肩部也可引起疼痛。

#### 5.特发性疼痛

此疼痛特点是反复发作的剧烈疼痛至少持续 6 个月,疼痛与神经系统解剖规则不一,全身彻底检查后未发现有相应的病理学证据。特发性疼痛多见于中年女性,常伴有抑郁和失眠,过度疲劳会诱发疼痛。

## 三、评估方法

由于疼痛的病因复杂,因此应对患者进行全面的评估,除医学方面(病史、体格检查、辅助检查)的评估外,还应包括社会心理学等方面的内容。以下主要介绍病史和疼痛强度的评估。

### (一)询问病史

患者对疼痛的反应诸多,常见有:①生理反应,如面色苍白、出汗、肌肉紧张、血压升高、呼吸心跳加快、恶心呕吐、休克等;②行为反应,如烦躁不安、皱眉、咬唇、握拳、身体蜷曲、呻吟、哭闹、击打等;③情绪反应,如紧张、恐惧、焦虑等。总之,疼痛是个体身心受到侵害的危险警告;疼痛是一种身心不舒适的感觉;疼痛常伴有生理、行为和情绪反应。

医护人员应根据有关疾病进行针对性询问,重点了解患者疼痛的特征,主要包括以下内容。

#### 1.疼痛的部位

这是病史的重要部分,可要求患者指出疼痛的具体部位和描述疼痛的情况。

#### 2.疼痛的时间

了解疼痛持续的时间,是否间歇性或持续性,有无周期性或规律性等。

#### 3.疼痛的性质

要求患者对疼痛性质进行描述,如刺痛、灼痛、钝痛、触痛、酸痛、压痛、胀痛、剧痛、隐痛、绞痛或撕裂痛等。描述疼痛性质时,让患者用自己的话表达才能正确表达其疼痛的感受。

4.疼痛的程度

可用疼痛评估工具判定患者疼痛的程度。

5.缓解和加重疼痛的因素

这可能为病因或疾病诊断提供线索。

6.疼痛对患者的影响

疼痛是否伴有呕吐、头晕、发热、虚脱等症状；是否影响睡眠、食欲、活动等；是否出现愤怒、抑郁等情绪改变。

### (二)疼痛强度评估

目前临床上对于疼痛的评估主要还是依靠患者自身的主观评估为主，常用的方法如下。

1.目测评分法

目测评分法(VAS)是采用纸笔方式或制成评分尺进行检查。在纸上或尺上划一条10cm长的直线，按毫米划格，直线左端表示无痛，右端表示剧痛。让患者目测后在直线上用手指出最能反映自己疼痛程度的一点或用笔画一交叉线，以表示其疼痛程度。VAS特点是能有效测定疼痛强度，方法简便，易于患者理解和使用，也可作为治疗前后疼痛的比较，但不能反映疼痛的其他特性，故较局限，不能用于有知觉-运动障碍的患者。

2.数值分级法

数值分级法(NRS)是临床上最简单而最常用的测量主观疼痛的方法之一，其是用数字代替文字表示疼痛的程度。即在一条直线上分段，按0~10代表不同的疼痛程度。0为无痛，10表示最痛，请患者自己选择某一数字(圈出或口述)，代表其疼痛程度，结果较为可靠，容易被患者理解和接受，宜用于疼痛治疗前后效果测定对比。

3.面部表情分级法

即Wong-Baker脸，适用于3岁以上的人群。使用从快乐到悲伤、哭泣的6个不同表情的面容来表示患者疼痛的程度。此法简单易行，适用面广，即使不能用语言表达清楚的幼儿，也可使用该分级法供临床参考。

4.口头描述分级法

是另一种评价疼痛强度和变化的方法。其特点是列举一系列从轻到重依次排列的关于疼痛的描述性词语，如无痛→轻度疼痛→中度疼痛→重度疼痛→剧烈疼痛(不能忍受)来表示不同的疼痛程度，请患者按照自身疼痛的程度选择合适的描述性词语。

### (三)注意事项

1.解释目的

医护人员在评估前需要对受检者进行详细的解释，让其能理解此项疼痛评估方法与真正疼痛的关系。

2.个体差异

疼痛的强度和表达方式会因个体气质、性格的不同而有很大的差异，如评估方法不当或仅仅依据患者的主诉判断疼痛的程度，有时会使少数患者得不到及时的处置。

3.注意观察

在与患者交流中，要注意患者的语言和非语言表达，观察患者面部表情和身体动作，以便获得较为客观的资料。

**4.避免过度频繁**

因过度频繁的评估可使患者失去耐心,而且容易导致过度焦虑或丧失自控力,甚至出现无助感或不准确的夸张等。

**5.评估效果的影响**

主观评估常涉及患者对评估方法的理解问题,患者的情绪、文化程度和理解能力都会影响疼痛评估效果。

# 第四节  言语与吞咽功能评估

## 一、言语功能评估

语言是人类独有的复杂认知心理活动。通常语言和言语在汉语中经常容易混用,言语是人们运用语言的机械过程,为使口语表达声音响亮、发音清晰,需要唇、舌、软腭、下颌和声带等活动。语言是人类运用言语表达思想、情感和影响他人的过程,其不仅包括说话,还包括听、阅读、写作及肢体语言。言语和语言之间既有联系,又有区别,语言客观地存在于言语之中。形成正确的语言并进行交流,必须有语言的内在思维、发音、构音和流畅度四个要素,任何一要素的异常都可表现为语言障碍。言语功能评估的目的是通过交流、观察或使用通用的量表来评估患者有无语言交流障碍,了解各种影响患者交流能力的因素,评估患者残存的交流能力,以制订康复计划。目前常用的言语功能评估包括失语症、构音障碍的评估。

### (一)失语症

**1.概述**

失语症是正常地获得语言能力后,因某种原因使得大脑负责语言区域及其相关区域受到损伤而产生的后天性语言功能障碍,表现为听、说、读、写和手势表达等能力的减弱或丧失,同时也可表现出其他高级信号活动,如计算等障碍。失语最常见的病因是脑血管意外,其次为脑外伤、脑肿瘤、脑动静脉畸形等。

**2.评估内容**

(1)听理解:是指给患者口头指令,看能否理解并执行。听理解障碍是指患者对听到的言语理解能力降低或丧失。具有以下表现。①语音辨识障碍:表现为患者虽然有正常听力,但对所听到的语音不能辨别接收。②语义理解障碍:患者能正确辨识语音,但不明词义。③听语记忆广度障碍:表现为对多个连续问题的理解困难。

(2)自发语言:通过谈话了解患者说话时的语量,是否费力,语调和发音情况,以及有无错语等口语表达障碍。

(3)复述:要求患者重复检查者所说的字、词、句子,若不能准确重复检查者所说的内容为复述障碍。

(4)命名:要求患者说出图片或实物的名称。命名障碍包括三种类型。①表达性命名障碍:以构音的启动障碍为特征,患者接受语音提示后可正确命名。②选词性命名障碍:患者不能正确命名,但可通过描述物品形状、颜色或用途等来说明物品,不接受语音提示,但能在检查者列举的名称中选择正确名称。③词义性命名障碍:患者不能在同一范畴的词中进行区分,既不接受语音提示,又不能从检查者列举的名称中选择正确名称。

(5)阅读:让患者阅读文字,观察其能否理解及执行指令。因大脑病变导致阅读能力受损称为失读症。

(6)书写:检查患者自发性书写、系列书写、描述书写、听写和抄写情况。因大脑病变导致书写能力受损或丧失称为失写症。

(7)其他。①确定左、右利手:询问 10 种动作(如写字、持筷、刷牙等)时患者的利手,确定为右利、左利或双利。②有关的神经心理学检查:包括注意、记忆、视空间、运用、计算等。

3.评估方法

国内外有很多不同的失语症的评估方法,听理解和口语表达是语言最重要的方面,国内目前失语症严重程度的评估常采用波士顿诊断性失语症检查法(BDAE)。

**(二)构音障碍**

1.概述构音

是指把语言中枢组成的词转变成声音的功能。构音障碍是指由于发音构音器官结构异常、神经肌肉的器质性病变或功能性因素而造成的语声、发音、构音、共鸣、韵律等言语运动控制障碍。构音障碍主要可分为三类。

(1)运动性构音障碍:是由于中枢或周围神经系统或肌肉系统损害引起言语运动控制的障碍(无力、缓慢或不协调),表现为听理解正常并能正确选词和按语法排列,但有发声困难、发音不准、咬字不清和声响、音调、节律及速度的异常和鼻音过重等言语听觉特征的改变。其言语损害与神经、肌肉受损的程度是一致的。在临床上以运动性构音障碍较多见。

(2)器质性构音障碍:是由发音说话器官的构造异常所致的。

(3)功能性构音障碍:是指错误构音呈固定状态,但找不到引起构音障碍的原因。

2.构音障碍的评估

由于构音障碍的原因复杂,因此,评估也较烦琐,目前国内常用的方法有以下两种。

(1)Frenchay 构音障碍评价法:该测验包括言语发声器官(包括反射、呼吸、唇、颌、舌、软腭、喉、言语)8 个项目,26 个分测验,每个项目均分 5 个等级以说明功能异常的性质和程度,并为诊断和疗效提供客观动态的指标。其内容如下。①反射:咳嗽、吞咽、流涎。②呼吸:静止状态和言语时观察呼吸运动模式。③唇:静止状态,进行唇外展、闭唇鼓腮、交替运动和说话时口唇的运动。④颌:静止状态和说话时颌的位置。⑤软腭:反流及抬高软腭情况,说话时鼻音和鼻漏音。⑥喉:发音的时间、音调、音量、清晰度。⑦舌:静止状态,伸舌运动,抬高运动,两侧运动,轮替运动,说话时舌的运动。⑧言语:读字、读句、会话时情况及速度。

(2)中国康复中心评估法:此方法是中国康复中心与日本专家共同制订的一种检查方法。其检查的目的主要是判定患者是否有构音障碍,及其种类和程度,并且推定疾病或损伤的部位,为制订治疗计划提供依据。具体检查如下。①构音器官检查:观察构音器官的形态及粗大运动,确定构音器官是否存在器质性异常和运动障碍。②构音的检查:是以普通话语音为标准音结合类似构音运动对患者的各个言语水平及其异常进行系统的评估以发现异常构音。此检查对构音的训练具有重要的指导意义。

## 二、吞咽功能评估

### (一)概述

吞咽障碍是指当支配吞咽运动的神经、肌肉及口腔咽、喉等处病变时可造成吞咽运动障碍。吞咽是一种复杂的反射动作,根据吞咽时食团所经过的解剖部位,可将吞咽分为以下 4 个阶段。

**1.口腔准备阶段**

食物进入口腔,通过牙、舌、上下颌及面颊各器官的协调运动,将食物与唾液充分混合形成适合吞咽的食团。

**2.口腔阶段**

是舌推进食团开始向后运动到进入咽部之前的过程。舌的运动在这一阶段的吞咽动作中非常重要。

**3.咽部阶段**

指食团从进入口咽部到通过食管上括约肌(也称环咽肌)进入食管的过程,是通过一系列急速的反射动作实现的。由于食团刺激了软腭部的感受器,引起一系列肌肉的反射性收缩,结果使软腭上升,咽后壁向前突出,封闭鼻咽通路。声带内收,喉头升高并向前紧贴会厌,封闭咽与气管的通路,呼吸暂时停止。由于喉头前移,食管上口张开,食团就从咽部被挤入食管。

**4.食管阶段**

通过食管肌肉的波状运动和重力作用食团沿食管下行至胃。

以上任何阶段出现问题,都将影响吞咽动作的顺利完成,从而发生吞咽障碍。临床常见的病因包括中枢神经系统病变(如大脑皮质、基底核、小脑、脑干等处发生病变,多见于脑血管意外、脑外伤、脊髓损伤等)、周围神经病变和肌肉疾病(如多发性神经炎、多发性肌炎等)及神经-肌肉接头疾病(如重症肌无力等)。

### (二)吞咽功能的评估

通过问诊及患者主诉,在掌握基本资料的基础上,仔细观察患者进食情况,做出评价与诊断。对于咽部以下病变的正确评价,有赖于吞咽录像造影检查。

**1.临床评估**

吞咽困难的临床评定包括病史、症状与体征。病史中要仔细询问神经系统疾病史,症状的描述包括吞咽困难的发生频度、吞咽困难的程度,如是否在饮水时或进食流质、半流质、固体食物时发生呛咳、吞咽费力、喘鸣、咳嗽、哽噎等。

**2.洼田饮水试验**

是一种较方便、常用的鉴别方法。用此法进行吞咽障碍的评定时,应注意对吞咽过程中的每个阶段、口腔诸器官的活动、食团的形成程度,以及食物残留部位等进行详细的观察。此外,还应通过改变患者的体位、食物形态,以及餐具种类等观察其相应变化。具体方法:患者取坐位,以水杯盛温水 30mL,嘱患者如往常一样饮用,注意观察患者饮水经过,并记录所用时间,根据有无呛咳和分饮次数进行评定。

3.吞咽录像造影

吞咽录像造影检查能够对临床检查不能发现的误吸患者进行明确诊断,并且是全面评估吞咽功能异常的最灵敏的技术。通过应用液体、糊状液体、固态的对比钡剂,观察正、侧位像上口、咽活动,并测量一些参数,如食团通过时间、吞咽反射的延迟时间,可以发现各个吞咽阶段是否存在异常及其原因,对观察误吸有较高实用价值。

# 第五节 心肺功能评估

心肺功能是人体吐故纳新、新陈代谢的基础,也是人体运动耐力的基础。心血管和呼吸系统虽然分属于两个生理系统,但功能上却密切相关,功能障碍的临床表现互为影响,康复治疗上互相关联,故在功能评估时常称其为心电运动试验。

## 一、心电运动试验

心电运动试验是指以心电图为主要检测手段,通过逐步增加运动负荷,并观察试验前、中、后心电记录和症状,以及体征的反应来判断心肺功能状况的一种试验方式。

### (一)应用范畴

1.辅助临床诊断

(1)辅助诊断:冠心病试验中发生心肌缺血的运动负荷越低、ST 段下移程度越大,患冠心病的危险性就越高、诊断冠心病的可靠程度越大。

(2)诊断心律失常:运动中出现诱发或加剧的心律失常,多提示器质性心脏病的存在,康复治疗时应注意暂时停止运动或调整运动量,而心律失常在运动中减轻甚至消失多属于"良性",平时不一定要限制或停止运动。

(3)鉴别呼吸困难或胸闷性质:器质性疾病常在运动试验中诱发呼吸困难,并与相应的心血管异常一致。

2.评估功能状态

(1)判定冠状动脉病变严重程度及预后。运动中发生心肌缺血的运动负荷越低、心肌耗氧水平越低、ST 段下移的程度越大,冠状动脉病变就越严重,预后也越差。运动试验阳性的无症状患者发生冠心病的危险性增大。

(2)判定心功能、体力活动能力和残疾程度。运动能力过低可作为残疾评判依据。

(3)评估康复治疗效果。运动试验时的心率、血压、运动时间、运动量、吸氧量、心肌耗氧量、心肌缺血时的心电图表现和症状均可以作为康复治疗效果定量评判的依据。

3.指导康复治疗

(1)确定患者运动的安全性。运动试验中诱发的各种异常均提示患者运动危险性增大,例如低水平运动(低运动负荷或低心肌耗氧量)时出现心肌缺血、运动诱发严重心律失常、运动诱发循环不良症状或心力衰竭症状、运动能力过低等。

(2)为制订运动处方提供定量依据。运动试验可以确定患者心肌缺血阈或最大运动能力、运动安全系数或靶运动强度,有助于提高运动训练效果和安全性。

(3)使患者感受实际活动能力。去除患者顾虑,增强其参加日常活动的信心。

### (二)适应证和禁忌证

**1.适应证**

凡是有上述应用需求,同时病情稳定,无明显步态和骨关节异常,主观上愿意接受检查并能主动配合者均为适应证。如果有下肢关节或肌肉异常,可以采用上肢运动来进行试验。

**2.禁忌证**

一般把禁忌证分为绝对禁忌证和相对禁忌证。

(1)绝对禁忌证:未控制的心力衰竭或急性心力衰竭,严重的左心功能障碍、血流动力学不稳的严重心律失常、不稳定型心绞痛,确诊或怀疑主动脉瘤,严重主动脉瓣狭窄,血栓性脉管炎或心脏血栓,精神疾病发作期间或严重神经症等。

(2)相对禁忌证:严重高血压[≥26.6/16kPa(200/120mmHg)],肺动脉高压,明显心动过速或过缓,中至重度主动脉瓣狭窄或严重阻塞型心肌病,心脏明显扩大,高度房室传导阻滞及高度窦房传导阻滞,严重冠状动脉左主干狭窄或类似病变,严重肝肾疾病,严重贫血及未能控制的糖尿病、甲亢、骨关节病等。

### (三)检查方法

**1.运动方式**

(1)活动平板:是指装有电动传送带的运动装置,患者在其上进行步行或跑步,速度和坡度可调节。优点为接近日常活动生理,可以逐步增加负荷量。各种坡度、速度时的心血管反应可以直接用于指导患者的步行锻炼。

(2)踏车运动:采用固定式功率自行车,可以采用电磁刹车或机械刹车的方式以调整运动负荷。运动中心电图记录较好,血压测量比较容易,受检者心理负担较轻,还可以选择卧位进行。但一些老年人或不会骑车者比较难以适应。

(3)手摇车运动:试验原理与踏车运动相似,只是将下肢踏车改为上肢摇车。

(4)等长收缩运动:常用的方法有握力运动和自由重量运动。诊断敏感性和特异性不够理想,但可用于运动生理或功能评估研究。

**2.试验分类**

根据试验终点可以分为以下 3 类。

(1)极量运动试验指运动到客观最大运动强度的试验。一般用于正常人和运动员最大运动能力的研究。

(2)症状限制性运动试验是主观和客观指标结合的最大运动试验,以运动诱发呼吸或循环不畅的症状和体征、心电图异常及心血管运动反应异常作为运动终点,用于诊断冠心病、评估心功能和体力活动能力、制订运动处方等。

(3)低水平运动试验:以预定的较低水平运动负荷、心率、血压和症状为终止指标的试验方法,适用于急性心肌梗死患者或病情较重者出院前评估,通常以患者可耐受的速度连续步行200m 作为试验方法。

3.常用试验方案

(1)活动平板运动方案:Bruce方案应用最广泛,通过同时增加速度和坡度来增加运动强度。Naughton方案运动起始负荷低,每级负荷增量均为静息时代谢量的1倍。Balke方案依靠增加坡度来增加运动负荷,速度固定。STEEP方案通过增加速度或坡度来实现,不同时增加速度和坡度。

(2)功率自行车运动方案:踏车试验运动负荷,男性自300kg·m/min起始,每3分钟增加300kg·m/min;女性自200kg·m/min起始,每3分钟增加200kg·m/min。

(3)手摇车试验:用于下肢功能障碍者。运动起始负荷为150~200kg·m/min,每级负荷增量100~150kg·m/min,时间3~6分钟。

(4)等长收缩试验:一般采用握力试验。常用最大收缩力的30%~50%作为运动强度,持续收缩2~3分钟。还可采用定滑轮车重量法,即通过一个滑轮将重力(重锤)引向受试者的手或腿,受试者进行抗阻屈肘或伸膝,并始终保持关节角度不变。受试的重力可以从2.5kg开始,每级持续2~3分钟,负荷增加2.5kg,直至受试者不能继续保持关节角度为止。

(5)简易运动试验:定时运动法用于体能无法进行活动平板或踏车的患者,患者尽力行走6分钟,计算所走的距离。行走的距离越长,说明体力活动能力越好。12分钟走和12分钟跑具有类似的目的。心力衰竭患者还可采用2分钟步行。这类试验只是为了判断体力活动能力的变化,对诊断没有帮助。定距离运动法即确定固定的步行距离,计算完成该距离步行的时间。200m步行一般是心肌梗死患者出院前的标准试验,以判断患者回家后日常生活的安全性。脑卒中患者可以采用10m或20m步行试验,以判断患者的步态和步行能力。

**(四)注意事项**

1.试验开始前

(1)测定患者安静时的心率,并按公式[HRmax=(220-年龄)±(10~12)次/min]计算出预测最大心率。

(2)测量血压。

(3)在试验体位下做心电图,一般采用检测导联。

2.试验中

按运动试验方案逐级增加运动负荷,观察和记录心率、血压、心电图和患者的主观感觉。

3.试验终止后

达到运动终点或出现终止试验指征时应立即终止试验,并在卧位或坐位描记即刻、2分钟、4分钟、6分钟的心电图,同时测量血压。之后每5分钟测量1次。直到患者各项指标接近试验前水平或患者的症状消失为止。

4.试验终止的标准

(1)出现胸痛、疲乏、呼吸困难、心悸、头晕等症状。

(2)有冷汗、苍白、步态不稳、低血压等体征。

(3)有室性心律失常,有意义的ST段偏移,房室或室内传导阻滞等心电图改变。

(4)收缩压达30.00kPa(225mmHg)或以上,舒张压较休息时升高2.67kPa(20mmHg)以上。

(5)血压不升或下降 1.33kPa(10mmHg)以上。

(6)被检人不愿继续进行试验。

## 二、肺功能评估

肺功能和心脏功能一起组成人体的呼吸功能,其主要包括通气和换气两个基本部分。通常临床上肺功能的评估主要是指通气功能评估,而换气功能评估则主要指有氧代谢能力评估。本节主要介绍肺通气功能的评估。

### (一)应用范畴

1.辅助临床诊断

通过肺功能评估确定阻塞性和限制性肺功能障碍,确定小气道功能障碍,从而有助于临床诊断的确立。

2.协助制订康复方案

根据肺功能评估的结果,明确呼吸康复的训练重点,从而指导康复方案的制定。

3.评估疗效

治疗前后肺功能的比较是呼吸康复疗效评估的基本指标。

### (二)适应证和禁忌证

1.适应证

有上述应用的需求,神志清楚,可以理解并配合完成检查者。

2.禁忌证

病情不稳定,严重肺和支气管感染,神志不清,不能理解和配合者。

### (三)检查方法

1.主观呼吸功能障碍程度评估

通常采用 6 级制。

0 级:有不同程度肺气肿,但日常生活无影响,无气短。

1 级:较剧烈劳动或运动时出现气短。

2 级:速度较快或登楼、上坡时出现气短。

3 级:慢走即有气短。

4 级:讲话或穿衣等轻微动作时气短。

5 级:静息时气短,无法平卧。

2.肺容量测定

肺容量包括潮气量、补吸气量、深吸气量、肺活量、残气量、功能残气量和肺总量等,其中以肺活量最常用。

测定方法为患者站立位,用鼻夹封住鼻腔,口衔消毒过的橡皮接口,先反复练习用口呼吸,再将三通阀门接通肺量计进行测量。测定项目如下。

(1)潮气量(TV):平静呼吸一次吸入或呼出的气量。正常为 400~600mL,但不同性别、年龄、体型和运动锻炼状况的个体间有较大差异。运动时潮气量增加,呼吸浅快时潮气量减少。

(2)补吸气量(IRV):平静吸气末再尽力吸气所增加的吸气量。正常为 1500~2000mL,是代表最大通气潜力的指标。胸腔积液、气胸、胸膜粘连、胸廓畸形等可使补吸气量降低。

（3）补呼气量（ERV）：平静呼气末再尽力呼气所能增加的呼出气量。正常成人为900～1200mL，阻塞性呼吸障碍，如慢性支气管炎、支气管哮喘等补呼气量减少。

（4）残气量（RV）：指最大呼气尚存留在肺中不能呼出的气量。正常成人为1000～1500mL。老年人、支气管哮喘及肺气肿患者残气量可增大。

（5）肺活量（VC）：潮气量＋补呼气量＋补吸气量为肺活量，表示肺的最大扩张和最大收缩的呼吸幅度。正常成人平均男性为3500mL，女性为2500mL，但不同性别、不同体型、不同运动锻炼者的个体差异较大。其正常值可根据身高和年龄进行推算：男性＝[27.63−(0.112×年龄)]×身高(cm)；女性＝[21.78−(0.101×年龄)]×身高(cm)。

实测值/预测值＜80％为异常。肺活量减低常见于胸廓与肺呼吸活动受限或活动减弱时。

### (四)通气量测定

常用指标有最大通气量（MVV，又称最大自主通气量）和用力呼气量（FVC或FEV，或称时间肺活量）。

**1.最大通气量**

即在15秒内测定最大限度的快而深的呼吸，描记在记纹鼓上，然后进行测量计算。这是一项剧烈的呼吸运动，凡有严重心肺疾患及近期咯血者不宜使用。哮喘症也应慎用。健康成人最大通气量可达70～120L，但其标准值与实测值差别很大，只有在很大改变时才有价值。最大通气量减少见于胸廓活动障碍，如强直性脊椎炎、老年性肺气肿和老年性脊柱后凸时；呼吸肌的功能和协调性障碍，如肺气肿等。

**2.用力呼气量**

是指深吸气至肺总量以后，以最大用力、最快速度呼出所能呼出的全部气量，主要测定气道阻塞及呼吸肌力和协调性。常取第1秒的肺活量数，并以其与总容积百分率表示。健康人可以在1秒内呼出肺活量的83％，2秒呼出94％，3秒呼出96％。凡第1秒。呼出的肺活量下降，说明气道阻塞，多见于肺组织弹性丧失、支气管痉挛或狭窄。

## 三、有氧运动能力测定

有氧运动能力指机体进行以有氧代谢为主要能量来源的运动能力。国际上普遍采用最大吸氧量（$VO_{2max}$）和代谢当量（METs）作为判定的指标。METs是以静息、坐位时的能量消耗为基础，表达各种活动时相对能量代谢水平的常用指标，是评估心肺功能的重要尺度，在康复医学中应用极为广泛。1MET相当于耗氧量3.5mL/(kg·min)。MET与热量有对应关系，换算公式是：热量＝METs×35×体重(kg)＋200。

### (一)METs值的作用

METs值在康复医学中的作用主要表现在以下几个方面。

（1）判断体力活动能力和预后。关键的最高METs值如下。

＜5METs——65岁以下的患者预后不良，可以作为残疾的指标。

5METs——日常生活受限，相当于急性心肌梗死恢复期的功能储备。

10METs——正常健康水平，药物治疗预后与其他手术或介入治疗效果相当。

13METs——即使运动试验异常，预后仍然良好。

18METs——有氧运动员水平。

22METs——高水平运动员。

(2)判断心功能及相应的活动水平。

(3)制订运动处方。运动强度过去较多采用靶心率的方法,但由于运动时测定有一定困难,以及心血管活性药物广泛使用,心率反应已经难以直接反映运动的情况,因此常用 METs 表示运动强度。此外,METs 与能量消耗直接相关,所以在需要控制能量摄取与消耗比例的情况下(例如糖尿病和肥胖症的康复),采用 METs 是最佳选择。热卡是指能量消耗的绝对值,METs 是能量消耗水平的相对值,两者之间有明确的线性关系。在计算上可以先确定每周的能耗总量(运动总量)以及运动训练次数或天数,将每周总量分解为每日总量,然后确定运动强度,查表选择适当的活动方式,将全天的 METs 总量分解到各项活动中,形成运动处方。

(4)指导日常生活活动与职业活动。心血管患者可以在确定安全运动强度之后,根据 METs 表选择合适的活动。职业活动(每日 8 小时)的平均能量消耗水平不应该超过患者峰值 METs 的 40%,峰值强度不可超过峰值 METs 的 70%～80%。

**(二)适应证和禁忌证**

有氧运动能力测定的适应证和禁忌证与心电运动试验相似。

**(三)检查方法**

1.原理

人体气体代谢的测定方法主要有两类。

(1)血气分析:是测定动脉血液的气体分压和含量,以此推算全身气体代谢和酸碱平衡状况,但只反映采血时瞬间情况,有创伤性,不能做运动试验及长时间观察,因此在康复功能评估中受到限制。

(2)呼吸气体分析:测定通气量及呼出气中氧和二氧化碳的含量,以此推算吸氧量、二氧化碳排出量等各项气体代谢的参数,无创伤、无痛苦,可以在各种活动进行反复或长时间动态观察,在康复功能评估中具有较大的实用价值。

2.运动方案

运动方式多采用平板运动,也有采用功率车、手臂摇轮运动、台阶试验等。由于活动肌数量和机械效率的差异,不同的运动方式所测得的 $VO_{2max}$ 有所不同。参与运动的肌群越多,所测得的 $VO_{2max}$ 越高。运动方式与心电运动试验类似,通常以平板运动测定结果为基准。

$VO_{2max}$ 指机体在运动时所能摄取的最大氧量,是综合反映心肺功能状态和体力活动能力的最好生理指标。其数值大小主要取决于心排出量、动静脉氧差、氧弥漫能力和肺通气量。最大吸氧量、最大耗氧量、最大摄氧量在临床角度是同义语。测定 $VO_{2max}$ 可以通过极量运动试验直接测定,也可用亚极量负荷时获得的心率、负荷量等参数间接推测。后者可有 20%～30%的误差。严重心肺疾病的患者如果不能进行极量运动,则可测定其运动终点时的吸氧量,称为峰值吸氧。本指标在康复医学和康复护理学中多作为运动处方中运动强度的依据,通常取其值 40%～85%作为运动强度的范围,再根据个体情况选择采用。

# 第六节 日常生活活动能力评估

## 一、概述

### (一)定义

日常生活活动(ADL)是指人们为了维持生存及适应环境而每日必须反复进行的、最基本的、最具有共性的活动。狭义的 ADL 是指衣、食、住、行和个人卫生等一系列最基本的活动。随着人们生活质量的提高,狭义的 ADL 逐渐被广义的 ADL 概念所取代(即除上述外,还包括与他人交往的能力和社会活动能力等),故日常生活活动范围应包括自理、运动、交流和家务活动等诸多方面。

### (二)ADL 评估目的

评估目的主要有以下几方面。

(1)确定患者在日常生活活动方面是否能独立。

(2)确定患者在日常生活活动方面独立的程度。

(3)拟订合适的护理目标,确定康复护理方案。

(4)提供合适的照料的流程与项目。

### (三)ADL 评估分类

日常生活活动可分为基本和工具性日常生活活动两方面。

1.基本日常生活活动

是指维持最基本的生存及生活需要所必须每日反复进行的活动,包括功能性移动(如床上的活动、转移、行走、上下楼梯等)和自理活动(如穿衣、吃饭、上厕所、修饰、洗澡等)。

2.工具性日常生活活动

是指人们在社区中独立生活所需要的较高级的技能,完成这些活动通常需要使用一些工具,因此也称工具性日常生活活动。包括家务(如做饭、如何使用厨房用具、洗衣、打扫卫生);社会生活技巧(如购物、使用交通工具);个人健康保健(如就医、服药);环境设施及工具的使用(如冰箱、电视);安全意识(如对环境中危险因素的意识、打报警电话)。

## 二、评估过程与方法

### (一)评估前准备

(1)考虑被评估者的年龄、社会环境、依赖性、反应性、态度和情感等,以及疾病或残疾出现后的其他生理和心理因素。

(2)了解被评估者伤残前的功能状况;伤残后残余的体能与开发潜力;有无肌力减退、肌萎缩或痉挛、关节活动情况等;是否需用辅助器具、支具等。

(3)物品的准备,如就餐用杯、盘筷、碗匙、碟、炊具和食物,转移活动用床、椅、轮椅,如厕设备,辅助用具,交流用设备如电话、笔记本、衣服准备等。

## (二)评估过程

### 1.收集资料

可通过阅读病历获取有关资料,对患者的体能、感知、认知等进行评估。

### 2.交谈

与被评估者或其家属进行交谈的目的是进一步确认最初收集到的资料,内容包括了解与患者自理、家庭帮助和独立有关的习俗;患者的文化修养和价值观念;患者以往日常生活活动有无问题;患者在什么活动时需要帮助,以及需要如何帮助。

### 3.评估

应选择合适的时间和地点,在进行交谈后,如患者未表现出焦虑和疲劳,即可开始评估。

## (三)评估方法

分为直接评估和间接评估。

### 1.直接评估

向患者解释评测相关内容,消除对抗和紧张情绪。评测可在治疗室、病房或患者实际生活环境中进行直接观察,评估患者完成指定活动情况,并对患者完成活动的程度和所用时间予以打分。

### 2.间接评估

对有些需要特定情况下才能取得结果的项目可以由患者自述,或从家属及陪同人员述说中获得,比如,穿脱内衣、大小便处理、乘车等内容,但要仔细询问以确定其可靠性。

## (四)评估范围

### 1.运动方面

床上运动,包括体位转换、床上移动等。轮椅活动,包括乘坐轮椅、使用轮椅。室内外行走,包括使用或不使用设备。使用公共或私人交通工具,如上下汽车、驾驶汽车等。

### 2.自理方面

更衣,包括穿脱衣裤、系鞋带、扣纽扣等。进食,包括使用餐具、咀嚼和吞咽功能等。盥洗与修饰,包括洗脸、刷牙、洗澡、梳头、修剪指甲、使用化妆品等。如厕,包括大小便和厕所的使用,以及便后清洁等。

### 3.交流方面

打电话、阅读、书写、使用计算机,识别环境标志如交通信号灯、街道指示牌等。

### 4.家务劳动方面

如上街购物、洗衣、备餐、使用家用器具(如扫帚、拖把)及环境控制器(如电源开关、水龙头)等。

# 三、常用评估量表及评分标准

目前常用的标准化 ADL 评估量表有 Barthel 指数评估、PULSES 评估、功能独立性评估(FIM)等。这些量表都经过科学证明信度、敏感度、有效性及实用性,已成为标准化量表,以下介绍两种最常用的评估量表。

## (一)Barthel 指数评估

Barthel 指数评估量表是 1965 年由美国 Barthel 和 Mahoney 制订的,该量表是进行日常生活能力评估的有效方法,使用广泛。在临床上不仅用于测量个体基本生活能力,评估治疗前、后的功能状况,还可预测治疗效果,并为残疾严重程度评估和预后判断提供依据。Barthel指数包括 10 项内容,根据是否需要帮助及帮助的程度分为 0、5、10、15 共四个等级,总分为100 分。得分越高,独立性越强,依赖性越小。

(二)功能独立性评估(FIM)

FIM 是近年来由美国纽约州功能评估研究中心人员提出的更为客观全面地反映残疾者日常生活包括社交能力的一种评估方法。它增加了认知和社会功能方面的内容,使其不仅可以用于运动功能损伤所致的 ADL 能力障碍,而且也可用于认知功能障碍对 ADL 活动的影响,是评估康复治疗效果的有效指标。FIM 评估的内容包括 6 个方面的功能,即自我照顾、括约肌控制、转移能力、运动能力、交流和对社会的认知。共有 18 项功能,18 项中每项分 7 级,最高分为 7 分,最低分为 1 分,总积分最高为 126 分,最低为 18 分。得分的高低是根据被评估者的独立程度、他人帮助及其程度、辅助设备的需求程度为依据。7 级法分级标准明确,能客观地反映被评估者生活自理能力。

FIM 评估的得分标准如下。

7 分(完全独立):患者活动完成规范,无须矫正,不用任何器具和帮助,并能在合理的时间内完成。

6 分(有条件的独立):患者能独立完成活动,但活动中需要辅助设备,或需要比正常长的时间或有安全顾虑。

5 分(监护或从旁协助):患者基本能独立,但为了进行活动,需要他人从旁协助、提示、规劝,帮助者与被帮助者无须身体接触。如为患者打开器皿盖、洗漱前为患者准备水和毛巾等。

4 分(最小量的身体接触性帮助):给患者仅限于辅助,或患者在活动中本人用力程度大于 75%。

3 分(中等程度的帮助):给患者较多辅助,但活动中 50%~75% 的由患者本人用力完成。

2 分(最大帮助):患者在活动中的 25%~50% 为本人主动用力完成。

1 分(完全依赖):患者在活动中自己付出的力为 0~25%。

FIM 评估在反应残疾水平及功能独立程度方面比 Barthel 指数等评估方法更敏感、更精确,因而可适用于所有残疾患者。总分 126 分为完全独立;108~125 分为基本上独立;90~107 分为有条件的独立;72~89 分为轻度依赖;54~71 分为中度依赖;36~53 分为重度依赖;19~35 分为极重度依赖;18 分为完全依赖。

**四、注意事项**

(1)评估前要向患者做一定的解释和说明,以取得理解和配合。

(2)尊重患者,注意保护患者的隐私。

(3)在评估中要注意对患者的安全保护,以免发生意外。

(4)评估中重复次数不能过多,避免患者因疲劳而影响结果。

(5)掌握适当的评估时间,如早晨起床时评估穿衣,就餐时评估进食情况,并注意评估时间不宜过长。

（6）评估应从简单、安全项目做起，分次有计划地完成所有项目。

（7）根据患者的病情选择评估方法，条件允许的话，最好能采用直接评估。

# 第七节　生活质量评估

世界卫生组织将生活质量定义为不同文化和价值体系中的个体对于其生活目标、期望、标准以及所关注事情的有关生活状态的体验，包括个体的生理、心理、社会功能及物质状态四个方面。生活质量是一个综合性测量指标，从多角度综合客观、主观评估个体或群体的情况，着重于个体参与社会行为的体验、感受和适应。

## 一、概述

生活质量是英文 quality of life(QOL) 的译文，也有译为生命质量、生命质素等。广义的生活质量被理解为人类生存的自然状态和社会条件的优劣状态，其内容包含国民收入、健康、教育、营养、环境、社会服务与社会秩序等方面。按照世界卫生组织生活质量研究组的定义，生活质量是指"不同文化和价值体系中的个体对与他们的目标、期望、标准以及所关心的事情有关的生活状况的体验"，是相对于生命数量（寿命）而言的一个概念，是一种个体的主观评价。在医学领域中，生活质量是指个体生存的水平和体验，这种水平和体验反映了病、伤、残患者在不同程度的伤残情况下，维持自身躯体、精神以及社会活动处于一种良好状态的能力和素质，即与健康相关的生活质量。通常生活质量最常用的评估方式是调查问卷量表，其结果反映的是近期内被测个体或群体的情况。

## 二、常用评估方法

目前尚没有标准的评估方法，常用生活质量、生活满意度和健康良好状态来描述。

### （一）主观的生活质量评估

常用的评估方法有生活满意度指数 A(LSIA)。

评估时，让患者仔细阅读，然后在每项右方的"同意""不同意"和"其他"栏中按自己意见打分，如对第 1 题表示同意则在其右方同意栏下的"2 分"处作一记号，其余类同。正常者为 12.4±4.4 分，评分越高者，生活质量越佳。

### （二）相对客观的生活质量评估

此评估中有一部分资料是由医护人员进行评估的，由于很难做到完全客观，所以只能称为相对客观的评估。常用的评估方法有生活质量指数的评估(QOLI)，正常为 9 分，分数越高，生活质量越佳。

# 第三章 心脏疾病康复护理

## 第一节 概　　述

### 一、定义

心脏康复是多学科综合的康复医疗行为。其通过积极干预心脏病危险因素,改善心血管功能,阻止或延缓心脏病的发展过程,减轻残疾和减少再次发作的危险,使患者在生理、心理、社会活动职业等方面恢复和接近正常。

### 二、目标

改善生活质量,减少住院时间,降低再住院率,减少不必要的再次介入手术。

### 三、目的

患者能够了解运动的作用和有关运动模式的知识;了解营养的重要性;正确合理使用心血管常用药物;达到良好营养状况,提高日常生活的自我管理能力。

### 四、模式

心脏康复团队的核心成员应包括医师、护士、心脏康复治疗师、营养师、心理咨询师和药师。目前,一些医院心脏康复属于起步阶段,条件和设施尚未具备,没有设置专业的心脏康复治疗师,只能靠医护联合相关专业人员为心脏病患者进行康复评估、饮食、运动、用药、心理等方面的帮助和指导。

心脏康复基本设备:具有健康教育相关功能的视频、幻灯、宣教材料模拟器材等。评估工具:体重计、握力计、量尺、秒表、心电图机、日常生活能力评定量表、生活方式量表 SF－12 或 SF－36 生活质量量表、心理状态评估量表、营养膳食结构测评量表、烟草依赖度量表等。

心脏康复区急救设备:心脏电除颤仪、血压计、抢救车(肾上腺素,硝酸甘油,多巴胺,阿托品等)、供氧设施、心电图机、心率表、医疗级运动康复远程心电监护设备等。

## 第二节 冠心病的康复护理

### 一、定义

冠状动脉粥样硬化性心脏病简称为冠心病,是一种缺血性心脏病。冠状动脉是向心脏提供血液的动脉,当冠状动脉发生粥样硬化引起管腔狭窄或闭塞,导致心肌缺血缺氧或坏死而出现胸痛、胸闷等不适,这种心脏病为冠心病。

## 二、康复护理目标

通过康复评定、各种运动训练、生活方式指导和接受健康教育手段,使患者改善生活质量,回归正常社会生活并预防心血管事件的发生。

## 三、康复护理

### (一)评估

1.健康状态

(1)过去8小时内没有新的或再发胸痛。

(2)肌酸激酶和肌钙蛋白水平没有升高。

(3)没有出现新的心力衰竭失代偿期表现(静息时呼吸困难伴湿啰音)。

(4)过去8小时没有新的明显心律失常或心电图改变。

2.运动强度

(1)运动强度可用"最大心率""储备心率""靶心率"来衡量。

最大心率(MHR)=220-年龄(女)/205-年龄(男)

储备心率(HRR)=最大心率(MHR)-静态心率(RHR)

靶心率有两种算法:

靶心率(THR)=(220-年龄)×(60%~80%)

靶心率(THR)=[(最大心率-静态心率)×(60%~80%)+静态心率

(2)代谢当量(MET),指安静时平均摄氧量,相当于 3.5mL/(kg·min)的摄氧量,用来衡量运动强度和生活活动强度。

3.运动过程评估

(1)当患者出现以下反应,可继续进行活动。①适量的心率增加(≤30 次/min,无心脏变时性功能不全)。②与静息状态时比较收缩压增加 10~40mmHg。③心电监测没有新的心律失常或 ST 段改变。④没有心血管症状,如出现心悸、呼吸困难、过度疲乏、胸痛。

(2)如果出现不能耐受运动的症状和体征,则必须终止运动或由医生评估和批准后决定是否可恢复活动。①异常的血压改变,包括舒张压降低≥10mmHg,或收缩压升高>40mmHg。②严重的室性或房性心律失常。③二度或三度房室传导阻滞。④不能耐受运动的症状和体征,包括心绞痛、明显气急、心电图缺血改变。

### (二)运动指导

1.术前康复运动

早、中、晚各 1 次,控制 4METs 以内。

舒适体位→床上活动→床边坐立→床边起立→床边活动。

室内步行→室外步行→步行 200m→上下一层楼梯。

2.术后康复运动

(1)稳定型心绞痛患者择期手术。

PCI 术后第 1 天,患者在住院病房走廊里步行 200m,早、中、晚各 1 次。每 1 小时给加压止血器装置减压 1 次,指导患者 6~8 小时适量饮水 1000~2000mL,及时排出造影剂,术肢行握拳—松拳运动,每小时 1~2 组,每组 15~20 次。

PCI 术后第 2 天,患者在住院病房走廊里步行 400m,早、中、晚各 1 次。术后 24 小时解除止血器装置,更换敷料,指导术肢活动,1 个月内术肢禁止提重物。

PCI 术后第 3 天,患者在医院院子里散步 500m,早、中、晚各 1 次,尝试上下一层楼梯。

(2)急性心肌梗死急诊行 PCI 术后运动康复。

术后 1～6 小时:患者保持卧床,在护理人员的协助下翻身,进行肢体被动运动。每 1 小时给加压止血器装置减压 1 次,指导患者多饮水,及时排出造影剂,并对患者进行病区环境介绍、心理护理。

术后 6～12 小时:患者逐渐坐起、吃饭、刷牙及排便。

术后 1～2 天:患者可在床边座椅上坐立,30 分钟/次,每日 3 次。术后 24 小时解除止血器装置。

术后 3 天:患者可扶墙挪步,10 分钟/次,每日 3 次。

术后 4～5 天:可在护理人员的帮助下在室内走动,10 分钟/次,每日 3 次。在走廊慢走 10～15 分钟/次,每日 3～4 次,患者自己使用坐便器。

术后 6 天:缓慢爬楼梯,以 5 级开始,逐渐增加,并在院内缓慢行走,走 10～15 分钟/次,每日 2 次。

术后 7～10 天:患者生活基本自理,且基本接近正常,每日缓慢散步 15 分钟/次,每日 3 次。

3.出院后运动指导

分为 3 步:

第一步,准备活动,即热身运动。多采用低水平有氧运动和静力拉伸,持续 5～10 分钟。

第二步,训练阶段,包含有氧运动、抗阻运动和柔韧性运动等,总时间 30～60 分钟。其中,有氧运动是基础,抗阻运动和柔韧性运动是补充。

(1)有氧运动。

类型:常用有氧运动方式有步行、慢跑、骑自行车、游泳和爬楼梯,以及在器械上完成的步行、踏车和划船等。出院后 1 个月内不建议选择慢跑、骑自行车、爬楼梯和游泳等运动,建议以步行为主。每次运动时间为 10～60 分钟。

时间:经历心血管事件的患者建议初始运动从 15 分钟开始,包括热身运动和放松运动各 5 分钟,运动训练 5 分钟/次,根据患者的体能水平、运动目的、症状和运动系统的限制情况,每周增加 1～5 分钟的有氧运动时间。

频率:运动频率 3～5 次/周。

强度:为使患者获得心血管健康或体能益处,推荐的最小有氧运动强度是中等强度的运动(40%～60%的最大心率)。建议患者运动从 50%的最大心率开始,运动强度逐渐达到 80%的最大心率。Borg 劳累程度分级法推荐达到 11～13 级,对于运动低危的患者可以短时间接受 14～16 级。通常采用心率和自我感知劳累程度来监测运动强度。

(2)抗阻运动。

类型:冠心病的抗阻运动形式为一系列中等负荷、持续、缓慢、大肌群和多次重复的肌肉力量训练。常用的方法有如下 3 种:徒手运动训练,包括俯卧撑、仰卧蹬腿、腿背弯举、仰卧起坐、下背伸展和提踵等；运动器械，包括哑铃、多功能组合训练器、握力器腹力器和弹力带等；自制器械，包括不同重量的沙袋和 500mL 矿泉水瓶等。运动器械训练受场地和经费限制，徒手运动训练、弹力带和自制器械都是同样有效的抗阻训练形式，有利于患者在家庭或社区开展运动训练指导。

频率：上肢肌群、核心肌群（包括胸部、肩部、上背部、下背部、腹部和臀部）和下肢肌群可在不同日期交替训练；每次训练 8～10 个肌群，每个肌群每次训练 1～4 组，从 1 组开始循序渐进，每组 10～15 次，组间休息 2～3 分钟。老年人可以增加每组重复次数（如 15～25 次/组），减少肌群训练组数至 1～2 组。

时间：每周应对每个肌群训练 2～3 次，同一肌群练习时间应间隔至少 48 小时。

强度：应注意训练前必须有 5～10 分钟的有氧运动热身，推荐初始运动强度，上肢为一次最大负荷量（即在保持正确的方法且没有疲劳感的情况下，仅 1 次重复能举起的最大重量）的 30%～40%，下肢为一次最大负荷量的 50%～60%，通常抗阻运动的最大运动强度不超过一次最大负荷量的 80%。Borg 评分是一个简单实用的评估运动强度的方法，推荐运动强度为 11～13 分。切记运动过程中的正确呼吸方式，举起时呼气，放下时吸气，避免屏气动作。

抗阻运动的时机选择：如果无禁忌证，康复早期可开始关节活动范围内的肌肉活动和 1～3kg 重量的抗阻训练，促进患者体能尽快恢复。常规的抗阻训练是指患者能举起≥50%一次最大负荷量的训练，它要求在经皮冠状动脉介入治疗后至少 3 周，且应在连续 2 周有医学监护的有氧训练之后进行；心肌梗死术后至少 5 周，且应在连续 4 周有医学监护的有氧训练之后进行。

(3)柔韧性运动。老年人和心血管病患者柔韧性差，使日常生活活动能力降低，保持躯干上部和下部、颈部和臀部的柔韧性尤其重要。训练原则应以缓慢、可控制方式进行。逐渐加大活动范围。训练方法：每一部位拉伸时间 6～15 秒，逐渐增加到 30 秒，如可耐受可增加到 90 秒，期间正常呼吸，强度为有牵拉感觉同时不感觉疼痛，每个动作重复了 3～5 次，总时间 10 分钟左右，每周 3～5 次。

(4)神经肌肉训练。

活动形式：太极拳、蛇形走、单腿站立和直线走等。

活动频率：每周 2～3 次。

第三步，放松运动。放松运动是运动训练必不可少的一部分。通过让运动强度逐渐降低，可以保证血液的再分布，减少关节和肌肉组织的僵硬和酸痛，避免静脉回流突然减少导致出现运动后低血压和昏厥的风险。放松方式可以是慢节奏有氧运动的延续或是柔韧性训练，根据患者病情轻重可持续 5～10 分钟，病情越重放松运动的持续时间宜越长。

(三)饮食指导

(1)食物多样化，粗细搭配，少量多餐，均衡膳食。

(2)总能量摄入与身体活动要平衡，保持健康体重，体重指数（BMI）在 18.5～24.0kg/m²。

(3)低盐低脂饮食。每日食盐摄入量不超过 6g，尽量少摄入肥肉、肉类食品和奶油。适量选择富含油酸的茶油、玉米油、橄榄油、米糠油等烹调用油，每日摄入量 25～30g。

(4)低胆固醇饮食。胆固醇摄入量每日不应超过 300mg，限制富含胆固醇的动物性食物，如肥肉、动物内脏、鱼子、鱿鱼、墨鱼、蛋黄等。

(5)摄入新鲜蔬菜每日 400~500g,水果 200~400g,包括绿叶菜、十字花科蔬菜、豆类、水果。

(6)不提倡已经罹患心血管疾病的患者饮酒。

**(四)控制危险因素**

*1.规律服药*

药物治疗方案及患者良好的依从性与急性事件后的并发症、病死率呈负相关。教育、监督鼓励患者坚持用药及时发现患者的心理、生理和经济问题,适当调整方案从而提高用药的依从性。

*2.戒烟*

吸烟是冠心病明确的危险因素之一,吸烟者冠心病的发病率比不吸烟者高 3 倍。

*3.控制危险因素*

冠心病的危险因素包括高血压、高血糖、高血脂、肥胖等,危险因素控制良好,可控制或延缓心血管并发症及心脏恶性事件的发生。

(1)血压管理:监测血压,规律服用降压药,血压控制目标:低于 140/90mmHg。

(2)血糖管理:蛋白质的含量不超过总热量的 15%,蛋白质至少 1/3 要来源于动物蛋白,脂肪约占总热量的 30%。不宜吃各种糖、蜜饯、水果罐头、汽水、果汁、果酱、冰激凌、甜饼干、甜面包及糖制糕点。淀粉含量高的食物也要限量,如土豆、芋头、玉米、菱角以及烧饼、烧卖、萝卜糕等。可以放开吃的食物:蔬菜类(黄瓜、西红柿、萝卜、青菜、生菜等),菌菇类(蘑菇、木耳、香菇等),海藻类(紫菜海带裙带菜等)。

(3)血脂管理:低密度脂蛋白控制在 1.8mmol/L 以下,建议选择低脂或者脱脂牛奶,避免油炸食物。

(4)体重管理。

体重指数(BMI)正常为 18.5~23.9,当体重指数≥24,患高血压的风险是体重指数正常者的 3~4 倍,患糖尿病的风险是体重指数正常者的 2~3 倍。

控制体重的方法包括减少饮食热量,规律有氧运动等。

**(五)心理护理**

由于患者患有冠心病,心绞痛反复发作,患者容易产生心理障碍。冠心病患者的心理障碍发生率可达 30%~40%。严重者可诱发焦虑、抑郁症状。护理不仅要从疾病知识、运动和饮食等方面做好宣教,还需与患者沟通建立良好的护患关系,协助心理专科医生给予疏导。

# 第三节 心力衰竭的康复护理

## 一、定义

心力衰竭(HF)简称心衰,是指各种原因导致心脏泵血功能受损,心排出量不能满足全身组织基本代谢需要的综合征。

## 二、康复护理目标

慢性心力衰竭患者心脏康复运动疗法(尤其是有氧运动)的主要目的是提高心脏的功能水平,改善或延缓疾病的自然进程,提高运动耐量和生活质量,降低再入院率和病死率。

## 三、康复护理

### (一)评估

1.病史和临床检查

(1)症状、心力衰竭分级(NYHA 分级),充血性心力衰竭体征。

(2)饮食与药物治疗情况。

(3)运动诱发的心绞痛或心律失常。

(4)并发症,其中有些可能影响运动训练(如运动障碍和虚弱,阻塞性肺疾病、糖尿病导致的运动中血糖波动等)。

(5)临床检查:静息心电图(ECC)、实验室检查如血尿素氮(BUN)\肌酐、电解质、血红蛋白、心血管危险因素和生物标志物、超声心动图、身体测量如体重、身高、体重指数、身体成分(脂肪和非脂肪含量百分数)、肌肉强度。

2.心功能的评估(采用 NYHA 心功能评估法)

Ⅰ级:患者患有心脏病,但平时一般活动不引起疲乏、心悸、呼吸困难、心绞痛等症状。

Ⅱ级:体力活动轻度受限,休息时无自觉症状,但平时一般活动可出现疲乏、心悸、呼吸困难、心绞痛等症状,休息后很快缓解。

Ⅲ级:体力活动明显受限,休息时无症状,低于平时一般活动量时即可引起疲乏、心悸、呼吸困难、心绞痛等症状,休息较长时间后方可缓解。

Ⅳ级:不能从事任何体力活动,休息时亦有心力衰竭的症状,体力活动后加重。

3.心肺运动能力评估

(1)6 分钟步行试验(6MWT):6MWT 应在温度适宜、安静及空气流通的长而直的平坦走廊内进行,所需医疗设备相对简单。1993 年 Billner 根据病情将 6MWT 的结果分为 4 级,这种测试结果分级与 NYHA 分级正好相反,即级别越低,心功能越差。

(2)心肺运动试验(CPET):通过心肺运动试验可为慢性心力衰竭(CHF)患者准确计算训练强度,进行心功能和危险分级,并评价运动效果,是 CHF 患者运动训练前首选的检测方法。

### (二)运动指导

1.住院期(Ⅰ期)

此期康复治疗应从心力衰竭急性发作入院开始至整个住院期间。患者在医务人员的监护和协助下循序渐进地开展康复计划。经过积极药物治疗,从最初的呼吸困难症状得到缓解时的床上坐位、主动活动以及进餐等,康复运动即已开始;入院第 2 天患者进行每日 2 次,每次 5 分钟的床旁坐位训练;第 3 天起开始病房内的站立及步行,并逐渐过渡到走廊步行,以及根据症状限制进行登楼梯训练等。结合心功能分级实施如下方案。

(1)心功能Ⅳ级:嘱患者绝对卧床休息,病情稳定后由医护人员协助患者进行被动活动,包括肩、肘、膝关节等,使患者的各个关节部位得到有效的锻炼,防止患者全身各关节出现功能障碍,患者运动频率为每日 3～4 次,每次 8～10 分钟。随着患者病情的不断改善,鼓励患者进行主动运动,进而帮助患者进行下床站立活动。此外,帮助患者在床上完成洗漱、进食、大小便等活动,逐步改善患者病情。

(2)心功能Ⅲ级:患者能够得到充分的休息,随着病情的改善,在医护人员的指导下,不断加强床下活动,练习床边站立与行走,频率为每日3～4次,每次10～15分钟。在经过一段时间的锻炼之后,患者能够达到独立站立、移步训练的效果。此外,鼓励患者自主洗漱、床边进食、床下自行大小便,加快患者康复。

(3)心功能Ⅱ级:患者得到充分的休息,每日进行适当的室外步行训练及、上楼运动,步行距离以500～1000m为宜,楼梯层数为2～3层,每日2次,早、晚各1次。

2.早期恢复(Ⅱ期)

在出院后的2～12周,患者开始下一个康复程序。患者可以在医疗中心接受康复治疗,也可以选择遵循医生、护士及其他医疗专家的建议,在家进行康复治疗。

3.后期恢复(Ⅲ期)

指出院后6～12周开始的程序,一般持续3～6个月。这段时间患者可以在社区中心进行医学监护下的锻炼,并继续接受营养、生活方式和控制体重的健康教育。

**(三)康复运动治疗中的病情观察**

1.运动量过大的征象

运动中因呼吸急促而不能自由交谈;大汗、面色苍白、心悸不能坚持运动;运动后次日早晨感觉疲劳;心率明显加快或者减慢;血压异常;运动能力下降。

2.停止康复运动的指征

运动中出现疲劳无力、呼吸困难、头痛、头晕、运动失调、发绀、恶心等症状;严重心律失常,包括室上性心动过速、室性心动过速、出现严重室性期前收缩、左束支或右束支传导阻滞、二度或三度房室传导阻滞等;心肌缺血(心绞痛,心电图提示 ST 段偏移>0.2mV);出现血压过高(SBP>200mmHg,DBP≥100mmHg)或血压降低(运动量增加时血压下降>10mmHg);奔马律或肺内音增多等。

**(四)康复运动中的药物管理**

运动康复训练和临床药物治疗是心力衰竭治疗中相辅相成的两个方面,运动康复治疗应与药物治疗相结合。适当的药物治疗可以相对增强患者的运动能力,并进一步提高训练水平和效果。同时,运动训练有助于逐步减少患者用药量。值得注意的是,在制订运动处方时必须考虑洋地黄类、β受体阻断剂等药物的影响。在经过4～6周的训练后需要对患者进行再次评估,随着患者运动耐量增加,心脏运动功能改善,运动处方可适当调整,建议首先延长运动时间,继而逐步提高运动强度。

# 第四节　心脏起搏器植入术的康复护理

## 一、定义

心脏起搏器植入术是指人工植入心脏起搏器,用特定频率的脉冲电流,经过导线和电极刺激心脏,代替心脏的起搏点带动心脏搏动的治疗方法。

## 二、康复护理目标

永久起搏器植入术后患者心脏康复的重点在于术后早期功能锻炼,预防术后发生术侧肢体功能障碍、肩关节活动障碍等并发症,帮助患者尽快回归生活,提高术后生活质量。

## 三、康复护理

### (一)活动指导

1.术后 24 小时

患者应尽量平卧,抬高床头不超过30°,起搏器植入术侧肢体相对制动,避免电极移位。保持切口处局部清洁干燥,如有敷料潮湿或脱落要及时更换。

2.术后 24~48 小时

植入主动电极患者可以适当缩短卧床时间,具体卧床时间根据患者具体情况由临床医师确定,术后尽量在床上平卧。

3.术后 1 个月

卧位以平卧位或左侧卧位为主,以免起搏电极移位。术后 1 月内的活动可以进行下肢为主的运动形式,如步行、舞蹈、骑自行车、爬楼梯等活动。

4.术后 1~3 个月

日常运动没有障碍,但应避免俯卧撑、吊单杠、过度扩胸运动及过度体力活动(如打网球、举重物)。以后的生活中,应避免起搏器植入侧的手臂负重。

5.术后 3 个月

可根据运动实验、心肺运动实验、6 分钟步行测试指标,判定患者在次极量或极量运动负荷下的心肺反应,根据评定结果指导患者进行运动。

(1)运动时间:参照国内外文献及心脏康复指南,推荐患者每次运动时间持续 30~60 分钟,包括 10~15 分钟热身运动,5~10 分钟整理活动,真正运动时间为 30~45 分钟。

(2)运动强度:达到中等运动强度。中等运动强度定义为最大耗氧量的 40%~60%,最大运动心率的 55%~70%,每周有规律的锻炼 3~5 次,中断运动时间避免大于 72 小时,其中有氧运动每周 3~5 次;抗阻运动每周 2~3 次,每套运动重复 10~15 次,直至中度疲劳,时间为完成 1~3 套运动,每套运动包括 8~10 个不同的上下身运动。

(3)运动形式:避免上肢大幅度剧烈运动。

### (二)日常生活指导

(1)每日自测脉搏 1 次,如小于设定频率应及时到医院就诊。

(2)应避开产生磁场的机器和环境,禁忌接受磁共振检查,远离雷达、变电站、高压电弧等强磁场环境。

(3)大多数家用电器对于起搏器患者是安全的,不会影响起搏功能,可以放心使用。应避免使用直接与身体有电接触的或者向外发出强电磁波的电器,如电磁炉、低高频治疗仪等。使用电热毯或电热被褥时应避免时间过长,睡觉时最好将插头拔掉。

(4)接听电话时请避免手机靠近起搏器,使用手机时最好将手机放在植入起搏器对侧的耳朵接听,并使手机与起搏器的距离保持在 15cm 以上,使用无绳电话的原则同手机。

(5)乘坐飞机出行时请向航空公司安检人员提前出示安装起搏器的证明或起搏器植入卡。要求使用手持式扫描仪检查,以便通过安检。

(6)起搏器植入卡应随身携带,若有突发事件发生时,以便救护车将您及时送到医院接受治疗。

### (三)饮食指导

饮食不受影响,合并高血压、冠心病、心力衰竭糖尿病、高血脂等,仍应按照这些疾病的要求进行合理饮食控制。

### (四)出院指导

#### 1.定期复查

出院后,满 1 3、6 个月后来院复查,进行起搏器程控,以调整起搏器的参数。之后每年复查1 次,电池临近耗竭前每 1~3 个月复查 1 次。

#### 2.患者自我管理

自我管理与运动康复在心脏康复中处于同等重要地位,它是提高患者生活能力和生活质量的重要方式,能促进患者保持积极的健康的生活方式,对于减轻家庭及社会的经济负担具有十分重要的作用。

对于心脏病患者来说,出院回家以后,就意味着所有的事情都会在没有医师及护士的监督下进行。没有护士监督服药,没有运动康复治疗师陪同运动康复,也没有医师纠正不良的生活习惯。因此,患者会觉得突然之间失去了支持,处于一种自我怀疑以及失去目标的状况,往往会伴随焦虑,在这种情况下,心脏康复俱乐部的支持就显得尤为重要。在这样的俱乐部中,患者往往患有相似的疾病,其中的某些患者因为患病时间长,或者具有领导才能,在这种俱乐部的聚会中会担当类似咨询师的角色,而且他们往往会通过自己的现身说法,对新来者进行健康教育,从而也容易获得信任,这在客观上也增加了心脏病患者的自我管理依从性。

# 第四章　神经疾病康复护理

## 第一节　脑卒中的康复护理

脑卒中是一组急性脑血管病的总称,俗称脑中风或脑血管意外,是指由于脑局部血液循环障碍所导致的症状,持续时间至少24h的神经功能缺损综合征,包括缺血性的脑血栓形成、脑栓塞、腔隙性脑梗死和出血性的脑出血、蛛网膜下隙出血等。

近年来,我国脑卒中发病率已成为世界第一,每年新增患者约200万例,脑卒中的病死率为20%。目前国内有约700万名脑卒中幸存者,绝大多数存活者留有不同程度的功能障碍。脑卒中的高发病率、高致残率不仅给患者带来痛苦,也给患者家庭和社会带来沉重的负担。康复医学的介入,可使一半以上的脑卒中患者完全或大部分恢复生活自理能力。因此,开展脑卒中康复,改善患者的功能障碍,提高其生活自理能力,使他们最大限度地回归社会具有重要的意义。

虽然不同类型的脑卒中患者的临床特点、药物治疗等有所不同,但针对其各种障碍所进行的康复治疗措施大致相同,故通常把这些急性脑血管病的康复通称为脑卒中康复。脑卒中康复是指针对疾病给患者所造成功能、能力的欠缺或丧失,通过规范化的康复方案使患者在病后最佳恢复时间内得到充分的持续康复,将患者的功能障碍减至最低,使其最大限度地获得生活自理能力。

近年来,我国康复医学工作者在借鉴国外先进经验的基础上,急性脑血管病的康复取得了很大的进步,特别是卒中单元(病房)的设置使多学科共同参与脑卒中急性期的康复治疗。早期康复的干预明显改善了急性脑卒中患者的功能状况,减轻了患者的残疾程度,提高了患者的生存质量。

### 一、概述

#### (一)病因

脑卒中常见的病因为血管壁病变、动脉栓塞、动脉炎、发育异常、心脏病、血液病及血液流变学异常代谢病、药物反应等。

其发病的危险因素分为可干预危险因素和不可干预危险因素两大类,其中可干预危险因素是脑卒中预防的主要针对目标。

1.不可干预危险因素

如年龄、性别种族、家族史等。

2.可干预危险因素

如高血压、心脏病、糖尿病、高脂血症吸烟、颈动脉狭窄、肥胖、饮酒等。

**(二)临床表现**

脑卒中患者多数起病较急,除头晕、头痛、呕吐、血压改变等一般症状外,还多伴有各种功能障碍。因病变性质、部位及病灶大小的不同,患者可出现一种或同时合并存在几种功能障碍。现将脑血管病可能导致的主要障碍分述如下。

1.身体功能和结构方面

(1)脑卒中直接引起的障碍。

第一,运动障碍。

瘫痪及肌张力障碍:凡皮质运动区及其下行的锥体束等受损,导致大脑皮质对躯体随意运动的失调,均可引起中枢性肢体瘫痪,多表现为一侧肢体的瘫痪即偏瘫。其恢复过程一般分为3个时期,即弛缓期(肌张力下降)、痉挛期(肌张力增高)和恢复期。迟缓期多表现为肌肉松弛、肌张力降低、腱反射减低或消失,不能进行自主性运动。经过数日或数周后发展至痉挛期,出现异常的联合反应、共同运动、紧张性反射、痉挛和腱反射亢进,此阶段需有效地抑制原始反射和痉挛的发展,以免成为不可逆转的运动障碍。进入恢复期时,痉挛减轻,偏瘫肢体出现分离运动,即单个关节的独立运动,运动的协调性接近正常。

不自主运动:为锥体外系损害所致。一般而言,苍白球、黑质病变可引起肌张力增高、运动减少及静止性震颤等帕金森病表现;尾状核、壳核病变产生肌张力降低、运动增多及舞蹈样运动、手足徐动症、扭转痉挛等。

协调运动异常及平衡功能障碍:共济障碍是由锥体外束受损引起的,是指四肢协调动作和行走时的身体平衡发生障碍,又称共济失调。脑卒中患者常见的共济障碍有大脑性共济障碍、小脑性共济障碍和共济失调性偏瘫。共济失调性偏瘫的特征是同一肢体既有共济失调又有偏瘫,多由脑桥、中脑、内囊部位的腔隙性脑梗死所致。

第二,感觉障碍。

感觉障碍主要表现为普通感觉(深浅感觉如痛觉、温度觉、触觉、本体觉等)减退或丧失,也可出现感觉过敏或异常感觉,有时可出现剧烈疼痛。特殊感觉(视觉、听觉、嗅觉及味觉)损害中以偏盲和象限盲较多见。

第三,语言-言语障碍:语言言语障碍主要分为失语症和构音障碍两类。

失语症:是由于大脑半球(多见于优势半球)言语区损伤引起语言能力受损或丧失,表现为听、说、读、写的能力障碍。根据临床特征和病灶定位,失语症分为运动性失语、感觉性失语、传导性失语、经皮质运动性失语、经皮质感觉性失语、经皮质混合性失语、完全性失语、命名性失语、皮质下失语等。

构音障碍:见于假性延髓性麻痹、延髓性麻痹、面瘫、舌瘫、小脑病变及帕金森病,是由于脑损害引起发音器官的肌力减退、协调不良或肌张力改变而导致语音形成的障碍,表现为发音不准构音不清、语调及语速异常、鼻音过重等。根据临床特征,构音障碍可分为:①音韵障碍,主要表现为发音笨拙、含混,有鼻音;②弛缓型构音障碍,主要表现为鼻音重、语句短促;③痉挛型构音障碍,主要表现为发音不准、吐字不清,响度、速率及音调异常;④运动失调型构音障碍,主要表现为暴发性言语、声音单调、无节奏感。

吞咽功能障碍:多见于假性延髓性麻痹、延髓性麻痹,单侧皮质脑干束严重损害也可引起短期的吞咽功能障碍。

第四,失用症。

是指脑损害者不能做已习得的有目的或熟练的技巧性动作,但应排除由肌力减退、感觉缺失、震颤、肌张力障碍及认知、记忆、理解、注意障碍而导致的运用障碍。失用症患者能以正常的幅度、力度和速度运动其肢体,但不能完成要求的特定动作或姿势。一般认为失用症发生于优势半球顶下小叶、缘上回损伤。

第五,失认症。

是指在没有感官功能不全、智力衰退、意识不清、注意力不集中的情况下,不能通过器官认识身体部位和熟悉物体的临床症状,包括视觉、听觉、触觉和身体部位的认识能力缺失。枕叶第18、第19区病损引起视觉性失认症;优势半球颞叶听觉区域损害时出现听觉性失认症;顶叶损伤时出现触觉性失认症和体象病觉缺失;优势半球顶叶病损时可同时出现失写、失算、左右分辨障碍及手指失认,临床称为格斯特曼综合征。

第六,智力和精神障碍。

双侧大脑皮质、皮质下白质、基底节区等部位多发病灶,或重要部位的单一病灶均可引起智力下降或血管性痴呆,多见的类型是多发性梗死性痴呆和皮质下动脉硬化性脑病。脑卒中患者可出现不同程度的焦虑和抑郁表现。

第七,意识障碍。

意识是指大脑的觉醒程度,是中枢神经系统对内外环境的刺激做出应答反应的能力,该能力减退或消失就意味着不同程度的意识障碍。意识水平下降的意识障碍包括嗜睡、昏睡和昏迷;伴有意识内容改变的意识障碍包括意识模糊、谵妄;特殊类型的意识障碍包括去皮质综合征、无动性缄默症及植物状态。引起意识障碍的脑损害部位为脑干。上行性网状激活系统损害,或弥漫性的大脑皮质损害。

第八,其他。

意识障碍、智力减退及旁中央小叶受损者可出现大小便障碍等。

(2)病后处理不当继发的障碍。

失用综合征:是由患者较长时间卧床、活动量不足引起的,如局部活动减少引起的压疮、肺感染、关节挛缩、肌肉萎缩、肌力及肌耐力下降、骨质疏松症、深静脉血栓等;全身活动减少引起的心肺功能下降、易疲劳、食欲减退及便秘等;卧位低重心引起的直立性低血压、血液浓缩等;感觉运动刺激不足引起的智力下降、反应迟钝、自主神经不稳定、平衡及协调功能下降等。

误用及过用综合征:是由病后治疗或自主活动方法不当引起的,如肌肉及韧带损伤、骨折、异位骨化、肩痛及髋关节痛、肩关节半脱位、肩手综合征、膝过伸、痉挛加重、异常痉挛模式加重(优势肌和非优势肌肌张力不平衡加剧)、异常步态及尖足内翻加重与习惯化等。

2.活动能力及社会参与方面

因存在上述功能障碍,患者多不同程度地丧失生活自理、沟通交流等能力,限制或阻碍了患者参与家庭和社会活动,降低了其生活质量。

**二、康复评定**

脑卒中的康复评定是康复治疗的基础,一切治疗手段都是从初期的评定开始到末期的评定结束,评价贯穿于脑卒中治疗的全过程。只有掌握了正确的评定方法,客观、准确地评定脑卒中后功能障碍的性质、范围、程度,才能准确设计患者的康复目标,制订行之有效的康复计划,从而使康复治疗和护理工作顺利进行。

（一）运动、感觉功能障碍评定

1.肌力评定

在临床工作中,多采用 Lovett 6 级肌力评定来评价肢体瘫痪的程度。但 Lovett 6 级肌力评定只能说明瘫痪肢体肌力量的变化,而不能说明运动模式的变化,所以在神经康复中,常采用 Brunnstrom 分期法来评定上运动神经元性瘫痪肌力的变化。Brunnstrom 分期共分为 6 期。目前国际上较为通用的运动功能评价量表还有上田敏 12 级法和 Fugl-Meyer 评价法。

2.肌痉挛的评定

痉挛是指在上运动神经元损伤后,由于脑干和脊髓反射亢进而使局部对被动运动的阻力增大的一种状态。痉挛的评定现在大多采用改良 Ashworth 量表进行。

3.关节活动度评定

关节活动度又称关节活动范围,是指关节运动时所通过的最大运动弧度,即一个关节从起始端至终末端的正常运动范围。一般使用通用量角器进行测量,用度数表示。关节活动度是衡量一个关节运动量的尺度,是评定关节运动功能损害的范围与程度的指标之一。需要注意的是,中枢性运动功能障碍的患者出现关节运动受限时,不能轻易诊断为关节活动度受限,因为患者可能会受到肌张力增高或特定运动模式的影响。而肌痉挛和软组织短缩所导致的关节活动受限,其康复方法是有所不同的。

4.感觉障碍评定

脑卒中患者的感觉障碍,尤其是深度感觉障碍对运动功能障碍的恢复起到明显的阻碍作用。对痛温觉、触觉、运动觉、位置觉、实体觉和图形觉等的评价有助于发现患者是否存在感觉障碍,包括感觉异常、感觉倒错、感觉迟钝、感觉过敏、感觉减退、感觉缺失等。

5.平衡和协调障碍评定

人体的正常运动需要大脑皮质、前庭器官、小脑、锥体外系统、本体感觉、视觉等共同参与,以达到运动的平衡与协调。脑卒中患者常因小脑、本体感觉及前庭功能障碍等导致运动笨拙、不协调和平衡障碍,可采用观察法、量表评定法和定量姿势图法对平衡功能进行评定,而指鼻试验、指指试验、轮替试验、跟膝胫试验、反跳试验、画线试验等常用来进行协调障碍的评价。

6.步态分析

对脑卒中患者进行步态分析有利于评定下肢残疾及运动功能残存的程度,从而制订康复治疗、训练计划和评定康复疗效,同时也有利于确定所做支具的合适程度及使用价值。

（二）语言-言语障碍的评定

评估患者的发音情况及各种语言形式的表达能力,包括听、说、读、写和手势表达。脑卒中患者的言语-语言障碍评定主要包括以下两方面。

1.失语症评定

失语症是由于大脑皮质或皮质下结构特定区域的损害引起的语言能力丧失或受损,表现为语言的表达和理解能力障碍。患者能听到言语的声音、看见文字的形象,却不能理解其义;

无口咽部肌肉瘫痪、共济失调,却难以表达或说出的话言不达意,难以理解。失语症常合并读、写以及计算等方面的障碍。失语症评定的目的是通过系统、全面的语言评定来发现患者是否具有失语症并评定其程度,同时鉴别其类别,评定患者残存的交流能力并制订治疗和护理计划。

2.构音障碍评定

构音障碍是由与语言有关的肌肉麻痹、收缩力减弱或运动不协调所致的言语障碍,又称为运动性构音障碍,主要表现为言语肌肉运动的缓慢、无力、不精确或不协调。脑卒中患者的构音障碍属于运动性构音障碍。构音障碍的评定主要包括构音器官评价和构音评价两部分。

### (三)认知功能评定

认知功能障碍是指在传入、传出通路完整的情况下,大脑皮质损害造成意识水平、注意力、言语、记忆思维和知觉功能等的障碍。根据损伤的部位和程度不同,脑卒中患者可表现不同形式和程度的认知功能障碍。

对认知功能的评价包括日常生活行为观察法和评价表评价法。评定认知功能首先应从询问病史及临床观察开始,然后再选择评价量表。认知功能评价一般从意识水平、记忆力、定向力、注意力、综合思维能力、解决问题能力等方面进行,如记忆障碍可表现为短期记忆障碍或长期记忆障碍;知觉障碍表现为失用症和失认症,失用症常见的有结构性失用、意念运动性失用、运动性失用等,失认症可表现为视觉失认、听觉失认、触觉失认、躯体忽略和体像障碍等。常用的评定方法有简易精神状态检查量表、洛文斯顿作业疗法认知评定成套测验。

### (四)吞咽障碍评定

吞咽障碍根据其影响的吞咽时期分为认知期障碍、准备期障碍、口腔期障碍、咽喉期障碍和食管期障碍五种。脑卒中所致吞咽障碍属于神经源性吞咽障碍,主要影响吞咽的口腔期和咽喉期。吞咽功能的减退可在生理上造成患者误吸、支气管痉挛、气管阻塞窒息以及脱水、营养不良等;在心理方面可造成患者进食恐惧、社会隔绝、抑郁等负性心理,严重影响患者身心健康及生活质量。对吞咽障碍及时、准确地评定有利于采取适当的康复治疗和护理措施,从而促进患者的吞咽功能康复。

吞咽功能障碍评估主要是确定患者是否存在吞咽困难,对其程度进行量化,了解吞咽困难发生的时期,为下一步的临床治疗及判断预后打下基础。评定采用临床评定和综合评定结合的方式进行。

### (五)日常生活活动能力评定

日常生活活动是人们为了独立生活而每日必须进行的一些最基本的活动,如衣、食、住、行、个人卫生等。脑卒中患者由于运动功能、认知功能、感觉功能、言语功能等多种功能障碍并存,常导致日常生活能力的下降或丧失,所以日常生活活动能力的评估非常重要。常采用PULSES评估法、Katz指数 Barthel指数评估法或功能独立性评估法等。

### (六)心理评定

各类心理评定可应用于康复的各个时期:①初期进行心理评定,了解心理损害的方面与程度,为制订康复计划提供依据;②康复计划执行过程中,重复心理评定,根据心理和行为的变化,可判断康复的效果以及估计预后,为修改康复计划提供依据;③在终期残疾评定中,心理评定可为全面康复提出建议。

简易精神症状评定量表被广泛应用于脑卒中对患者情绪状态、精神症状的评定。它能全面、客观、量化地评定患者的心理行为，有利于诊断、比较和研究。临床常用的自评量表为90项症状清单、抑郁自评量表等。

### 三、康复护理措施

脑卒中患者的康复应从急性期开始，一般在患者生命体征稳定、神经功能缺损症状不再发展后48h开始康复治疗。对蛛网膜下隙出血（尤其是未行手术治疗者）和脑栓塞患者，由于近期再发的可能性大，应该注意观察，谨慎康复训练。患者在进行康复治疗的同时，应对高血压、心脏病、糖尿病、高血脂等原发病进行治疗。

康复目标是通过以物理疗法、作业疗法为主的综合措施，最大限度地促进功能障碍的恢复，防止失用和误用综合征，减轻后遗症；充分强化和发挥残余功能，通过代偿和替代工具，以争取患者达到生活自理的目的，回归社会。脑卒中的康复原则如下。

康复应尽早进行：在缺血性脑卒中时，只要患者意识清醒、生命体征平稳、病情不再进展，48小时后即可进行康复训练。高血压脑出血患者的康复一般宜在病后10～14日开始。

康复的实质是"学习、锻炼、再学习、再锻炼"；调动残存脑细胞的代偿和功能重组是一个艰苦的奋斗过程，要求患者理解并积极投入才能取得成效。除运动康复外，还应注意加强言语、认知、心理、职业及社会康复等训练。

康复与治疗并进：脑卒中的特点是"障碍与疾病共存"，故康复应与治疗并进。

康复应兼顾病侧与健侧：脑卒中的康复训练不仅要训练患侧，还要训练健侧。但强调首先要把重点放在前者，要很好地保护患者和防止并发症的发生。

康复同时关注患者情绪：应严密观察脑卒中患者有无抑郁、焦虑等情绪障碍，以免影响康复的进程。

预防复发：约40%的脑卒中患者可有复发，应加强相应预防措施。

康复同时合理用药：康复过程中合理应用一些已证实对肢体运动、言语功能的恢复有促进作用或抑制痉挛状态有效的药物，同时对运动功能的恢复可产生不利影响的药物应尽量少用或不用。

个体化原则：康复是一个个体化的、持续的过程。脑卒中的康复要发挥社区及家庭的作用。

#### （一）运动功能的康复护理

1.松弛性麻痹期的康复（BrunnstromⅠ～Ⅱ期）

松弛性麻痹期通常是指发病且病情稳定后1～2周内。患侧肌力和肌张力均低下，若患者坐起或站立，松弛性麻痹的上肢重量牵拉肩关节囊，易导致肩关节半脱位和肩痛。治疗的目的是：早期开始康复以预防失用；从床上的被动性活动尽快过渡到主动性活动；预防可能的并发症；为主动性训练创造条件；开始床上的生活自理活动。这阶段的训练主要在床上进行。

（1）床上良肢位摆放：良肢位又称抗痉挛体位。良肢位的摆放能预防和减轻上肢屈肌、下肢伸肌的典型痉挛模式，是预防以后出现异常运动模式的方法之一。护理人员需每2小时为患者更换1次体位。

患侧卧位：是患侧位于下方的侧卧位，此卧位有利于患侧肢体整体的伸展，可以控制痉挛的发生，又不影响健侧手的正常使用。头部保持自然舒适位，躯干稍后仰，后方垫软枕；患侧上肢充分前伸，使肩部向前，前臂取旋后位，腕关节自然背伸，手指张开，掌心向上；患侧下肢取自然伸展位，患髋关节略后伸，膝略屈曲；健侧上肢自然放置于体侧或稍后方，避免带动躯干向前而引起患侧肩胛骨后缩；健侧髋关节、膝关节屈曲，下方垫一软枕以保持患侧髋关节仰展。

健侧卧位：是健侧位于下方的侧卧位。采取这种卧位时应注意：在患者躯干前方及后方各置一软枕，以保持躯干大致垂直；患侧上肢充分前伸，肩关节屈曲100°左右，患侧上肢下方垫一高枕；患侧下肢的髋关节、膝关节屈曲，下方垫一长至足部以下的软枕，以防出现踝关节内翻；健侧上肢取，自然舒适位；健侧下肢髋关节、膝关节略微屈曲，自然放置。

仰卧位：仰卧位容易诱发异常的反射活动，使骶尾部及足跟和外踝处发生压疮的危险性也较大。因此，通常仰卧位只作为体位更换的一个过渡性卧位而被采用。下肢伸肌肌张力高的患者尤其不宜采取仰卧位。采取仰卧位时，用枕头支持头部，避免过伸、过屈和侧屈，面部朝向患侧。在患侧臀部、大腿下面放置一枕头，使骨盆向前，防止患腿外旋。在患侧肩胛下放一个枕头，使其前伸，从而使上肢处于正确的位置。下肢伸展应避免用枕头在膝或小腿下支持，因为前者导致膝过于屈曲，后者可引起膝过伸或对下肢静脉不必要的压迫。

床上被动体位变换：定时翻身（每2小时进行1次）是预防压疮的重要措施，开始以被动为主，由护士或家属帮助翻身。

由仰卧位向患侧翻身：首先将患侧上肢保护好，患肢肩部向前伸，伸肘，伸腕，护理人员用左手掌顶住患肢手掌，右手拉住患者健手，即可翻向患侧，而后将患肢置于良肢位。

由仰卧位向健侧翻身：首先将患侧下肢屈曲，双手分别置于患侧肩部与臀部，用适当力量将患者翻向健侧，并将患肢置于良肢位。

（2）采取正确的坐姿。

床上坐位：床上坐位难以使患者的躯干直立，多数情况下都容易出现半卧位姿势，而半卧位会助长躯干的屈曲，并激化下肢的伸肌痉挛。因此，应用大枕垫于身后，髋关节屈曲90°，双上肢置于移动小桌上，防止躯干后仰，肘及前臂下方垫枕，以防肘部受压。

椅子及轮椅上的坐姿：早期离床采取坐位有利于躯干的伸展，可以达到促进全身身体及精神状态改善的作用。正确的坐姿应该是头、颈、躯干保持左右对称，躯干无扭转现象，尤其患侧肩部不得偏向后方。具体如下：护理人员帮助患者伸直躯干；髋关节、膝关节、踝关节均保持90°屈曲位；臀部尽可能坐在椅子的偏后侧，以防止出现臀部过度前置，引起躯干后倾的现象，并保持双侧臀部同等负重；膝关节以下的小腿部分保持与地面垂直，避免出现患侧髋关节外展、外旋和患侧踝关节内翻、跖屈。

（3）关节活动度训练：关节活动度的训练可以维持关节正常的活动范围，有效防止肌肉失用性萎缩的发生，促进全身功能恢复。训练一般每日做2次，每次10～20分钟，各个关节向各个运动方向做全活动范围的运动2～3次。活动从健侧开始，然后参照健侧关节活动范围做患侧练习。应注意，在绝对无痛状态下训练，避免粗暴手法；动作宜缓慢；防止运动过量。

肩关节：在这一时期，肩关节的屈曲和外展以及内旋和外旋活动都应做到正常关节活动范围的1/2即可，即活动到90°左右为限度，以免造成不必要的损伤。活动时，护理人员应一侧手固定于患者肩关节予以保护,另一侧手握住患者上肢进行运动。

前臂:前臂易出现旋前挛缩(即旋后受限)。训练时治疗或护理人员一侧手固定患者上臂下部,另一侧手握紧腕部,缓慢地充分旋转前臂。

手指关节:掌指关节是挛缩易发部位,尤其在肌张力高的情况下,掌指关节以及指关节都容易产生挛缩,需特别注意。训练时应充分对腕关节、掌指关节和指关节进行伸展和屈曲,以及拇指外展方向的运动。

髋关节:①伸展训练,在仰卧位下,充分屈曲健侧下肢的髋关节和膝关节;同时用另一侧手向下方(即床面方向)按压患侧膝关节,达到伸展患侧髋关节的作用;②外展、内收训练,利用袋固定健侧膝部,使健侧下肢保持在轻度外展位。治疗或护理人员用双手托起患侧下肢,做外展、内收运动;③内旋训练,仰卧位下患侧髋关节屈曲,治疗或护理人员双手托起小腿做髋关节的内旋运动。

牵张腘绳肌的方法:治疗或护理人员用一侧手固定患侧膝部,保持膝关节伸展位;另一侧手托住足部向上抬起下肢,使膝关节在伸展的状态下屈曲髋关节,达到牵拉腘绳肌的作用。

踝关节:除日常保持正常的卧位和坐位外,还可为患者做踝关节背伸训练。训练时,治疗或护理人员用左手固定踝部,右手握住足跟向后下方牵拉,同时用右侧前臂将足底向背伸方向运动,这样就可以达到牵张跟腱、预防足下垂的作用。

(4)延髓性麻痹期的按摩:对患肢进行按摩可促进血液、淋巴回流,防止和减轻水肿,同时又是一种运动感觉刺激,有利于运动功能恢复。按摩要轻柔、缓慢、有节律地进行,不使用强刺激性手法。对肌张力高的肌群用安抚性质的推摩,对肌张力低的肌群则予以擦摩和揉捏。

(5)延髓性麻痹期的主动活动:延髓性麻痹期的所有主动训练都是在床上进行的,主要原则是利用躯干肌的活动以及各种手段促使肩胛带和骨盆带的功能恢复。患者在学习主动活动之前,应该先指导患者掌握双手掌心相对、十指交叉(患侧拇指位于上方)的握拳动作,临床上称为 Bobath 式握手。

双手叉握上举活动:在 Bobath 式握手的状态下,健侧上肢带动患侧上肢,进行双上肢伸肘与肩关节前屈、上举运动。

床上翻身:翻身动作可以促进全身的反应和活动,对于患者意义十分重要。仰卧位容易诱发伸肌痉挛,故不宜长时间取仰卧位,患者掌握了翻身动作之后,可以自发地更换体位,既保证了身体的活动性,也有助于机体功能的恢复,对康复有积极意义。

向健侧翻身:采取 Bobath 式握手姿势,伸展肘关节,上举上肢至肩关节 90°角屈曲位。然后由双上肢、肩部带动躯干翻向健侧,随后旋转骨盆,带动下肢翻向健侧。护理人员对患侧下肢给予最小限度的辅助。

向健侧翻身:采取 Bobath 式握手姿势,伸展肘关节,上举上肢至肩关节 90°角屈曲位。然后由双上肢、肩部带动躯干翻向健侧,随后旋转骨盆,带动下肢翻向健侧。护理人员对患侧下肢给予最小限度的辅助。

向患侧翻身:同样取 Bobath 式握手姿势,伸展肘关节,肩关节屈曲至 90°角。健侧下肢抬起,离开床面并配合健侧上肢,同时向患侧方向摆动数次,然后借助于惯性翻向患侧,直至完成向患侧的翻身动作。护理人员在患侧膝部给予辅助,并注意保护患侧肩关节。

桥式运动:此期患者需加强患侧伸髋屈膝肌的练习,避免今后行走时出现偏瘫步态。

双侧桥式运动:仰卧位,上肢放于体侧,双下肢屈髋、屈膝,足平踏于床面,让患者伸髋使臀部抬离床面,维持姿势并酌情持续5～10秒。若患髋外旋、外展不能支持时,则帮助将患膝稳定。

单侧桥式运动:当患者能完成双侧桥式动作后,可让患者伸展健腿,患腿完成屈膝、伸髋、抬臀的动作。

动态桥式运动:为获得下肢内收、外展的控制能力,患者仰卧屈膝,双足踏住床面,双膝平行并拢,健腿保持不动,患腿做交替的幅度较小的内收和外展动作,并学会控制动作幅度和速度;然后患腿保持中立位,健腿做内收、外展练习。

侧方移动:仰卧位,先做桥式运动,然后向左或向右侧移动臀部,待臀部放至床面后,分别移动肩部、头部,最后调整全身姿势。

床上起坐及Ⅰ级坐位平衡训练:尽早让患者坐起以防发生肺部感染、静脉血栓、压疮等并发症。

床上坐位:先从半卧位30°开始,患者能坚持30分钟无明显直立性低血压时增加角度至45°、60°、90°,并延长时间和增加次数。床上最佳坐位是髋关节屈曲近于直角,脊柱伸展。用足够的枕头牢固地叠起来支持背部,以帮助患者达到直立坐位。头部无须支持。患者能在90°位坐30分钟后,可进行床边坐起训练。

床边坐位:侧移到床边,将健腿插入患腿下,用健腿将患腿移于床边外,患膝自然屈曲,头向上抬,躯干向患侧旋转,健手横过身体,在患侧用手推床,把自己推至坐位,同时摆动健腿下床。必要时护士一手放在患者健侧肩部,另一手扶其臀部帮助坐起。

Ⅰ级坐位平衡训练:又称静态平衡训练。要求患者取无支撑下床边或椅子,上静坐位,髋关节、膝关节和踝关节均屈曲90°,足踏地或支持台,双足分开约一脚宽,双手置于膝上。护理人员协助患者调整躯干和头至中间位,当感到双手已不再用力时松开双手,此时患者可保持该位置数秒,然后慢慢地倒向一侧。随后护理人员要求患者自己调整身体至原位,必要时给予帮助。

起立:首先将坐位重心前移,移至健侧下肢。协助者从腰部辅助患者做起立动作,并用自己的膝部抵住患侧膝部,以促进患侧膝关节的伸展。

2.恢复早期(痉挛期)的康复

这一期是指松弛性麻痹期过后,瘫痪侧肌张力开始增高,出现痉挛直至痉挛大部分消退的一段时期,相当于BrunnstromⅢ～Ⅳ期,一般为病后2周至2～3个月。

这一时期患者的主动性运动开始恢复,但由于联合反应、共同运动的存在和抗重力肌的痉挛而使运动不能很好随意、协调地进行,更完成不了精细、快速的运动。康复的主要目的是降低肌张力以缓解痉挛,打破共同运动的运动模式,即利用各种技术降低痉挛,进行分离运动训练,使运动模式趋于正常。

在训练之前注意去除加重痉挛的诱因,包括尿道感染、压疮、便秘、疼痛、膀胱过度充盈等伤害性刺激和焦虑、抑郁等精神紧张因素,防止过度用力和疲劳。这阶段主要训练有以下4种。

(1)抗痉挛训练。

卧位抗痉挛训练：采用 Bobath 式握手上举、上肢,使患侧肩胛骨向前,患肘伸直。仰卧位时双腿屈曲,采用 Bobath 式握手抱住双膝,将头抬起,前后摆动使下肢更加屈曲。

被动活动肩关节和肩胛带：患者仰卧位,以 Bobath 式握手用健手带动患手上举,伸直和加压患臂。

下肢控制能力训练：①髋、膝屈曲训练,患者仰卧位,护士握住患足,使之背屈外旋,腿屈曲,保持髋关节不外展、外旋;待此动作阻力消失后指导患者缓慢伸展下肢,防止内收、内旋,患足不离开床面,保持屈膝而髋关节适度微屈。控制能力改善后,指导患者将患肢从健侧膝旁移开,保持稳定;②踝背屈训练,护士握住患者踝部,自足跟向后、向下加压,另一只手抬起脚趾使之背屈且保持足外翻位,由被动运动向主动运动发展;③下肢内收、外展控制训练,指导患者做动态桥式运动。

(2)Ⅱ级、Ⅲ级坐位平衡训练：在静态平衡基础之上,让患者自己双手手指交叉在一起,伸向前、后、左、右、上、下方并有重心相应的移动,此称为自动动态坐位平衡训练,又称Ⅱ级坐位平衡。一旦患者在受到突然的推拉外力仍能保持平衡时(被动动态平衡,即Ⅲ级坐位平衡),就可认为已完成坐位平衡训练。此后坐位训练主要是耐力训练。

(3)立位平衡训练：患者站起后,让其松开双手,上肢下垂于体侧,协助者渐去除支撑,让患者保持站立,逐步达到静态站位平衡。静态站位平衡达到后,让患者重心逐渐移向患侧,训练患腿负重能力。同时让患者双手或仅用健侧上肢伸向各个方向,并随躯干相应摆动,训练自动态站位平衡。

脑若在受到突然外力的推拉时仍能保持平衡,说明已达到被动态站位平衡。

(4)步态训练：可先在平行杠内练习步行。躯干伸直,用健手扶栏杆,重心移至健腿,膝关节轻中度屈曲。护士扶住骨盆,帮助患侧骨盆向前下方运动,防止患腿迈步时外旋。健腿向前迈步时,躯干伸直,健手扶栏杆,重心前移,护士站在患侧后方,一手放置于患腿膝部,防止健腿迈步时膝关节突然屈曲以及发生膝反张,另一手放置于患侧骨盆部,以防其后缩。健腿开始只迈至于患腿平齐位,患腿负重能力提高,健腿可适当超过患腿。

患者能较好完成后,可练习扶杖步行(四足手杖→三足手杖→单足手杖),最后达到用单足手杖或徒手步行的目的。训练中,如患侧上肢妨碍步行,可用三角巾吊起。

此期的步行训练若不能进行,则不必勉强,可待恢复期再进行训练。如能步行并获得成功,可进一步进行稳定性、协调性、步态及耐力训练,最后进行复杂步行,如绕圈、转换方向、越过障碍及上下楼梯训练。

3.恢复期的康复

在痉挛基本控制之后(相当于 Brunnstrom Ⅳ级后),患者的分离运动逐步形成,偏瘫肢体的部分功能已开始恢复,但仍不能完成比较精细的、协调的随意运动,尤其不能完成比较快速的运动,肌力仍较弱。所以,这一阶段康复训练的重点是逐渐修正错误运动模式、产生正确的运动模式、出现选择性运动以及改善精细活动能力和速度活动能力。预计不能恢复者,可考虑健侧上肢进行代偿性功能训练。自助具、辅助具及支装具也可帮助患者最大限度地获得日常生活活动自理能力。这一时期康复内容主要为以下 4 点。

（1）步态训练：在继续纠正步态的基础上，使身体的运动功能进一步接近正常。此期的步态训练参考痉挛期的步态训练。另外，步行训练时还应做向前和向后行走交替练习，如向后迈几步，再向前迈一两步，使迈步过程中重心的转移得到训练。

第一，平衡功能训练。

坐位平衡能力的训练：在坐位让患者用健手从身体一侧向另一侧反复拾取、放下一物体，并不断把这一物体向后外方摆放，以增加身体坐位平衡的难度，这就是二级坐位平衡的训练。当患者在坐位时，能对抗各方面推拉而能较迅速地维持住平衡时，则完成三级坐位平衡的训练。

站立的平衡训练：先站起立于床边，然后逐步进入扶持站立、平行杠间站立，让患者逐渐脱离支撑，重心移向患侧，训练患者的持重能力，能徒手站立后再实施站立平衡训练，最后达到站立位的三级平衡。

第二，步行训练。

恢复步行是康复治疗的基本目标之一。先进行扶持步行或平行杠内步行，再到徒手步行，改善步态的训练，重点是纠正划圈步态。对不能恢复独立步行或老年稳定性差的患者，可给予使用手杖的训练。

第三，上下楼梯的训练。

开始训练时，在帮助者的支持下同时可让患者健侧手轻扶扶手，控制能力改善后逐渐不扶扶手并减少支持，直至患者能独立上下台阶。视患侧下肢控制能力，训练可采用两脚交替向前或双脚上同一台阶的方法。通常双脚上同一台阶的方法较为简单，一般是上楼先上健腿，后上患腿；下楼先下患腿，再下健腿。双脚交替向前上下楼梯的训练如下。①上楼梯，护士站于患者患侧，一只手置于患侧膝部前面防止膝屈曲，另一只手绕过腰部置于健侧髂部协助维持平衡。患者先用健侧脚上第 1 个台阶，当重心充分移至前面的健足上时，护士将置于膝部的手滑到胫骨前，协助患腿屈曲并将患足放到第 2 个台阶上。患足放好后，护士再把手上移至患侧膝部上面，向前下方推压，使膝部移至足的前方，将重心转移到患侧下肢，健侧腿上第 3 个台阶。②下楼梯，护士站位及双手放置同前，健腿下台阶时，患者先将重心转移至患侧下肢，护士向前拉患膝，使膝部充分神屈曲，重心移向前下方，以便健足能够着下一个台阶。健足放稳后，将重心转移到健侧下肢，护士协助患腿移向下一个台阶并防止其内收。患足放稳并开始负重时，护士协助患者重心前移以防膝过伸。

第四，实施针对性的训练。

站立相时，患腿负重能力差，在体重转换的过程中，患腿缺乏平衡反应的能力，应重点训练患腿的负重能力；摆动相时，患腿不能很好地屈曲，则应练习幅度较小的屈伸交替进行的患侧膝关节的独立运动，使患膝能完成屈曲而向前迈步。

（2）上肢功能训练：这一阶段应通过运动疗法和作业疗法相结合的方式，将运动疗法所涉及的运动功能通过作业疗法，充分应用到日常生活中并不断训练和强化，使患者恢复的功能得以巩固。

上肢功能训练中应避免患者过度紧张和过分用力，在训练过程中要充分利用一些无意识动作，以免因为患者过于紧张难以完成规定动作。如果患侧上肢及患手难于完全恢复时，切不可放弃患侧,因为对患侧的忽视反而会加重麻痹,应加强对躯干、上肢的双侧性运动,并有意识地将患侧上肢置于患者自身的视线之内。另外,要注意手的运动不应受肩、肘位置的影响,无论肩、肘在屈曲或者伸展位,都应该自如地应用手的功能。

(3)提高日常生活活动能力训练:应尽早进行持之以恒的日常生活活动能力训练,争取达到生活自理。先评估患者日常生活活动的能力和潜能,因人而异、循序渐进地施行行走、更衣、个人卫生、进餐等训练,由帮助到独立,使患者能生活自理,把生活依赖降到最低限度,使其能独立或借助最少帮助来完成日常生活动作。有意识指导患者进行刷牙、进食、穿脱衣服、拨算珠、捡豆子等自理活动,每日 2~3 次,每次 20 分钟。

穿衣:穿上衣时,一般先穿患肢的衣袖,将上肢伸入袖中并穿过衣袖,将袖子拉到肩的位置,再将健肢穿进袖中,扣好纽扣。脱衣时,先脱健肢的衣袖。患者应穿宽松、开胸式的上衣,扣子用拉链或尼龙搭扣。穿裤子先将患腿置于健腿上,先穿患腿,再穿健腿,然后将裤子上提至腰部,再系裤带或拉上拉链。

进食:非利手侧偏瘫患者,可在饭碗下用防滑垫加以固定,利于用筷子将饭送到嘴里。利手侧偏瘫的患者可使用改进的筷子,如用一根小弹簧把两根筷子的顶端处连接起来,使患者便于操纵筷子。

个人卫生:洗脸时,借助水龙头拧干毛巾;洗澡时使用长毛巾或长把海绵刷;如厕应使用坐厕等。

(4)作业治疗。

肩、肘、腕关节的训练:应用墙式或桌式插件进行肩、腕、肘关节的训练,做锤钉木板、调和黏土等肘关节伸屈的训练。

前臂旋前和旋后训练:拧水龙头、拧螺帽、利用圆盘状插件等。

手指精细活动:用栓状插件进行拇指的对指、内收、屈曲活动,还可进行捡豆、和面、编织、打字、拼图等活动。

改善协调和平衡的训练:如脚踩缝纫机、打保龄球和砂磨板作业等。

4.后遗症期的处理

一般认为在 1 年后,患者即进入后遗症期(言语和认知功能的恢复可能需要一两年,甚至更长时间)。这期间,除极少部分患者肢体始终呈松弛性麻痹状态外,一部分患者停滞在 Brunnstrom Ⅳ 期及以上,还有相当大部分患者停在 Brunnstrom Ⅲ 期,特别是对上肢来说。患者表现为严重的痉挛、姿势异常(如明显的偏瘫步态)、挛缩畸形,甚至不得不长期卧床,处于必须依赖他人的残疾状态。

后遗症期患者大多被失用综合征和误用综合征所困扰。处理失用综合征和误用综合征需要很长的时间,花费较大,而且也只能得到一定程度的改善,其康复效果远不如早期正确康复的患者。

对失用状态比较明显的患者,应酌情进行被动关节活动度训练,增大萎缩肌肉肌容积的处理;针对骨质疏松症的患者,应提高心肺功能的处理,增加神经肌肉反应性的处理(如利用保护性反应、姿势反应、平衡反应、多种感觉刺激、适当的手法治疗等)以及及时地处理各种并发症等。在积极控制失用综合征的同时,介入主动性康复运动程序,并使患者得到正确的康复训练。

对误用状态比较明显的患者,应主要针对联合反应、共同运动及痉挛进行以神经生理学为核心的物理治疗。其他一些抗痉挛的措施如肌电生物反馈、神经干阻滞、抗痉挛药物、必要的支具装具等也可以酌情使用。

**(二)感觉功能的康复护理**

很多脑卒中患者同时伴有感觉功能障碍,如感觉过敏、感觉倒错、感觉过度、感觉异常、疼痛等。感觉功能障碍会严重影响运动功能,因此应该对运动障碍和感觉障碍给予同等重视并加以训练。感觉障碍的训练包括功能再训练和代偿疗法。

1.功能再训练

目前尚无规范、统一、标准的训练方法,一般多进行与运动功能有密切关系的深感觉及复合感觉功能的训练。常采用多感觉刺激法、Bobath 法、Brunnstrom 法、Rood 法及 PNF 技术等。

2.代偿疗法

对于深、浅感觉完全消失或严重受损时,为避免患者受伤,应考虑使用代偿疗法,可充分利用视觉、听觉等进行代偿。

**(三)言语障碍的康复护理**

(1)构音障碍患者的理解能力存在,可用代偿性技术,即提示患者说话要慢,并辅以呼吸支持疗法常可获效。

(2)在严重的构音障碍和失语症患者,可通过简单的交流板到尖端的电子交流盘进行治疗。电子交流盘通过计算机进行操作,有数字化语言或在键上印着生活上常用的需求语,如饥饿、口渴、大便、小便、寒冷、洗澡、读、写、谢谢等,只要按键即可有言语,以便照顾者知道,仅需患者意识清楚,手可操作。

(3)当脑干卒中时,可因声带麻痹而出现发音嘶哑,或因软腭麻痹而出现浓鼻音言语,后者可通过软腭修复等手术予以治疗。

**(四)认知、情感、心理的康复护理**

对认知功能障碍的患者可进行记忆力训练、定向力训练、注意力训练等。记忆力训练包括促进外显记忆、利用潜在记忆和利用外部记忆辅助具。定向力训练用于定向力障碍及现实认知障碍的患者,可利用钟表、名片、日历、黑板等使患者充分明白自己所处的状况,从而进行训练。对情感障碍者可采用联想法、环境调整、放松法等进行治疗。

脑卒中后抑郁对脑卒中患者的全面康复有明显的负面影响,主要表现为住院时间延长、病死率上升,使疾病治疗复杂化,影响肢体及语言的康复等。其心理康复措施包括以下 3 个方面。

1.帮助患者建立信心

医护人员及其家人对患者要热情关心,多与他们交谈,使患者感到不孤单,有继续生活的勇气,获得在心理上战胜疾病的信念。

2.鼓舞患者参与学习力所能及的社会、家庭活动

对患者在康复过程中的每一点进步都要给予鼓励,教育患者重新建立病后的学习、生活和工作内容,增加其对生活的乐趣,分散他们对疾病的不良情绪和注意力。

3.辅助药物干预

临床实践证明,氟西汀(百忧解)等选择性5-羟色胺(5-HT)再摄取抑制剂对脑卒中后抑郁均有较好的疗效。

**(五)吞咽障碍的康复护理**

吞咽障碍对患者营养的维持、疾病的康复以及生活质量都有很大影响。吞咽障碍的康复治疗策略包括4个方面。

1.尽可能采用经口进食

经口进食能促进吞咽功能的恢复。对口服不能维持合适营养状态的患者,需用人工营养支持、鼻饲或胃造瘘术,可以补充营养、减少误吸。

2.改善食物的黏度

改善食物黏度可明显地减少吸入性肺炎的发生。容易吞咽的食物特征是密度均一,有适当黏性、不易松散,通过咽、食管时容易变形且不在黏膜上残留,通常选用果冻、布丁、蛋羹、豆腐等。脑卒中患者最容易吞咽的是泥状食物,如果患者对稀、稠的液体均有误吸,则不宜采用布丁等黏稠的食物。

3.采取适宜的姿势

为增加吞咽安全性,可采取坐直位或45°角半坐位,头稍前屈或30°仰卧位,头前屈,偏瘫侧肩部垫起。如果患者不能坐起,也可采用健侧卧位。

4.注意出入量平衡

对于不能摄入足够水分的患者,首先预防脱水,定期监测体液是否缺失,早期发现营养问题。

**(六)常见继发障碍的康复护理**

1.肩关节半脱位、肩手综合征

(1)肩关节半脱位:多数在3周内发生,特别是在上肢弛缓性瘫痪期。其主要表现为肩胛带下降,肩关节腔向下倾斜;肩胛骨下角的位置比健侧低;病侧呈翼状肩。

在患者上肢处于弛缓性瘫痪时,保持肩胛骨的正确位置是早期预防肩关节半脱位的重要措施。当患者患侧卧位时,躯干稍向后旋转,后背用枕头固定支持,患侧上肢应充分前伸;健侧卧位时,由枕头支持在患者的前面,使肩胛骨处于前伸位,肘外展;在仰卧位时,患侧肩胛下角需垫枕以使肩胛骨处于前伸位,同时患侧上肢垫枕。若患者能坐起时,应将手臂支持在桌上或轮椅扶手。其他康复,措施包括以下3点。

第一,主动进行耸肩活动,增加肩胛上提肌的张力和活动,缓解肩胛下提肌痉挛。

第二,通过逐步递加强度刺激,直接促进与肩关节固定有关肌群的活动。用肌电图及生物反馈也可加强肩关节周围的肌群。

第三,在不损伤肩关节及周围组织的条件下,做被动无痛性全关节活动。同时帮助患者进行床上运动或向椅子上转移及卧位、坐位姿势的摆放。

(2)肩-手综合征:肩-手综合征又称为反射性交感神经营养障碍,是指在原发病恢复期间患侧手突然肿胀、疼痛,并出现患侧肩关节疼痛,手的运动功能受限制,严重者导致手及手指变形,手功能完全丧失。肩-手综合征重在预防,应注意保持良肢位,尽可能不用患侧手臂输液,防止患侧手臂受伤等。在康复训练中避免长时间患侧上肢侧方支撑训练,避免被动活动关节时手指的过度伸展,尽可能保护好肩关节,防止肩关节半脱位。肩-手综合征的康复护理包括以下4点。

第一,主动运动法。鼓励患者做患手主动运动,可用健手协助患侧上肢的活动,在有疼痛和水肿时不宜进行手伸展位负重训练。

第二,被动运动法。可做无痛范围内的被动关节活动,注意手和手指的被动运动应轻柔。

第三,向心缠线压迫手指法。用直径1～2mm的线绳从远端向近端缠绕患手每一个手指及手掌直到腕关节,再逐一解开线绳。可每日反复进行。

第四,冷水浸泡或冷水、温水交替浸泡法。此法在偏瘫早期效果较好。

2.失用、过用、误用综合征

(1)失用综合征:失用综合征是指机体处于不活动状态而产生的继发障碍,可出现失用性肌无力及肌萎缩、关节挛缩、疼痛、肢体运动功能障碍、肌肉痉挛及失用性骨质疏松等,也可出现全身性失用现象。其防治措施为避免长时间卧床,可行肢体被动活动训练及负重训练。

(2)过用综合征:过用综合征是由于患者本人、家属甚至少数医务人员对疾病康复急于求成,使运动治疗的量、次数及强度超过了患者实际能承受的负荷,进而产生全身性疲劳及局部肌肉、关节损伤。为避免产生过用综合征,应掌握患者的全身状况,遵循少量多次的康复训练原则,合理安排每日训练。训练量的增加应根据患者情况循序渐进,同时给予患者及家属正确指导。

(3)误用综合征:误用综合征即在康复治疗中方法错误,引起医源性的继发性损害。大脑具有重塑和功能重组功能,因为"误用"反使患者的联合反应、共同运动、痉挛的病理运动模式在大脑中强化和固定下来;严重影响患者的运动和生活质量。因此,应切实防治脑卒中后误用综合征的发生。常见的误用综合征如早期未能正确进行良姿势的摆放引起下肢外展、外旋等不良体位;日常护理中未能保护肩关节,导致肩关节半脱位、肩痛或肩手综合征;粗暴的关节被动活动导致疼痛、慢性炎症,久之造成关节囊肥厚、短缩及关节挛缩;过早步行导致膝反张及"偏瘫"步态等。

**(七)健康教育**

通过健康教育,使患者和家属理解康复训练的重要性和正确方法。此外,还应注意发挥患者家庭和社会支持系统的作用,使其给予患者充分的心理支持,使患者在心理上获得最大的适应。宣教内容包括以下7个方面。

1.积极治疗原发病

保持血压稳定,控制血糖、血脂在正常范围,积极治疗心脏病。

2.坚持康复训练

让患者及其家属了解疾病的过程,理解康复治疗及护理的重要性,明确康复的意义和目标,主动参与康复训练,并掌握各个阶段训练的动作要领及注意事项。

(1)注意康复训练要适度,避免过度疲劳和对患者造成损伤。

(2)指导正确使用辅助器,如手杖、步行器、轮椅、支具,以补偿患肢的功能。

(3)加强健侧的训练增强其代偿能力。

（4）对长期卧床的患者,要教会其家属正确的护理方法,以防止压疮、肌肉萎缩、感染等并发症的发生。

**3.养成良好的生活习惯**

如戒烟、限酒、控制体重、适当运动、合理饮食、劳逸结合和心情舒畅,以及防治便秘等。

**4.调整心理状态**

教育患者及其家属正确对待疾病和残疾,切忌激动、发怒。

**5.合理饮食**

合理膳食营养。

**6.密切观察病情变化**

注意患者有无复发或加重情况,同时教会患者家属一些家庭救护技巧,如尽快清除患者口鼻中分泌物和呕吐物,昏迷患者头偏向一侧,避免呕吐物逆流引起窒息;运送患者时,保持平卧位,注意头部向上,以减少脑部充血。

**7.居家环境的改造**

去除居室内不利于患者活动的障碍物或可能导致患者受伤的隐患,如门槛和台阶改成斜坡;蹲式便器改成坐式便器;厕所、浴室、走廊加扶手等。

# 第二节　颅脑损伤的康复护理

## 一、概述

颅脑损伤是指暴力作用于头部引起的损伤,占全身损伤的 15%～30%,仅次于四肢伤,但其致残率及致死率均居首位。据统计,我国该病的发病率为 55.4/10 万,男性发病率高于女性,发病年龄以 10～39 岁最高,约占 63%。颅脑损伤很少独立存在,大多数并发身体其他部位的严重损伤。

### (一)病因

颅脑损伤的原因包括交通事故、工矿事故、跌倒、撞击、高空坠落伤、火器伤及各种锐器、钝器对头部的伤害等。

### (二)分类

颅脑损伤可分为头皮损伤、颅骨损伤和脑损伤 3 种,3 种损伤可单独存在,也可合并存在。对预后起决定性作用的是脑损伤,脑损伤根据其与外界是否相通,分为开放性脑损伤和闭合性脑损伤。

### (三)临床表现

颅脑损伤的患者由于其不同的致伤机制、受伤部位、伤情、就诊时机等,表现出不同的功能障碍。

**1.认知功能障碍**

颅脑损伤患者常见的认知障碍包括注意力降低、记忆力减退、判断能力受损、反应迟钝、抽象思维能力障碍、概括归纳能力障碍等。

**2.运动功能障碍**

颅脑损伤患者大多有不同程度、不同种类的运动障碍,主要是上运动神经元损伤性障碍,以高肌张力性多见,如偏瘫、四肢瘫、共济失调、异常姿势、痉挛、手足徐动症、基底节综合征(畸形性肌张力、舞蹈手足徐动、舞蹈运动)、椎体外系统运动障碍等。

**3.言语功能障碍**

颅脑损伤后的言语功能障碍常见的有失语症和构音障碍。

**4.行为功能障碍**

颅脑损伤患者经受各种各样的行为和情感方面的困扰,对受伤情景的回忆、头痛引起的不适、担心生命危险等均可导致否认、抑郁、倦怠、易怒、攻击性及躁动不安等不良情绪的发生,严重者还会出现人格改变、类神经质的反应和行为失控等。

**5.感觉、知觉功能障碍**

颅脑损伤时常可造成患者感觉、知觉功能障碍,具体表现为物像障碍、空间关系紊乱、失认和失用四大类型。

**6.日常生活活动能力障碍**

主要由于认知能力不足及运动受限,在日常生活自理及家务、娱乐等方面受到限制。

**7.就业能力障碍**

中度、重度患者恢复以前的工作较难,持续的注意力下降、记忆缺失、行为控制不良、判断失误等使他们不能参与竞争性的工作。

**8.脑神经损伤颅脑损伤**

患者经常造Ⅰ、Ⅱ、Ⅲ、Ⅳ、Ⅶ、Ⅷ对脑神经损伤,并造成相应的功能障碍。

## 二、康复评定

### (一)颅脑损伤严重程度及预后的评定

**1.Glasgow 昏迷评分(GCS)**

是国际公认的脑外伤后意识障碍程度的评估工具,总分15分,8分以下为昏迷,最低分为3分。3～5分为特重型损伤,6～8分为严重损伤,9～12分为中度损伤,13～15分为轻度损伤。

**2.Glasgow 预后评分(GOS)**

是目前国际神经外科学术界判断脑损伤患者预后最常用的标准。它对疗效的评价以5种(5级)不同的预后结果表示。

(1)Ⅰ级:死亡。

(2)Ⅱ级:持续植物生存状态。无任何有意义的反应,无意识和精神活动。有时可自发睁眼并随物转动眼睛。肢体对疼痛刺激有反射性反应,可吞咽口中食物。

(3)Ⅲ级:重度残疾。清醒,但因神经功能障碍或精神异常,生活不能自理。

(4)Ⅳ级:中度残疾。生活能自理,但因神经功能障碍或精神异常,丧失工作能力。

(5)Ⅴ级:恢复良好。恢复社会活动和职业活动,但可能还遗留轻微的神经症状和体征。

**（二）运动功能评定**

运动功能评定方法同脑卒中。

**（三）认知功能评定**

认知功能可以通过思维能力、记忆、注意力、判断力等方面进行评定。

**（四）言语－语言功能评定**

言语－语言评定方法同脑卒中。

**（五）日常生活活动能力的评定**

日常生活活动能力评定方法同脑卒中。

**（六）残疾的评定**

目前,国内外通常采用残疾的等级评分表(DRS)进行评定。此量表能对残疾程度进行分类(从无到死亡的 10 个等级),且能对患者的病情进展提供连续的信息。

**（七）行为障碍的评定**

行为障碍按其常见的临床表现来评定。

1.发作性失控

往往是颞叶内部损伤的结果,是一种突然的无诱因、无预谋、无计划的发作,直接作用于最靠近的人或物,如打破家具、向人吐唾液、抓伤他人、放纵地进行其他狂乱行为等。其发作时间短,发作后有自责感,发作时脑电图有阵发异常。

2.额叶攻击行为

因额叶受损引起,特点是对细小的诱因或挫折发生过度的反应,其行为直接针对诱因。

3.负性行为障碍

常因额叶和脑干高位受损引起,特点是精神运动迟滞、表情淡漠、失去主动性,即使日常生活中最简单、最常规的活动也不愿完成。

**（八）迟发性癫痫的评定**

颅脑损伤后迟发性癫痫的发生是由于瘢痕、粘连和慢性含铁血黄素沉积的刺激。若伤后昏迷时间超过 24 小时、伤后遗忘超过 24 小时、硬脑膜有损伤、有局部神经学症状、伤后 1 周内发生过癫痫的 5 项中具备两项及以上时,发生迟发性癫痫的概率更高。

**（九）其他功能评定**

颅脑损伤患者还可能出现情绪障碍、脑神经损伤的相应功能障碍等,可以依据症状进行评定。

**三、康复护理措施**

颅脑损伤的康复治疗可分为急性期、恢复期和后遗症期三个阶段。

**（一）急性期康复护理**

急性期的康复主要是稳定病情、提高觉醒能力、预防并发症、促进功能恢复。

1.缺氧防治

早期缺氧是引起预后不良的重要因素之一。加强呼吸道管理是防治早期脑缺氧的重要措施。对于脑外伤兼有呼吸功能障碍或颅内压持续升高者,需行气管切开,必要时施行呼吸机辅助呼吸。应注意保持呼吸道通畅、严密观察呼吸情况,注重监测给氧,包括呼吸机给氧的真正效果、连续监测血氧饱和度、定时行血气分析。

**2.营养支持**

颅脑外伤后,患者可出现高代谢、负氮平衡、体重下降、免疫功能降低等继发反应,代谢率增加,应给予高蛋白、高热量、高维生素饮食,提高机体免疫力,促进创伤的恢复及神经组织功能重建。注意水、电解质的平衡,早期可采用肠外营养,逐步过渡到肠内营养支持。

**3.控制体温**

严重颅脑损伤后,患者因感染发热或伤后出现中枢性高热等,均可加重体内负氮平衡,使机体抵抗力进一步下降。在颅脑损伤的急性期,发热还可使脑水肿加重,颅内高压难以缓解甚至加剧,从而加重脑缺血缺氧,加重继发性脑细胞损害。对高热的降温方法主要包括局部降温和全身降温。采用传统的头部、腹股沟、颈部局部冷敷不能达到理想降温效果时,可应用降温冰毯全身降温的方法。对高热和降温过程的患者应监测体温。

**4.促醒治疗**

严重颅脑损伤患者出现不同程度的意识障碍,除应用药物改善脑细胞代谢、调整血流量、促进神经细胞恢复以外,还可应用各种感觉刺激进行促醒治疗,包括以下几方面。

(1)听觉刺激:通过亲属定期对患者进行谈话,谈话内容包括患者喜欢或关心的话题、患者既往遇到的重要事件等来观察患者对听觉的反应,或定期播放患者熟悉的音乐。

(2)视觉刺激:如可在床头放置五彩灯,通过不断变换的彩光刺激视网膜、大脑皮质。

(3)肢体运动觉和皮肤觉刺激:可每日对患者的四肢关节进行被动活动;利用毛巾、毛刷等从肢体远端至近端的皮肤进行刺激,从而达到对大脑皮质的刺激作用。

(4)穴位刺激:国内有报道选用头针刺激感觉区、运动区和百会、四神聪、水沟、神庭、合谷、三阴交、内关、劳宫、涌泉、十宣等穴位,并加用电针仪电刺激,有助于解除大脑皮质的抑制状态,可起到开窍醒脑的作用。

**5.防止肌肉痉挛和关节僵直**

偏瘫、持续昏迷状态,尤其是脑干伤、严重弥漫性轴突伤(去皮质强直、去大脑强直)者,很容易发生肌痉挛及关节挛缩僵直,故从伤后生命体征基本稳定、颅内压持续 24 小时稳定在 2.7kPa即可采取防治措施。

(1)保持正确的卧位:制动超过 3 周,肌肉和关节的疏松结缔组织会变为致密组织而致关节挛缩变形,所以从早期即需采取抗瘫痪或痉挛体位,保持肢体处于良肢位。

仰卧位时,上肢腋下置一软枕,使肩上抬、前挺,上臂外旋,肘和腕伸直,掌心向上,腕部宜以毛巾卷支撑避免屈曲,手指伸直并分开。整个上肢可放在枕头上,减轻肿胀的可能。下肢采取骨盆和髋前挺,大腿稍向内夹紧并稍内旋,患腿下放置枕头,以防止下肢外旋。膝关节稍垫起使其微屈并向内,踝关节呈 90°,足尖向上。

健侧卧时,胸前置枕头,使患肢前伸,肘伸直,腕关节、指关节伸展放在枕头上,不垂腕,大拇指与其余四指分开;患腿屈曲向内放在身前另一支撑垫上,髋膝自然屈曲。下肢不外旋,踝关节保持 90°,健腿自然放置。

患侧卧时,患肢前伸,肘伸直,前臂旋后,将患肩拉出,手指张开,掌心朝上,健腿屈曲向前置于体前支撑枕上。患腿在后,膝微屈,踝关节保持 90°。

(2)定时更换体位:原则上 2 小时更换 1 次体位,不仅有利于防止肢体畸形挛缩,而且能有效防止压疮和肺部感染。

(3)按摩和被动运动:对肢体尤其是患侧肢体进行从远端至近端的按摩,有利于改善血液循环、消除肿胀。每日行 2～4 次各关节的被动运动,以保持关节功能、维持肌肉应有的弹性和长度,使各关节保持正常的运动范围。

**(二)恢复期康复护理**

恢复期康复主要是减少患者的定向障碍和言语错乱,提高记忆、注意、思维、组织和学习能力;最大限度恢复感觉、运动、认知、言语功能和生活自理能力。

**1.运动功能障碍的康复护理**

与脑卒中所致运动障碍康复训练相似,可参照本章第一节内容。

**2.语言障碍的康复护理**

与脑卒中所致语言康复训练相似,可参照本章第一节内容。

**3.认知功能障碍的康复护理**

(1)思维训练:思维是心理活动最复杂的形式,是认知过程的最高阶段,涉及推理、分析、综合、比较、抽象、概括等认知过程,这些过程往往表现于人们对问题的解决中。思维训练可分为分别训练和综合训练。

分别训练:包括集中或求同思维训练、分散或求异思维训练、应用两种或更多思维训练归纳推理训练、演绎推理训练等。

综合训练:是训练患者在解决问题的过程中应用各种思维和推理来解决问题的能力。患者往往难以处理日常生活活动,如购物、备餐等;社交能力、组织能力和判断能力下降。可以应用简化程序和计划的方式使患者逐步适应周围环境,以提高解决问题的能力。

(2)记忆力训练:记忆是大脑对信息的接受贮存及提取的过程。在进行记忆功能训练时,注意进度要慢,训练由简单到复杂,将记忆作业化整为零,然后逐步串接;每次训练的时间要短,开始要求记忆的信息量要少,信息呈现的时间要长,以后逐步增加信息量;患者取得成功时,要及时鼓励,增强患者的信心。

在日常生活中可采用的训练方法包括:鼓励患者使用记忆助具,如卡片、杂志、书籍或录音带,反复地朗读需要记住的信息;提供钟表、日历、电视及收音机等提醒物;设计安排好日常活动表;将时间表或日常安排表贴在稍高的醒目之处;提供新的信息,用不断重复的方式来增进记忆;为过后回忆(复习)而记录或写下新的信息。除此之外,可采用以下训练方法。

视觉记忆:先将 3～5 张绘有日常生活中熟悉物品的图片卡放在患者面前,告诉患者每卡可以看 5 秒,看后将卡收去,让患者用笔写下所看到的物品的名称,反复数次;成功后增加卡的数目,反复数次;成功后再增加卡片的行数。

地图作业:在患者面前放一张大的有街道和建筑物而无文字标明的城市地图,先由治疗师用手指从某处出发,沿其中街道走到某一点停住,让患者将手指放在治疗师手指停住处,从该处找回到出发点,反复 10 次。连续 2 日无错误后,再增加难度(路程更长或绕弯更多等)。

彩色积木块排列:用品为 6 块不同颜色的积木块和 2 块秒表,以每 3 秒一块的速度向患者展示木块。展示完毕,让患者按治疗师所展示次序向治疗师展示木块,正确的记"＋",不正确的记"一",反复 10 次;连续 2 日 10 次均完全正确时,加大难度进行(增多木块数或缩短展示时间等)。

(3)注意力训练:注意是心理活动对一定事物的指向和集中。颅脑损伤患者不能注意或集中足够的时间去处理一项活动,容易受到外界环境因素的干扰而精神涣散。常用的训练方法有猜测游戏、删除游戏和时间感训练等。

猜测游戏:取一个玻璃球和两个透明玻璃杯,护士在患者的注视下将一杯扣在玻璃球上,让患者指出有球的杯子,反复进行无误后,改用不透明的杯子重复上述过程。

删除游戏:在纸上写几个大写的汉语拼音字母如 A、O、E、Y、W、U(也可依患者文化程度选用数字或图形),让患者用铅笔删去治疗师指定的字母如"A"。成功之后改换字母的顺序和规定要删的字母,反复进行数次。

时间感训练:给患者一只秒表,要求按口令启动秒表,并于 10 秒停止;当误差小于 1~2 秒时改为不让患者看表,启动后让患者心算到 10 秒时停止,然后将时间逐步延长到 2min 时停止。

(4)定向力训练:定向力是指对人、地点、时间的辨别能力。患者不能回答定向方面的问题、反复提问简单问题,且由于定向异常而易于激惹。通常采用代偿方法治疗,如提示卡、钟表、日历、复诵等。

(5)其他:如视信息加工训练、视结构能力训练、心理反应速度训练及眼手协调和精细运动灵巧度训练等。

4.心理护理

颅脑损伤常因突发意外所致,患者在心理上遭受巨大的打击,常出现焦虑、抑郁和悲观甚至产生轻生的念头。因此,要树立患者的康复信心,营造乐观、积极的氛围,激发患者的主观能动性,使康复计划顺利实施;患者的康复计划应循序渐进,量力而行,避免患者产生挫折感和烦躁心理;每日的训练要有明确的目标,使患者在完成训练后,有一种成就感;帮助他们协调与社会间的关系,使其适应工作和生活环境。

**(三)后遗症期康复护理**

后遗症期的康复护理主要在于帮助患者逐渐适应功能不全的状况并学会用新的方法代偿,增强患者的独立生活能力并逐步回归社会。

1.日常生活活动能力训练

利用家庭和社区环境进一步强化患者自我照护能力;逐步与外界接触并学习用新的方法使用交通工具、购物等。

2.职业训练

颅脑损伤患者多数是青壮年,为使他们重返工作岗位或适应新的工作,应对他们进行有关工作技能的训练。

3.矫形器和辅助器具的应用

协助患者学习使用矫形器改善功能或使用各种助行工具,自理生活困难者需学会使用各种自助具。

**(四)康复教育**

1.预防颅脑外伤

颅脑损伤的致残率和致死率非常高,因此加强生产和交通安全教育对于减少颅脑外伤的发生非常重要。

2.康复指导

(1)早诊断、早治疗:颅脑损伤后的早期急救、手术治疗及药物治疗,为防止并发症、减少后遗症提供了必要的条件。早期治疗不仅可以促使受损的中枢神经系统得到进一步的恢复,而且可避免继发性残疾的发生。因此,只要患者病情稳定,应尽早介入康复治疗。

(2)综合康复、持之以恒:既要选择适当的运动疗法进行反复训练,又必须进行心理、认知等其他康复训练,并持之以恒。

(3)家庭参与、协作进行:对颅脑损伤患者,应把康复训练贯穿于家庭日常生活中去,保证患者在家庭中得到长期、系统、合理的训练。家属或陪护人员要掌握基本的训练方法和原则,了解训练的长期性、艰巨性及家庭康复的优点和意义。

# 第三节　脑性瘫痪的康复护理

## 一、概述

脑性瘫痪(CP)简称脑瘫,是指自妊娠开始到婴儿期间由各种原因引起的小儿非进行性脑损伤和发育缺陷所致的综合征。患儿以中枢运动功能障碍和姿势异常为主要表现,可伴有不同程度的智力障碍、言语障碍、视听觉障碍、感知觉障碍、癫痫及心理行为异常,为小儿常见的致残疾病之一。发达国家脑瘫发生率为 $2‰\sim3‰$ ,国内 $0\sim6$ 岁儿童脑瘫患病率约为 $1.86‰$ 。

### (一)病因

脑瘫的最重要致病因素是胎儿脑缺氧或脑部血液灌注量不足。在我国引起脑瘫的主要危险因素有早产儿、低体重儿、胎儿发育迟缓、胎儿宫内窘迫、出生窒息和高胆红素血症及宫内感染等。

### (二)临床表现

小儿脑瘫的主要临床症状是中枢性运动功能障碍和运动发育落后、姿势异常、肌张力异常和反射异常。其早期症状主要表现为运动发育落后和神经系统发育异常的症状及体征。

1.中枢性运动功能障碍和运动发育落后

运动功能障碍和运动发育落后往往并存,早期主要表现为粗大运动发育落后,最早的表现症状是头部控制能力差,如正常小儿 2 个月垂直位能抬头、3 个月俯卧位能抬头,而脑瘫患儿往往要到 12 个月或更晚才能完成,继之由于肌力、肌张力的改变而导致运动功能障碍。

根据运动障碍的特征,脑瘫可分为痉挛型、不随意运动型(手足徐动型)、共济失调型、肌张力低下型、混合型;根据运动障碍涉及的部位分为单肢瘫、双瘫、三肢瘫、四肢瘫、偏瘫、截瘫、双重性偏瘫;根据病情严重程度可分为轻度、中度、重度。

（1）按运动障碍特征分类。

痉挛型：最常见，约占脑瘫患儿的 2/3，主要病变在锥体束。临床以肌张力明显增高、运动发育迟缓和肢体异常痉挛为特征。痉挛主要表现在前臂屈肌、髋关节的内收肌群、股四头肌、小腿三头肌等。由于这些抗重力肌和肌群的痉挛，出现相应的前臂旋前、手指关节掌屈、拇指内收、手指尺侧偏位；由于髋关节屈曲、躯干前屈，坐位时出现圆背、"W"状坐位，身体不能竖直等；由于大腿内收肌群的痉挛收缩，所以站立时呈尖足、步行时出现剪刀步态。痉挛症状常在患儿用力、激动时加重，安静入睡时减轻。由于关节痉挛，自主运动十分困难；严重者出现肌腱痉挛、关节畸形。

不随意运动型（或手足徐动型）：主要病变部位在锥体外系统。其临床特点以不随意运动为主，表现为肢体的不随意动作。患儿在紧张兴奋时，不自主运动增多，安静时消失。患者表情奇特，挤眉弄眼，或哭或笑，动作不协调，通常累及全身，头部控制能力差。

共济失调型：此型较少见，主要病变在小脑。患儿表现为平衡失调，肌张力大多低于正常，位置觉与平衡觉丧失，步态不稳，如酒后的醉酒步态，不协调性运动和辨距障碍，常有眼球震颤、语言断续和讲话不清。

肌张力低下型：此型患儿肌张力显著降低，呈松弛性麻痹状；肌肉松软无力，自主动作极少。仰卧时，四肢均外展、外旋，头部偏向一侧，似仰翻的青蛙。俯卧时不能抬头，四肢不能支撑，腹部贴床。由于肌张力低下，易发生吸吮和吞咽运动困难。另外，此类患儿呼吸运动比较浅，咳嗽无力，易发生呼吸道堵塞。肌张力低下型是脑瘫的暂时阶段，一般在 2～3 岁后大多转变为其他类型，如不随意运动型和痉挛型。

混合型：是指上述两种或两种以上类型的症状体征同时出现于一个患儿，多见于痉挛型与不随意运动型混合。

（2）按瘫痪部位分类。

单侧瘫：一侧上下肢运动障碍，表现为上肢内旋屈曲，手握拳，下肢内旋屈曲，脚尖站立，而另一侧肢体正常。

双侧瘫：运动障碍不对称地累及双侧肢体。通常下肢比上肢严重，上肢轻微不灵活，双下肢内旋并拢，脚尖站立。

四肢瘫：运动障碍不对称地累及双侧肢体，且头部控制能力差。患儿表现为上肢内旋屈曲，手握拳，双下肢内旋并拢，脚尖站立，多见于不随意运动型，部分见于痉挛型。

单肢瘫：仅有一侧上肢或下肢出现运动障碍，此类病例较罕见。

2.姿势异常

脑瘫患儿的卧位、坐位和立位的姿势都有不同程度的异常，如尖足、剪刀步、身体僵硬、醉酒步态等。严重者无法坐、立，甚至不能平卧，特别严重者可因长期的姿势异常出现斜颈、脊柱侧弯等肢体异常的姿势，或因肌肉痉挛疼痛而影响睡眠等。

3.伴随障碍

（1）语言障碍：脑瘫患儿中 1/3～2/3 有不同程度的语言障碍，表现为语言发育迟缓、发音困难、构音不清、不能成句说话、不能正确表达，有的患儿完全失语。不随意运动型脑瘫患儿更易伴有语言障碍。

（2）智能障碍：部分患儿伴有不同程度的智能障碍，其中痉挛型四肢瘫痪脑瘫患儿智能常更差。

（3）视觉障碍：约半数以上患儿伴视觉障碍，多为视网膜发育不良或枕叶大脑皮质及视神经核变性，传导性损伤。患儿主要表现为内斜视、外斜视、视神经萎缩、动眼神经麻痹、眼球震颤及皮质盲。

（4）听觉障碍：多为核黄疸引起，部分患儿听力减退甚至全聋，以不随意运动型患儿最为常见。

（5）其他感觉和认知功能障碍：脑瘫患儿常有触觉、位置觉、实体觉、两点辨别觉缺失。患儿常常无法正确辨认一些简单的几何图形，对各种颜色的辨认力也很差，其认知功能缺陷较为突出。

（6）癫痫发作：脑瘫患儿中伴随癫痫发作的并不少见，以痉挛性四肢瘫、偏瘫、单肢瘫和伴有智能低下者更为多见。其临床发作类型以全身性阵挛发作、部分发作、继发性大发作为多。

（7）情绪、行为障碍：患儿表现为好哭、任性、固执、孤僻、脾气古怪、易于激动、情绪不稳定、注意力分散等。

（8）饮食困难：许多脑瘫儿童有饮食困难，婴儿期表现为吸吮困难，稍大后表现为咀嚼困难或者吞咽困难。部分儿童可能出现呛咳、流涎等。

（9）其他：多数患儿生长发育落后，营养不良，免疫力低下，易患呼吸道感染等病。

## 二、康复评定

### （一）健康状态评估

1.患儿一般情况

包括出生日期、出生体重（是否是巨大儿或低体重儿）、身长、头围、胎次、产次、胎龄（是足月儿、早产儿还是过期产）、单胎（或双胞胎）等。

2.父母亲一般情况

包括年龄、职业、文化程度、有无烟酒嗜好等。

3.家族史

患儿家族中有无脑瘫、智力低下、癫痫、神经管发育畸形患者，患儿母亲是否分娩过类似疾病的孩子，家族有无其他遗传病史等。

4.母亲妊娠期情况

有无妊娠期并发症（如妊娠高血压疾病、糖尿病）、外伤史、先兆流产、妊娠早期病毒感染、接触放射线、服药史等。

5.母亲分娩时情况

是剖宫产还是自然产，如果是自然产，是头位还是臀位；是否使用胎头吸引器或产钳助产；是否难产；有无羊水堵塞、胎粪吸入、脐带绕颈所致的出生时窒息等。

6.患儿生长发育情况

是否按时进行预防接种；是否到过疫区；居住环境周围有无污染源；有无脑外伤史；有无胆红素脑病、脑炎等病史。

### （二）躯体功能评估

如粗大运动、肌力、肌张力、关节活动度、原始反射或姿势性反射、平衡反应、协调能力、站立和步行能力(步态)等。

### (三)言语功能评估

主要是通过交流、观察或使用通用的量表,评估患者有无言语功能障碍。常见的言语障碍包括失语症、构音障碍、言语失用症。

### (四)感觉、知觉功能评估

脑性瘫痪患儿多伴有感觉异常及知觉缺损,尤其是痉挛型脑瘫患儿表现更为明显,可通过温、触、压觉的检查来确定障碍情况,也可通过询问家人得知患儿是否不喜欢他人抚摸与抱、是否对各种感觉反应不灵敏等。

### (五)日常生活活动能力评估

对确定患儿能否独立及独立的程度、判定预后、制订和修订治疗计划,以及判定治疗效果等都十分重要。评估可在实际生活环境中进行,通过观察患儿完成实际生活中的动作情况以评估其能力。有些不便完成或不易完成的动作,可以通过询问患儿本人或家人的方式取得结果,如患儿的大小便控制、个人卫生管理等。

### (六)心理认知评估

(1)评估患儿家人对患儿患病的反应、采取的态度和认识程度,以及家庭和社会支持系统情况。

面对脑瘫患儿,家人内心十分痛苦和忧虑。一方面会产生负罪感,尤其是母亲,认为是自己的过失造成了孩子的不幸,往往处在深深的自责中,觉得对不起孩子;另一方面,家人对预后非常担忧,考虑是否会导致患儿终身残障。家人的情绪和反应会影响患儿,使患儿处于紧张、低沉、不安的环境中。

(2)对无智力障碍的年长儿,评估其对患病的反应和接受程度。由于中枢性运动障碍,患儿的恐惧心理和不安定感很强,害怕摔倒,不敢走路。患儿情绪不稳定,易激动,个性固执、孤僻,有自卑感,并常伴有学习和社交困难。

### (七)辅助检查

#### 1.影像学检查

头部电子计算机 X 线断层扫描技术(CT)及磁共振成像(MRI)可以了解颅脑的结构有无异常,确定异常的性质与部位。头颅 CT 可显示某些脑瘫患儿的病变所在,如脑室周,围脑萎缩;皮质或伴皮质下萎缩;脑软化灶或出现脑穿通畸形;或者中间部结构异常如胼胝体发育不全等。头颅 MRI 检查可分辨脑组织结构异常,灵敏度高;但 MRI 检查时间较长,存在小婴儿不合作等问题,可选择性应用。

#### 2.脑电图检查

据文献报道,约 80% 的脑瘫患儿脑干听觉诱发电位测定结果异常,其中偏瘫患儿的脑电图异常率更高。但有脑电图异常者不一定有癫痫发作;有癫痫发作史者,脑电图也不一定为异常。因此,宜对所有脑瘫发生抽搐的患者进行脑电图监测,以便确定是否合并癫痫。

#### 3.脑干听觉诱发电位测定

有些脑瘫患儿的脑干听觉诱发电位测定结果异常,常见的为潜伏期Ⅰ波、Ⅲ波、Ⅴ波及峰间潜伏期延长等异常表现,不随意运动型患儿异常率较高。

4.发育商及智商测试

对婴幼儿以测发育商为佳,常用的有新生儿神经行为 20 项检查、贝利发育量表、盖塞尔发育量表、丹佛发育筛查测验、绘人测验等;对较大儿童可行智力测验,常用的方法有韦克斯勒儿童智力量表等。

5.其他检查

如心电图检查、甲状腺功能、免疫功能测定等。

### (八)诊断

脑瘫的诊断主要依靠病史、运动发育落后、运动控制障碍和姿势异常、肌力和肌张力异常、反射异常、辅助检查(有神经影像学及脑电图的异常改变),且必须排除进行性、退行性神经系统疾病和遗传代谢性疾病才能确诊。

## 三、康复护理措施

对脑瘫患儿的康复治疗基本原则为早发现、早确诊、早治疗。因早发现、早期治疗可以促使损伤的大脑在不断成熟和分化的过程中得到较为有效的代偿。反之,对于年龄较大,未接受早期治疗的脑瘫患儿,由于长期的异常姿势反射影响,使患儿形成了顽固的、难以纠正的异常运动模式,将会给以后的康复带来极大的困难。所以,脑瘫最好是在出生后 6 个月之前就能得到治疗。应采用综合康复的治疗手段,如物理疗法、作业疗法、言语治疗、药物、手术等,结合心理康复、教育康复和社区康复,尽可能最大限度地降低患儿残疾程度,提高其日常生活活动能力。

不同类型、不同年龄的小儿临床表现不同,其护理重点关注的内容也不同。护士尤其要注意早期发现患儿的异常姿势,结合儿童年龄及发育特点,针对不同类型的脑瘫患儿给予针对性的、多变化的、有趣味的个性化护理。同时鼓励家庭成员的共同参与,指导家长配合进行,使患儿的运动功能、日常生活活动能力、交流及社会适应能力得到最大限度的提高。

### (一)一般护理

(1)合理喂养:喂养上要注意饮食合理搭配,确保足够的营养供给,以满足患儿生长发育及康复训练的需求。

(2)环境设施安全:①选择有护栏的多功能床;②避免灯光直接刺激患儿眼睛;③房间内无障碍设施,以方便患儿及轮椅出入;④通道安装扶手、呼叫器,地面应防滑,以保障患儿安全。

(3)保持室内通风,不与有感染的人群接触,以避免交叉感染。

(4)心理护理:因患儿长期活动受限,家长及患儿常有恐惧感,十分痛苦,需要给家长及患儿以安慰、关心、爱护,准确把握患儿和家长的心理状态,不失时机地进行心理疏导,尽力消除其急躁情绪,取得患儿以及家长的信任。对智能正常的患儿鼓励其进行力所能及的活动,进行各种康复训练,使患儿增强战胜疾病的信心,防止患儿因残疾而产生自卑、怪僻、孤独的异常心理状态。对智能较差者,要根据原来的智能水平和接受能力进行特殊教育和安排。对于易哭闹、易激动、情绪不稳、任性的患儿,护士要周到服务、耐心细致地进行心理疏导,掌握患儿特点,根据儿童的好奇心理和爱嬉戏玩耍的特点,通过讲故事、看卡通画、播放儿童歌曲以及进行治疗性的游戏活动,使其在愉快情绪中按制订方案进行运动及治疗。

在康复训练的过程中要注意将娱乐及康复训练融为一体,充分调动儿童好玩的天性,发挥儿童的主动性,使其主动参与康复训练,在寓教于乐的活动中即能享受正常儿童的欢乐又能够达到全面康复的目的。

**(二)康复的护理训练**

脑瘫儿童由于存在异常的反射模式,使他们的日常生活和运动受到限制。康复护理应通过特殊方式来帮助患儿克服功能障碍,最大限度地减少残障的影响。

1.正确抱姿

正确的抱法可以刺激和帮助患儿对头部的控制能力,纠正患儿一些不正常的姿势或体位。不同类型的脑瘫患儿应采取不同的抱姿。

(1)痉挛型:痉挛型脑瘫患儿身体总是长期处于僵直状态。故抱这类患儿时,应先把患儿屈曲,双腿分开,再弯起来,双手分开,头略微下垂,也可让患儿把头靠放在抱者肩上。通过这种方式可以增进双方的感情交流,并且通过脑瘫患儿在胸前的怀中移动来找到一个最佳位置,从而达到帮助患儿纠正不正常姿势的目的。也可以让患儿的双手都伸过抱者的肩膀,这种方法使患儿的背部肌肉得到了充分的伸展;如果患儿的身体较重,可把患儿的髋骨移向一侧,这样既省力,又达到了纠正双腿僵直的目的。还可以让患儿面向外,让患儿的背靠在抱者胸部,患儿在这种位置上,视野得到了扩大。抱者也可在分开患儿双腿的同时,让患儿的背逐渐离开自己胸部,从而提高患儿头和躯干的控制能力。切记抱痉挛型脑瘫患儿时,千万不要从腋下把患儿抱起,因其容易加重患儿双下肢肌张力,使痉挛加重。

(2)不随意运动型(手足徐动型):这类患儿的抱法与痉挛型患儿主要区别在于,当将患儿抱起时,患儿的双手不再是分开的,而是合在一起的,双侧腿靠拢,关节屈曲后,尽量接近胸部呈抱球状。将患儿维持好这一姿势后抱在胸前,也可抱在身体的一侧,尽可能保持双手中线位。

(3)共济失调型:由于这类患儿在临床上合并有痉挛型或不随意运动型症状,故对患儿的抱法与前面基本相同,以其临床上表现选择相应的方法去抱患儿。

(4)张力型:这类脑瘫患儿的身体像"软面条"一样无力,当抱患儿时,除了帮助患儿把双腿蜷起、头微微下垂外,最重要的是给患儿一个很好的依靠;也可以把手从患儿的左腋下穿过,手掌托住患儿的右臂部,在这种位置下患儿双手的活动范围增大了。可诱导患儿伸手去抓玩具、触摸停在路边的汽车等,以达到诱导患儿双手主动活动的目的,同时躯干的控制能力也会得到提高。

(5)混合型:以脑瘫症状的类型采取该类型的怀抱姿势。

2.适宜的卧姿

病情严重和不能保持坐位的脑瘫患儿往往长时间躺在床上,如果卧床姿势不正确,会使异常姿势和肌张力强化。故要帮助患儿翻身、移动体位,白天应尽量减少卧床时间;夜间加强巡视,及时保持患儿处于以下有助于纠正和防止患儿的原始姿势反射和异常肌张力的卧位方式。

(1)侧卧位:侧卧适合于各种脑瘫患儿。侧卧的优点:痉挛型患儿侧卧时,痉挛症状可有改善;有 ATNR 异常反射的患儿在侧卧时,抑制了此原始反射。患儿在侧卧位时,两手易伸向中线位,有利于伸展肘关节和促进上肢运动的发展,可在患儿卧床两边悬挂一些玩具,吸引患儿伸手抓玩。为抑制 ATNR 异常姿势反射,可将会发出响声的玩具悬挂在患儿面部经常朝向一侧的对面床架上,吸引患儿经常将头转向对侧。

(2)俯卧位:俯卧可促使患儿抬头,训练患儿头控能力,但有严重 ATLR 姿势反射持续存在时,不宜长时间采取俯卧姿势而妨碍学习新的运动技能。对肌张力极低的延髓性麻痹患儿,俯卧位时护士或家长应特别注意防止发生呼吸道堵塞、窒息。俯卧一般宜在清醒的状态下实施。

(3)吊式软床上的仰卧位:可以与侧卧位交替应用。

3.坐姿

(1)椅子上的正确坐姿:包括髋关节屈曲、脊柱与头颈成一直线、膝关节屈曲、全足底着地、形成三个90°。每日不宜长时间坐在轮椅上,以免加重痉挛。为患儿选择合适的轮椅,如椅面高度、宽度、深度、靠背和扶手高度、搁脚板高度等均要与患儿身材相适应,靠背与座位要成直角,以保持患儿良好的坐位姿势和便于操纵。

(2)床上的正确坐姿:不同临床类型的脑瘫患儿床上的最佳坐姿也不同。①痉挛型:注意控制髋关节的屈曲状态。在患儿身后,用双上肢从患儿双腋下伸向大腿,扶住大腿内侧,将患儿拉向自己,使患儿躯干的重量负荷于自己的坐位支撑面。让患儿自己独立坐床时,要掌握以坐骨节为支撑点,保持双下肢外展。②不随意运动型:该型患儿在床上的坐姿应该是屈曲双下肢,腹部紧贴大腿,再握住患儿双肩,缓慢加压将两肩向内、向前推压,从而使患儿将两手伸出,在前面支持身体或抓握玩具。

4.摄食的训练

脑瘫患儿由于肌张力异常使肌肉协调运动障碍,对食物的摄取十分困难,因此很多脑瘫患儿表现为消瘦及营养不良。因此,必须对脑瘫患儿进行摄食训练。

脑瘫患儿的原始反射如吸吮反射、觅食反射等不消失,持续很长时间存在,会影响患儿的摄食;脑瘫患儿吞咽功能障碍表现为进食时不能完成吞咽动作,匙子一碰口唇或舌尖就立即被咬住、口张大或头后仰;食物碰到舌尖时舌往外顶,或者食物一碰软腭出现吧嗒嘴的动作,这些都影响咀嚼动作的发育。上下牙床错位、双唇合不拢、舌的伸出缩后、无正常运动及呼吸的不规律,都致使脑瘫患儿不能以正常方式完成吸吮、吞咽、咀嚼等基本的进食动作;头部不能正常调节,所以患儿自己常常不能进食;如果非紧张性颈反射不消失,则手更不能将食物送到嘴里。不随意运动型脑瘫患儿由于手、口、眼协调障碍,表现更为明显。

(1)正确的进食姿势:如果进食姿势不正确,产生过度紧张和不随意运动,则会影响舌、口、唇及下颌的动作,所以给患儿进食时,首先要正确调节全身姿势。无论患儿为哪一种类型脑瘫,进食时选择体位的基本原理是相同的。体位的选择和放置一定要避免全身的肌张力升高,避免不必要的不自主运动或异常动作的出现,应保持身体两侧对称,一切动作都从身体中线位开始。一般选择半坐位或坐位,不要让患儿在仰卧位进食,同时不能让患儿的头部向后仰,也不要前推患儿的头部,更不能将食物倒入患儿的嘴里,这些都容易使食物进入气管引起呛咳,导致窒息。在日常生活中,所有患儿不可能只适用于一种体位,应遵循上述几个进食体位的原则,根据患儿自身的特点选择一个最适合患儿的进食体位。

抱坐喂食:患儿取半坐位,配合头部运动。为防止患儿头部向后仰,家人可将双臂向前扶持,使髋部屈曲,并且用力向后推患儿的胸部;或者将患儿的头部靠在家人的胳膊上,使其头部略微向前倾,背部伸直,双侧肩膀向内收,髋关节屈曲呈直角,并且能略微分开,膝关节屈曲后应略高于髋关节,双足底有所支撑。这样患儿的全身肌张力可相对正常,喂食也就容易进行。

面对面的进食方法:选择一墙角或床与家具呈直角的地方,垫上被褥或用被褥叠成一个直角,让患儿靠在上面或坐在床面上,家人可用手控制患儿的头部或躯干等部位,固定患儿后进食。对于较大的患儿,可在特制的一个三角形的椅子上进食。

坐位进食姿势:使患儿髋关节充分屈曲90°,肩部与上肢向前,头部轻度前屈,治疗师用左上肢固定患儿的后头部,防止患儿全身伸展,注意脊柱伸展,但要注意身体后倾,如果向后倾则会影响进食。

坐在固定桌子上进食:前方有小桌子,患儿两下肢分开,两足踩在地板上,保持姿势对称、脊柱伸展,对进食十分有利。

侧卧位进食:让患儿在一定坡度的垫子或枕头上,头略微前倾、背部伸直、双侧肩膀内收、双腿屈曲的情况下有利于进食。

俯卧位进食:对于全身性屈肌张力较高的脑瘫患儿,患儿倾斜于三角垫上45°左右,双臂尽力前伸,双腿分开。

重度脑瘫患儿进食姿势:母亲坐在椅上,患儿两腿分开骑在母亲的两腿之上,患儿后背靠在三角垫上,母亲用手固定患儿的胸部,患儿两手向前伸出,调节其下颌使头背屈,食用的物品应放在患儿能看到的地方,这种姿势对患儿追视、扩大视角及全身姿势调节都十分方便。

(2)进食方法的训练。

奶瓶进食的方法:用奶瓶进行摄食训练十分重要,训练时可以把奶瓶的奶头放入患儿口中,当患儿不吸奶时,可以上、下、左、右转动奶头,这样可诱发吸吮反射。为增加刺激性,也可用凉开水或甜的饮料代替奶液,更容易引起吸吮动作。当口唇周围肌紧张增强时,可在口周围进行震动,使口周围的口轮匝肌、颊黏膜都受到震动,这样肌张力会逐渐降低。奶瓶的孔不可过大,如果过大,乳汁被吸出得过多,则不容易咽下,有时会造成呛奶。

匙子的使用方法:使用匙子之前,患儿必须有一定上下颌的控制能力。匙子的选用不可过大(相对于患儿嘴的大小而言),也不可放得过深,食物应少盛一些。从患儿的口部正中送入舌的后1/3处,然后用匙子轻轻向下一压,诱导双唇合拢、出现吞咽反射,待患儿把食物移出匙子之后,再由原路移出匙子。注意匙子出入时,尽量避免碰到牙床,否则会引起咬合反射出现;也不可与舌尖接触,否则会加剧舌头外伸的现象。当患儿年龄较大、可以自己进食时,家人除帮助他选择一正确姿势以外,还可诱导患儿以常用手握法握住匙子。当食物盛满后慢慢地旋转前臂,把食物送入口中。

如果患儿手部功能较好,握匙子的方法可采用指腹方法,使其更接近于正常。患儿所用饭碗或碟子的底部也可加一些橡皮圈和吸盘,可以起到固定作用。饭碗摆放应在患儿正前方,患儿的另一只手可抱住固定着的饭碗或桌上固定的把手,以固定身体的位置,尽可能地避免身体倾向握匙子的一侧。

自助餐具的使用方法:为了有助于患儿独立进食,常常需要用自助餐具。自助餐具大多数采用塑料和人造革材料制成,粗柄餐具(匙、叉)便于抓握;弯头匙、勺便于将食物送入口中;长柄餐具适合肘关节屈曲困难的患儿使用;不能握住筷子进餐的患儿,可选用兼具匙、叉双重作用的餐具;对于抓握能力完全丧失的患儿,可使用带环钩的餐具,环状钩子可套在手腕上进食。

咀嚼功能训练:经常把一些稍硬的食物放入口内,最好横放,促进舌的搅拌功能。治疗师刺激患儿上下颌做张口、闭口、咀嚼、对齿动作,一般多用较硬的饼干,咀嚼时又容易咬碎。

吞咽功能训练:用新生儿先有吸吮反射而后咽下的原理来训练脑瘫患儿,越早越好。具体方法如下:第一步训练吸吮,先由指导者协助患儿吸吮示指,然后患儿自己吸吮其示指,以体会吸吮感觉,反复练习,到增加至中等吸吮力量为止;第二步上提喉部,患儿手指放在指导者甲状软骨上缘并让其做吞咽动作,模拟同样感觉。可以对照镜子操作,掌握这两个运动以后,再连贯起来,先吸吮接着喉上提,即形成吞咽运动,训练到不流口水为止。然后放 1～2g 冰块在舌上,吸吮咽下,到能顺利咽下冰块之后,改用棒冰,然后软食,再规律性进食。除此之外,治疗师或护士还可以常常将手指放在患儿鼻唇之间施以压力再配合口令,继之孩子就会进行闭嘴及吞咽运动,学会自动把口水咽下去。进食和说话都依赖于舌肌、唇肌和喉肌的肌肉控制能力,当肌肉控制能力差时,咀嚼及吞咽均会有问题,学说话也会延迟。由此可见,帮助儿童较正常的进食是帮助他学习说话的一个重要的准备。所以,改善患儿进食方法,并获得正常的进食功能十分重要。

5.穿脱衣物的护理训练

穿衣训练时体位选择侧卧位或坐位。首先要加强患儿对自身肢体、上衣、下衣、鞋袜的认知训练。衣服应选择稍大、宽松、尼龙搭扣的,易于患儿掌握。方法为:训练护士帮助患儿穿脱衣时,患儿予以合作后,患儿自己脱衣—模拟娃娃穿衣服—患儿自己穿。

(1)衣服的穿脱:①脱套头衫或背心时,先以健侧或功能较好的手为主,拉起衣角,将衣服从头上脱下,然后健侧或功能较好的一侧先脱下衣袖,患侧或功能较差的一侧后脱;进行穿衣时,先穿患侧或功能较差侧袖子,再穿健侧或功能较好侧袖子,然后以健手为主将衣服套入头部,拉下衣角;②对襟的衣服,可先将其下面的纽扣扣好,根据患儿的情况留 1～2 个上面的纽扣不扣,然后按照套头衫的脱、穿方法进行。

(2)裤子的穿脱:取坐位,先将患侧或功能较差的下肢套入裤筒,再穿另一侧,然后躺下,边蹬健足边向上提拉裤子到腰部并系好。脱法与穿法相反。

(3)下肢障碍较重的裤子的穿脱:取坐位,双腿套上裤子后,若转右侧半卧位,提拉左侧的裤筒,转左侧半卧位时,提拉右侧裤筒,左右交替进行。脱法与穿法相反。穿脱衣服时应注意患儿的体位,通常让患儿先学脱、后学穿。

6.洗浴的护理

进行洗浴时应注意:①调节浴室温度在 27℃左右;②调节水温在 38～39℃;③室内应设有防滑地面、扶手等安全措施;④应准备好患儿的洗浴备品;⑤应精心设计浴盆,如浴盆底要倾斜,以便能支撑患儿的背部,或者准备一个可固定于浴盆上的防滑枕,使患儿可以躺卧于浴盆中;⑥重症痉挛型患儿洗浴,可以将一个大球充半量的气体放于浴盆中,患儿可坐其上或俯卧其上进行洗浴;⑦不随意运动型患儿坐位不稳定,可以用松紧带固定患儿的背部;⑧重症的患儿不能取坐位,可以让患儿利用放入浴盆中的木板洗浴。

7.大小便训练

教会患儿自己用便盆或厕所大小便,包括向下脱衣裤—坐下—站起—提裤过程。训练初先记录患儿24h内排便的次数和时间,能取坐位的患儿让其养成坐便器上排便的习惯。告知患儿大小便时应用便盆或上厕所,促使患儿大小便时习惯性地去厕所或使用便盆。并训练患儿养成大小便的规律,保持睡觉时不尿床。使用痰盂时,应把痰盂放在一个方形或圆形的痰盂盒中,可以增加稳定性,盒子的高度以患儿坐在其上,双脚能踏到地面为宜,对较小的患儿可以放在护理者膝上,扶持患儿背部并稍向前倾,腿部弯曲,两腿分开,坐在椅子便盆上。

8.其他

(1)语言障碍的康复护理:首先要保持正确的姿势,维持患儿头的正中位置,面对患儿眼睛与其交谈。不管患儿懂或不懂,都要利用各种机会与其说话。为树立惠儿学说话的信心,要鼓励患儿发声,当患儿发声时要立刻答应并与其对话,即使还说不成句,也应点头示意,同时予以表扬及鼓励。语言训练是一项长期而艰苦的工作,需要极大的耐心与持之以恒。

(2)情绪、心理障碍的康复护理:脑瘫患儿由于脑损伤,不仅造成肢体运动功能障碍,而且可能伴有情绪、性格的问题和心理障碍。因此,创造积极的情绪、心理环境,有利于患儿运动障碍的早期恢复。①主动加强与患儿的接触和交谈:善于正确运用语言技巧,用患儿能够理解的最好方式和通俗易懂的语言进行交流。对有语言障碍的患儿,交谈中不可急于求成,要善于理解对方情感表达的内容和方式,当听不明白时可以叙述理解的几种意思给他听,然后让他以点头或摇头示意的方式来确认。②尊重理解患儿:在为患儿进行各项护理操作和功能训练前,应在取得他们同意后方能为其进行,并让他们从心理上对实施的康复服务感到满意,因人的心理反应直接影响到情绪,而情绪的好坏又可影响康复效果和身心健康。

(3)合并癫痫的康复护理:癫痫发作时应立即使患儿平卧,头偏向一侧,松解衣领,有舌后坠者可用舌钳将舌拉出,防止窒息;保持呼吸道通畅,注意患儿安全;防止患儿抽搐时造成骨折和皮肤破损,注意观察,适当活动与休息,避免情绪紧张。

**(三)康复教育**

(1)向患儿家长介绍脑瘫的一般知识,包括病因、临床表现、治疗方法及预后等。告知家长脑瘫的康复过程是长期的,家长应有充分的思想准备,并协助配合进行训练。家长与患儿密切接触,一起生活,对患儿最了解,所以患儿最容易与家长配合,会取得较好的训练效果。让家长了解家庭参与的重要性,做好配合。

(2)教会家长了解和掌握训练要点,把训练内容、目标贯穿在日常生活训练中,根据各年龄段发育规律,针对患儿存在的障碍和异常加以纠正,将各个运动发育阶段分解成各个小阶段,把运动功能训练与日常生活训练结合起来。教给家长患儿日常生活活动训练的内容和方法。避免过分保,护,应采用鼓励性和游戏化的训练方式,注意发挥患儿的主动性。

(3)告诉家长脑瘫患儿正确的卧床姿势侧卧位适合各种脑瘫患儿;在患儿卧床两边悬挂一些带声响或色彩鲜艳的玩具,吸引患儿伸手抓玩,让患儿经常受到声音和颜色的刺激,以利于康复。

(4)教会家长正确抱脑瘫患儿的姿势,家长每次抱患儿的时间不宜过长,以便使患儿有更多时间进行康复训练。抱患儿时要使其头、躯干尽量处于或接近正常的位置,双侧手臂不受压。应避免患儿面部靠近抱者胸前侧，以防丧失观察周围环境的机会。对于头部控制能力差而双手能抓握的患儿，可令其双手抓住抱者的衣服，或将双手搭在抱者的肩上或围住颈部。

（5）告诉家长预防脑瘫发生的知识和措施，包括产前保健、围生期保健和出生后预防。

# 第四节 脊髓损伤的康复护理

## 一、概述

脊髓损伤（SCI）是指由损伤或疾病等因素引起的脊髓结构、功能的损害，导致损伤水平以下运动、感觉、自主神经功能的障碍。各国统计资料显示，脊髓损伤多为健康的青壮年，年龄在40岁以下者占80%，男性为女性的4倍左右。脊髓损伤所导致的瘫痪是一种严重的残疾。近年来，随着医学和康复护理技术的不断提高，更多的脊髓损伤患者不仅从初次损伤中存活下来，而且生活充实并能活到老年。康复护理不仅已介入脊髓损伤的急性期处理，在脊髓损伤的恢复期也是主要的护理手段。

### （一）病因

**1.创伤性**

包括直接外力和间接外力两类，如交通事故、高处坠落、运动损伤、暴力损伤以及其他损伤。在发达国家，其发病率为每年（20～60）/100万；在我国目前尚无准确统计。据文献报道，20世纪80年代我国脊髓损伤的主要病因为坠落；90年代交通事故明显增加，主要发生在青壮年，61%的患者受伤时年龄在16～30岁之间。

**2.非创伤性**

分为发育性和获得性两类，前者包括脊柱侧弯、脊椎裂、脊椎滑脱等；后者包括感染（吉兰-巴雷综合征、脊柱结核、脊柱化脓性感染、横贯性脊髓炎等）、肿瘤（脊柱或脊髓的肿瘤）、脊柱退化性疾病（脊柱肌肉萎缩、肌萎缩性侧索硬化、脊髓空洞症等）、代谢性疾病及医源性疾病等。

### （二）临床表现

脊髓损伤因损伤部位和损伤程度不同，导致的功能障碍也不同。其主要功能障碍表现为以下几方面。

**1.运动障碍**

根据损伤部位，脊髓损伤可表现出下运动神经元损伤或上运动神经元（主要是皮质脊髓束）损伤。

（1）下运动神经元损害：导致肌张力减退和肌无力，常使患者不能完成某些动作，表现为上肢无力而不能牢固握物及举臂乏力等；下肢无力表现为足趾拖地、上下楼梯及起坐困难等。

（2）上运动神经元损害：导致肢体肌张力增高和肌无力，其所致的痉挛性无力常使患者易疲劳，行走时双下肢僵硬或行走笨拙。

(3)严重的脊髓损伤:可导致某节段横贯性损害,表现为截瘫或四肢瘫。颈髓损伤后,引起双上肢和双下肢同时瘫痪称为四肢瘫痪。胸髓、腰髓损伤引起的双下肢瘫痪称为截瘫。截瘫不影响上肢功能。患者早期常见脊髓休克,表现为肌张力低、腱反射消失,无病理征,此期一般持续2~4周;恢复期肌张力逐渐增高、腱反射亢进,出现病理征,肢体肌力由远端向近端逐渐恢复。

2.感觉障碍

主要表现为脊髓损伤平面以下感觉(痛温觉、触压觉及本体觉)的减退、消失或感觉异常。①不完全性损伤:感觉障碍呈不完全性丧失,病变范围和部位差异明显。损伤部位在前,表现为痛觉、温觉障碍;损伤部位在后,表现为触觉及本体觉障碍;损伤部位在一侧,表现为对侧浅感觉障碍、同侧触觉及深部感觉障碍。②完全性损伤:损伤平面以上可有痛觉过敏,损伤平面以下感觉完全丧失,包括肛门周围的黏膜感觉也丧失,但必须注意损伤平面以下远侧肢体有感觉异常、疼痛和感觉过敏等情况。

(1)疼痛:常为脊髓损害的早期症状,可分为根性、传导束性及脊柱性疼痛。

根性疼痛:最常见也最重要,是由后根受刺激所致,可放射至肢体远端,疼痛多很剧烈,常在夜间加重而致患者疼醒或不能入睡。

传导束性疼痛:比较少见,由脊髓丘脑束受刺激所致,呈弥漫性烧灼样痛或钻痛。

脊柱性疼痛:当病变累及脊柱时,可发生脊柱性疼痛,疼痛多位于脊背深部肌肉,往往与躯干的姿势有关,可伴有局部肌紧张、棘突压痛等。

(2)感觉异常:可呈麻木、蚁走感、凉感等,可出现于病变部位的神经根支配的皮肤节段,也可出现于病变水平以下的部位。胸髓病变可出现束带感。

(3)感觉丧失:感觉丧失不易被患者察觉,甚至皮肤出现损伤而不感觉疼痛时才引起患者的注意。触觉丧失发现较早,患者常感觉麻木。

(4)感觉分离:在临床以浅感觉分离为常见,大部分表现为痛觉、温度觉障碍,其他深感觉正常。

3.括约肌功能障碍

主要为膀胱括约肌和肛门括约肌功能障碍,表现为尿潴留、尿失禁和排便障碍。

(1)膀胱功能障碍:正常情况下膀胱可以贮尿和排尿,当膀胱内尿液达一定程度(300~400mL)时即有尿意,尿液再增加时膀胱内压随之增加,当压力足以刺激膀胱的感受器,经骶髓和排尿中枢等神经传导即产生排尿。但脊髓损伤早期,膀胱无充盈感,呈无张力性神经源性膀胱,膀胱充盈过度时出现尿失禁;若膀胱逼尿肌无收缩或不能放松尿道外括约肌,从而产生排尿困难,造成膀胱内压增加和残余尿量增多,出现尿潴留。

(2)直肠功能障碍:主要表现顽固性便秘、大便失禁及腹胀。因结肠反射缺乏,肠蠕动减慢,导致排便困难,称为神经源性大肠功能障碍;当排便反射破坏,发生大便失禁时,称为迟缓性大肠功能障碍。

4.自主神经功能障碍

表现为排汗功能和血管运动功能障碍,出现高热及Guttmann征(张口呼吸、鼻黏膜血管扩张、鼻水肿而发生鼻塞)、心动过缓、直立性低血压、皮肤脱屑及水肿、指甲松脆和角化过度等。

5.并发症

包括关节挛缩、痉挛、骨质疏松症、异位骨化、肺部感染、泌尿系统感染、深静脉血栓、疼痛、压疮、便秘、排尿障碍、自主神经反射亢进等。

## 二、康复评定

正确评定脊髓功能,对选择最佳康复治疗方法、制订最佳康复护理措施有重要意义。康复护理可分三个阶段进行功能评定,即初期评定、中期评定、末期评定。脊髓损伤的功能评定是对机体功能缺损的性质、程度、范围及能力恢复情况,通过一系列标准做出评定和分析,为制订和调整护理计划提供依据。其主要功能评估包括以下几个方面。

### (一)损伤的神经功能评定

1.损伤平面评定

损伤平面的确定主要以运动损伤平面为依据。运动损伤平面和感觉损伤平面通过检查关键性肌肉的徒手肌力和关键性感觉点的痛觉和触觉来确定。但在第2胸椎至第1腰椎脊髓节段因相应肌节的肌力无法通过徒手检查获得,只能假定其运动平面与感觉平面相同,此时要以感觉损伤平面来确定。

(1)运动平面评定:运动平面是指身体两侧均具有正常运动功能的最低脊髓节段。运动功能正常是指该脊髓节段所支配肌肉的肌力≥3级,同时其上一节段关键肌肌力必须为5级的关键肌所代表的平面。由于左右两侧的运动平面可能不一致,评定时要分别评定两侧运动,并分别记录。

(2)感觉平面评定:感觉平面即身体两侧具有正常感觉功能的最低脊髓节段,或其下一平面出现感觉异常的节段。确定感觉平面时,须从第2颈椎节段开始检查,直到针刺觉或轻触觉<2分的平面为止。由于左右两侧的感觉平面可能不一致,因此需分别评估。

2.损伤程度评定

根据最低骶节($S_4 \sim S_5$)有无残留功能为标准来判定损伤是否为完全性。残留感觉功能时,刺激肛门皮肤与黏膜交界处有反应或刺激肛门深部有反应。残留运动功能时,肛门指检外括约肌有随意收缩。完全性损伤时,既无感觉也无运动功能,可有部分保留区,但不超过3个节段。临床上多根据美国脊髓损伤协会(ASIA)的损伤分级进行评定。

(1)完全性损伤:是指最低骶段($S_4 \sim S_5$)的感觉和运动功能完全消失。

(2)不完全性损伤:是指在神经平面以下包括最低位的骶段($S_4 \sim S_5$)保留部分感觉和(或)运动功能。

(3)部分功能保留区(ZPP):部分功能保留区只适用于完全性脊髓损伤患者,是指在神经平面以下保留有部分感觉和运动功能的节段,但一般不超过3个节段。

3.脊髓休克的评定

判断脊髓休克是否结束的指征之一是阴茎海绵体反射,反射消失为休克期,反射再出现表示脊髓休克结束。需要注意的是,正常人有15%～30%不出现该反射,圆锥损伤时也不出现该反射。脊髓休克结束的另一指征是损伤水平以下出现任何感觉运动或肌肉张力升高和痉挛。

### (二)运动功能的评定

**1.运动评分**

脊髓损伤患者的肌力评定不同于单块肌肉,要综合评估。ASIA采用运动评分法(MS)进行评定。

所选的10块肌肉和评分法评分时分左、右两侧,评定标准:采用手法肌力评定(MMT)测定肌力,每一条肌肉所得分与测得的肌力级别相同,从1～5分不等。若测得肌力为1级则评为1分,肌力为5级则评为5分。最高分,左侧50分,右侧50分,共100分。评分越高则肌肉功能越佳,依次可评定运动功能。

**2.痉挛评定**

临床上多采用改良Ashworth量表。

### (三)感觉功能的评定

采用ASIA的感觉指数评分(SIS)来评定感觉功能,选择$C_2$～$S_{4/5}$共28个节段的关键感觉点,分别检查身体两侧的痛觉和触觉。感觉正常得2分,异常得1分,消失为0分。每侧每点每种感觉最高为2分。一侧感觉最高为56分,左右两侧为$2 \times 56 = 112$分。两种感觉得分之和最高可达224分,分数越高表示感觉越接近正常。

### (四)心理、社会状况评定

脊髓损伤患者因有不同程度的功能障碍,患者会产生严重的心理负担及社会压力,对疾病康复有直接影响。因此,要评定患者及家属对疾病及康复的认知程度、心理状态、家庭及社会的支持程度。

### (五)日常生活活动能力评定

截瘫患者可用改良的Barthel指数评定,四肢瘫患者可用四肢瘫功能指数(QIF)来评定。

### (六)功能恢复的预测

对完全性脊髓损伤的患者,根据损伤水平预测其功能恢复情况。

## 三、康复护理措施

### (一)一般护理

**1.心理护理**

脊髓损伤患者由于身体的残障,形成了与其他人不同的特殊群体心理,这种心理特征决定了心理康复的内容、方法与应注意的问题。患者大都经历震惊、否定、抑郁、对抗独立以及适应阶段。以上各阶段多数时候无法截然划分,可能交叉出现。康复护士要了解患者对疾病康复的认知程度,了解患者的家庭环境、条件、经济状况,有足够的耐心和自信,鼓励患者要正视疾病与残疾,耐心疏导并讲解康复训练的重要性,帮助患者树立生活的勇气和信心,使患者处于良好的身心状态,并配合康复治疗和护理。要运用心理治疗方法减轻患者的心理障碍,减少焦虑、抑郁、恐慌等精神症状,帮助患者建立良好的人际关系,促进其人格的正常成长,使其很好地面对生活及适应社会。有关人员(同事或家属)的协助系统、专家协助系统、社区辅助支持系统的合作与帮助,在康复过程中起着非常重要的作用。

**2.病情观察**

脊髓损伤患者由于损伤平面即损伤程度不同而临床表现各异,严重者可影响生命。护理上要注意观察生命体征等病情变化,发现异常及时告知医师处理。

### 3.日常生活护理

由于括约肌功能障碍、自主神经功能障碍,患者可出现排尿、排便、排汗功能障碍等临床表现。故要注意做好基础护理,勤换衣服,温水擦浴,使患者感到舒适。同时注意保持病室空气新鲜。

### 4.饮食指导

注意饮食调节,制订合理膳食计划,保证维生素、纤维素、钙及各种营养物质的合理摄入。

## (二)康复治疗的护理

### 1.环境设施要求

(1)康复病区:应宽敞,病床之间不应小于1.5m,使轮椅有足够的空间,方便患者移动及日常活动。病床应选择带有床档的多功能床,并应备有大小不同的软垫,满足患者康复需求。病房床头、走廊、卫生间、淋浴间均应安装呼叫器。

(2)病区地面:是保证脊髓损伤患者活动安全的重要内容。地面应使用平整、防滑、有弹性不易松动的表面材料,保证患者行走、训练、轮椅使用安全可靠。

(3)卫生间:应无台阶、门宽大、安装滑道并侧拉,坐便两侧有扶手;水龙头应安装长柄,建造截瘫患者使用方便的洗澡设施,淋浴应有软管喷头,方便患者使用。

(4)病区走廊:应安装扶手,利于行走训练。

### 2.正确姿势的摆放及体位变换

脊髓损伤患者应根据病情安置体位;四肢瘫的患者,肩关节应处于外展位,肘关节伸直,前臂外旋,腕背伸,拇指外展背伸,手指微屈。如病情允许应定期俯卧位,伸展髋关节,踝关节保持垂直。变换体位也应根据病情需要进行,一般每2小时变换1次,变换前向患者或家属说明目的和要求,取得患者的理解和配合。体位变换时,仔细检查全身皮肤状态,如有无局部发红、破溃,并观察皮肤温度、肢体血液循环情况,注意按摩受压部位。对高位颈髓损伤患者应注意轴向翻身以维持脊柱的稳定性。

### 3.关节被动活动

被动运动可促进血液循环,保持关节和组织的最大活动范围,防止关节畸形、肌肉缩短及挛缩。患者受伤后就应开始训练。在康复医师的指导下对瘫痪肢体的关节每日应进行1~2组的被动运动,每组每个关节应至少活动20次左右,防止关节挛缩、畸形。患者处于休克期时,每日应进行两组被动运动,休克期后每日1组,并靠自己的力量保证充分的关节活动度。进行被动运动时,每个肢体的关节从近端到远端的活动时间应在10分钟以上,每个关节都要进行数次的全范围的活动。对外伤和脊柱骨折导致的脊髓损伤、脊柱稳定性差的患者,禁止脊柱的屈曲和扭转活动。四肢瘫的患者禁止头颈部及双肩的牵伸运动。为避免加重胸、腰椎的损伤,截瘫患者的髋关节活动应禁止。肩关节屈曲、外展对上脊柱有影响,应控制在90°以内。对下脊柱有影响的直腿抬高运动时应禁止超过45°,膝屈曲下髋关节屈曲运动禁止超过90°。

### 4.主动运动

加强患者肢体残存肌力的训练,可以提高机体的运动功能。增强日常生活能力,为患者重返社会奠定基础。不同肌肉、不同肌力的训练方法不同,以循序渐进为原则,不可操之过急,以免造成损伤,应逐渐从被动运动过渡到主动运动,并尽早进行独立的功能性上肢力运动。如肱三头肌无力时,做伸肘动作,通过肩的外旋、前伸,放松肱二头肌,靠重力使肘关节伸展。手的功能训练时首先借重力使腕关节屈曲,此时 5 个手指呈伸展位,将双手或单手示指和拇指放在要抓的物体上,靠桡侧腕伸肌收缩使腕关节伸展,使屈指肌腱被动牵张,即可抓起较轻的物体。四肢瘫的患者主动运动的重点是三角肌、肱二头肌和斜方肌的下部,以加强转移和行走的控制。

主动运动包括:①助力运动,肌力小于 3 级的肌群可采取助力运动,在治疗师的帮助下,配合完成肢体运动,也可在悬吊装置的帮助下进行肢体减重运动,提高肌力;②抗阻力运动,肌力大于 3 级需进行抗阻力运动,可用沙袋、滑轮提供阻力,或采取渐进性抗阻力运动;③等速肌力运动,肌力大于 3 级者可利用等速训练仪进行训练,可较快提高肌力。但抗阻力运动和等速肌力训练还有一定限制,最好在恢复早期或后期康复中进行。

5.呼吸和排痰训练

颈髓或高位胸段脊髓损伤的患者伤后存在不同程度的呼吸功能障碍,影响呼吸肌的运动和协调功能,可导致呼吸衰竭。

(1)呼吸训练:所有患者都要进行深呼吸锻炼。胸 $T_1$ 以上损伤时,膈肌是唯一由神经支配的呼吸肌,应鼓励患者充分利用膈肌吸气,可用手掌轻压紧靠胸骨下面的部位,帮助患者全神贯注于膈肌吸气动作;在患者进行有效呼气期间,用两手在患者胸壁上施加压力,并尽量分开两手,每次呼吸之后,应变换手的位置,尽量多覆盖患者胸壁。

(2)辅助咳嗽:用双手在膈肌下施加压力,可代替腹肌的功能,协助完成咳嗽动作。①单人辅助法:两手张开放在患者的胸前下部和上腹部,在患者咳嗽时,借助躯体力量均匀有力地向内上挤压胸廓,压力要酌情施加,避免骨折处疼痛,又要把痰排出。②两人辅助法:如患者有肺感染,痰液黏稠或患者胸部较宽,可两人操作。操作者分别站在患者的两侧,将前臂错开横压在胸壁上或张开双手放在患者靠近自己一侧的胸壁上和下部,手指向胸骨,待患者咳嗽时同时挤压胸壁。最初两周内,每日进行 3~4 次,以后可每日 1 次。患者可每日自行练习咳嗽或在家人的帮助下练习,该方法对颈脊髓损伤患者十分重要,可有效排出呼吸道分泌物,预防和治疗肺感染。

6.膀胱和肠道功能的护理

脊髓损伤后出现的排尿障碍为神经源性膀胱。患者因不能排空尿液而遗留不同程度的残余尿,为细菌繁殖提供培养基,造成尿路感染。残余尿增多还可造成膀胱输尿管反流,形成上尿路积水使肾功能受损。脊髓损伤后 1~2 周内多采用留置导尿的方法,指导并教会患者家属定期开放尿管,一般每 3~4 小时开放 1 次,开放时嘱患者做排尿动作,主动增加腹压或用手按压下腹部使尿液排出。保证每日摄水量在 2 500~3000mL,引流袋低于膀胱水平,避免尿液反流,预防泌尿系统感染。待病情稳定后,尽早停止留置导尿,根据尿流动力学检查结合临床表现针对不同类型膀胱进行相应处理,如施行间歇导尿法应掌握指征。若有尿道狭窄、膀胱颈梗阻、尿道或膀胱损伤(尿道出血、血尿)、膀胱容量小于 200mL 及有认知障碍等,禁用间歇导尿。间歇导尿应注意饮水控制,规律利尿,以达到每 4~6 小时导尿 1 次。间歇导尿后,残留尿量小于 100mL 时,经过系统的膀胱训练后,可停止间歇导尿。

对排便功能障碍患者,应通过长期的排便训练才能帮助其养成良好的排便规律,包括合理的膳食结构、合适体位配合定时排便训练、合理运动等方法。出现便秘时可用润滑剂、缓泻剂、灌肠等方法,必要时应戴上指套,为患者人工取便;也可配合腹部按摩、肛门牵张技术等方法,帮助患者排便。

7.配合功能锻炼的护理

(1)增强肌力,促进运动功能恢复:脊髓损伤患者为了应用轮椅、拐杖或自助器,在卧床或坐位时,主要重视肌力的训练。上肢针对肩带肌、胸大肌、三角肌、肱二头肌、肱三头肌、肱桡肌、腕屈伸肌群、屈伸手指肌群及握力进行训练。躯干部针对背肌、腹肌进行强化训练。下肢针对腰方肌、髂腰肌、股四头肌、胫前肌、足踇长伸肌、腓肠肌、臀大肌、臀中肌等进行训练。0级和1级肌力主要训练方法为被动活动、肌肉电刺激及生物反馈治疗;2~3级肌力时,可进行较大范围的辅助、主动及器械性运动,根据患者肌力情况调节辅助量;3~4级肌力时,可进行抗阻力运动。

(2)垫上训练的康复护理:患者的垫上训练主要针对躯干、四肢的灵活性、力量及功能性动作进行训练。

垫上翻身:患者平卧在垫上,头颈屈曲旋转,双上肢上举,做节律性对称性摆动,借摆动惯性,头从一侧转向另一侧,随后双上肢、躯干、下肢顺势转向俯卧位。从俯卧位向仰卧位翻身,可先在一侧骨盆或肩胛下放枕头帮助最初的旋转,如翻身仍困难,可增加枕头,实现躯干和肢体的转动。四肢瘫患者需帮助才能完成,也可借助绳梯或吊环,如高位颈髓损伤者可借助吊环在翻身或坐起时,将前臂穿进吊环,用力屈肘完成坐起或翻身动作。

垫上胸肘支撑:为改善床上活动,强化前锯肌和其他肩胛肌的肌力,促进头颈和肩胛肌的稳定,应在垫上进行胸肘支撑的练习。俯卧位时,两肘交替移动,直到两肘撑起后,肘位于肩的下方;也可做双肘伸直支撑、手支撑俯卧位,可用于床上移动,但需要三角肌、肱二头肌、肱三头肌、肱桡肌等的良好肌力及肘关节活动正常。

垫上双手支撑:进行垫上双手支撑的患者,上肢功能必须正常。这项训练更适用于截瘫患者。患者双手放于体侧臀旁支撑在垫上,使臀部充分抬起,这是日常生活动作的基础,有效支撑动作取决于上肢力量、支撑手的位置和平衡能力。训练时为保持坐位平衡,头、肩、躯干要前屈,使重心保持在髋关节前面,双上肢靠近身体两侧,手在髋关节稍前一点位于垫上,手掌尽可能伸展,手指伸展,身体前倾,头的位置超过膝关节,双侧肘关节伸直,双手向下支撑,双肩下降,把臀部从垫上抬起,如患者上肢长度不足以支撑使臀部抬离床面,可加用一段拐。

垫上移动:侧方支撑移动、前方支撑移动和瘫痪肢体移动患者可利用吊环进行坐起和躺下训练,对改善患者日常生活活动能力非常重要。截瘫患者因双上肢功能正常,垫上移动容易完成,而四肢瘫患者的垫上移动与损伤水平、上肢的长度有关。移动方法如下:先借助吊环自我坐起,双手放在体侧,躯干前屈、前倾,双手用力快速向下支撑,头及肩后伸,躯干及下肢向前移动,反复训练。相同方式进行向后和两侧的移动。

(3)坐位训练的康复护理:脊髓损伤患者多采用长坐位和端坐位进行平衡维持训练,包括静态平衡训练和动态平衡训练。在训练中,应逐步从睁眼状态过渡到闭眼状态下进行。

静态平衡训练:患者取长坐位,在前方放一姿势镜,患者和护士可随时调整坐位的姿势。当患者在坐位能保持平衡时,再指示患者将双上肢从前方、侧方抬起至水平位。

动态平衡训练:护士可与患者进行抛球、传球的训练,不但可加强患者的平衡能力,也可强化患者双上肢、腹背肌的肌力及耐久力。

(4)转移训练的护理:转移训练大致分 3 种形式,即两脚离地的躯干水平转移、两脚不离地的躯干水平转移和两脚不离地的躯干垂直转移。前者的移动平稳,后者的移动需很强的肌力。训练动作包括从轮椅到训练台、床、卫生间、汽车等。训练方法包括帮助转移和独立转移训练。

帮助训练:可由一人帮助进行双足不离地的躯干垂直转移,或两人帮助进行双足离地躯干水平移动。转移训练时,治疗师双足及双膝抵住患者的双脚及双膝的外面,开始时患者躯干前倾、髋关节屈曲、髋后伸、伸膝、躯干伸展。治疗师双手抱住患者臀下或提起患者腰带,同步完成站立动作。注意患者站立时锁住双脚及双膝,以防跌倒。坐下时,患者髋关节屈曲,治疗师双手由臀部滑向肩胛,使患者屈髋,臀部坐到凳子上。

患者独立转移:包括臀部在轮椅上向前移动、将下肢移到训练床上及躯干移动。从轮椅到床的转移方法有如下。①向前方转移,训练前,护士应先演示、讲解,并协助患者完成训练。将轮椅靠近床边 30cm,锁住轮椅,将下肢放在床上,打开刹车靠近床边,刹车,用双上肢支撑将身体移至床上完成转移。②向侧方转移,轮椅侧方靠近床边并去掉床侧轮椅的扶手,将双下肢放在床上,一手支撑在轮椅的扶手上,另一手支撑在床上,将臀部移至床上。另一种方法是将双脚放在地上,使脚与地面垂直,这种转移方法可以使双脚最大限度地负重。③斜向转移,将轮椅斜向床边 30°,刹住并将双脚放在地面上,利用支撑动作将臀部移到床上。上述转移过程也可使用滑板,如床与轮椅转移时将轮椅与床平行,前轮尽量向前,刹住轮椅,取下靠床的轮椅扶手,架好滑板,放好双下肢,用双上肢支撑将臀部移到滑板上,相反将移到轮椅上。

(5)站立训练的康复护理:病情较轻的患者经过早期坐位训练后,无直立性低血压等不良反应者即可在康复医师指导下进行站立练习。训练时应注意协助患者保持脊柱的稳定性,协助佩戴腰围训练站立活动。$T_{10}$ 以下截瘫患者,可借助矫形器与拐杖实现功能性步行。若借助传动矫形器、电动矫形器和拐杖,损伤平面甚至更高的患者也能实现独立步行。患者站起立床,从倾斜 20°开始,逐渐增加角度,约 8 周后达 90°。

(6)步行训练的康复护理:伤后 3~5 个月,已完成上述训练者,可佩戴矫形器完成步行训练。尽早开始步行训练可防止下肢关节挛缩,减少骨质疏松,促进血液循环。先在平行杠内站立,要注意保护并协助患者,后在平行杠内行走训练。可采用迈至步、迈越步、四点步、两点步等方法训练,平稳后移至杠外训练,用双拐来代替平行杠,方法相同。不同损伤部位及损伤程度的患者,步行能力恢复的程度也不一样。

(7)日常生活活动能力训练的护理:日常生活活动能力训练包括进食、梳洗、如厕、更衣、沐浴、交流、家务、外出等训练。训练前应协助患者排空大小便,若患者携带尿管、便器时应在训练前协助患者妥善固定好;训练后,对患者整体情况进行观察及评估,若有不适感,及时与康复医师联系并调整训练内容。训练时注意适当借用辅助用具。

进食:不具备手的抓握功能的患者需要借助自助具来完成进餐动作。训练用的餐具如碗、盘应特殊制作,具有防滑、防洒功能。

梳洗:手功能受限的患者在刷牙、梳头时可用环套套在手上,将牙刷或梳子套在套内使用。拧毛巾时,可指导患者将毛巾中部套在水龙头上,然后将毛巾双端合拢,再将毛巾向同一个方向转动,将水挤出。

如厕:患者如厕一定要遵照轮椅转换的动作。

更衣:训练用的衣服宜宽大、简单,衣扣和带子改为尼龙搭扣。以穿脱开襟衣服为例。①穿法,衣服背面放在膝盖上,领子对着自己,衣服的前面向上并打开,将一手伸入衣袖内并伸出手腕;用同样方法完成另一只手,低头将衣服举翻过头顶,手臂伸直,让衣服垂落至肩膀上,身体前倾,使衣服沿躯干与椅子之间的空隙滑下来。②脱法,解开衣服纽扣,躯干尽量前屈,双手由衣领处向上拉并使衣服过头,恢复躯干伸展坐位,一只手拇指勾住对侧衣袖腋窝处使手退出衣袖,用同样方法退出另一只手。

沐浴:姿势一般采用长坐位,身体向前倾,头颈部屈曲,可借助长柄的海绵刷擦洗背部和远端肢体,注意防止烫伤。

交流:通常语言交流无障碍,由于手功能差,可能无法进行书信交流和电话交流;可以制作不同的自助具,以提高患者生活质量。

家务:胸 $T_1$ 以下脊髓损伤患者一般能做家务,但由于患者须坐在轮椅上,因此患者的生活环境需要进行改造。

外出:主要是轮椅与汽车间的转移动作。需要注意的是,坐在轮椅上时,每 30 分钟左右用上肢撑起躯干使臀部离开椅面减压一次,以免坐骨结节等处形成压疮。

(8)假肢、矫形器、辅助器具使用的康复护理:康复护士在物理治疗师、作业治疗师指导下,熟悉并掌握其性能、使用方法及注意事项,监督保护患者完成特定动作,发现问题应及时纠正。常用矫形器有:①手功能位矫形器,对颈髓损伤患者是必需的,且应在受伤后 48 小时内提供;②膝踝足矫形器又称下肢矫形器,在 $L_1 \sim L_2$ 脊髓损伤平面患者使用效果较好。③自助具(辅助具),脊髓损伤患者丧失部分功能,不能独立进行日常生活活动,为解决他们的困难,设计一些专门的器具代偿已丧失的功能,如书写自助具、打字自助具。

8.并发症的预防和处理

(1)下肢深静脉血栓:据报道深静脉血栓发生率为 40%～100%,指导患者每日进行下肢被动运动,如以踝关节为中心,做足部的上下运动,上下不能超过 30°,以发挥腓肠肌泵的作用;开始起床活动时需用弹力绑绷带或穿弹力袜,适度压迫浅静脉,增加静脉回流,减轻水肿;患肢避免静脉输液;密切观察病情并详细记录。

(2)疼痛:密切观察疼痛的部位及性质,保持脊柱局部的稳定,注意轴向翻身,勿扭转躯干。积极帮助患者查找疼痛的原因,专注于生活或消遣可减轻疼痛,必要时给予止痛剂。

(3)异位骨化:通常是指在软组织中形成骨组织,好发部位是髋关节、膝关节、肩关节、肘关节及脊柱;局部多有炎症反应或低热。护理上应注意关节做被动运动时不宜过度用力、过度屈伸、过度按压。

(4)压疮:如长期坐轮椅的臀部,瘫痪的身体、肢体等易形成压疮。压疮应以预防为主,首先应注意患者的全身营养状况,保证足够的营养及水分,改善全身及皮肤的血液循环,防止压疮。按时翻身,每两小时一次并按摩,培训患者及家属掌握预防压疮的知识及技能,练习双手支撑床面、椅子扶手等将臀部抬高的动作。若双手无力,可先向一侧倾斜上身,使对侧臀部离开椅面,再向另一侧倾斜。

(5)自主神经反射亢进:自主神经反射亢进是脊髓损伤特有的威胁患者生命的严重并发

症。自主神经反射亢进在脊髓休克结束后发生,见于 $T_6$ 以上的脊髓损伤患者,但不排除个别病例发生于 $T_6$ 以下的脊髓损伤。这是一个严重的、需紧急处理的、可能导致脑出血和死亡的并发症。自主神经反射亢进由于脊髓损伤后,自主神经系统中交感与副交感的平衡失衡所引起,脊髓损伤水平以下的刺激一旦引起交感神经肾上腺素能的介质突然释放就会发生。由于此并发症是一种严重、需紧急处理的并发症,因此应使每个患者和其家属了解和掌握这一并发症的特点和基本处理方法。

**(三)康复教育**

脊髓损伤可造成终身残疾。脊髓损伤患者的康复教育是患者掌握康复基本知识、方法、技能的重要途径,是患者学会自我管理、回归家庭和社会的根本保障。

**1.自我护理**

(1)学会自我护理:教会患者和家属在住院期间完成替代护理到自我护理的过渡。其重点是教育患者学会自我护理,避免发生并发症。

(2)培养良好的卫生习惯:住院期间要培养患者养成良好的卫生习惯,预防肺部、泌尿系统感染,教会家属搞好环境卫生。患者出院后要定期复查,防止主要器官发生并发症。

(3)学会自己处理大小便:掌握排尿、排便管理方法,学会自己处理大小便。高位颈髓损伤患者的家属要学会协助患者处理大小便问题。

(4)制订一个长远的康复训练计划,教育家属掌握基本康复知识和训练技能,防止二次残疾。

**2.心理调适**

教育患者培养良好的心理素质,正确对待自身疾病,配合系统康复治疗,以良好的心态去面对困难和挑战,充分利用残存功能去代偿致残部分功能,尽最大努力去独立完成各种生活活动,使自己成为一个身残志不残、对社会有用的人。

**3.回归社会**

(1)配合社会康复和职业康复部门,协助患者做回归社会的准备,帮助家庭和工作单位改造环境设施,使其适合患者生活和工作。

(2)在康复医师的协助下,对患者进行性康复教育。残疾人的性教育是维持家庭的重要手段,家庭完整、家属支持是残疾者最大的精神支柱,应鼓励他们勇敢地面对未来。

# 第五节  周围神经病损伤的康复护理

## 一、概述

周围神经由神经节、神经丛、神经干、神经末梢组成,分为脑神经、脊神经和自主神经。周围神经多为混合性神经,含有感觉纤维、运动纤维及自主神经纤维。周围神经病损一般分为周围神经损伤和神经病两类。

**(一)病因**

周围神经损伤是由于周围神经丛、神经干或其分支受外力作用发生的损伤,如挤压伤、牵拉伤、挫伤、撕裂伤、切割伤、火器伤、医源性损伤等;神经病是指周围神经的某些部位由于炎症、中毒、缺血、营养缺乏、代谢障碍、外伤等引起的一组疾病和损伤。

**(二)临床表现**

1.肢体畸形

当周围神经完全损伤时,由于与麻痹肌肉相对的正常肌肉的牵拉作用,使肢体呈现特有的畸形。例如,上臂部桡神经损伤后,使手呈现典型的垂腕和垂指畸形;腕部尺神经损伤后,呈现典型的爪形指畸形。

2.运动功能障碍

神经完全损伤后,损伤神经所支配的肌肉呈迟缓性瘫痪,主动运动、肌张力和反射均消失。随着病程延长,肌肉逐渐发生萎缩;但在运动神经不完全损伤的情况下,多数表现为肌力减退。伤病后的神经恢复或手术修复后,肌力可能将逐渐恢复。

3.感觉功能障碍

周围神经损伤后,其分布区的触觉、痛觉、温度觉、振动觉和两点辨别觉可完全丧失或减退,表现为麻木、刺痛、灼痛、感觉过敏等。由于各皮肤感觉神经有重叠分布,所以其分布区的皮肤感觉并不是完全丧失,而是局限于某一特定部位,称为单一神经分布区。在神经不完全损伤的情况下,神经支配区的感觉丧失的程度不同。在神经恢复的过程中,上述感觉恢复的程度也有所不同。

4.自主神经功能障碍

周围神经损伤后,由交感神经纤维支配的血管舒缩功能、出汗功能和营养性功能发生障碍。开始时出现血管扩张、汗腺停止分泌,因而皮肤温度升高、潮红和干燥。两周后,血管发生收缩,皮肤温度降低,皮肤变得苍白。其他的营养变化有皮肤变薄、皮纹变浅、光滑发亮、指甲增厚变脆,由于皮脂分泌减少,皮肤干燥、粗糙,有时会出现水疱或溃疡。骨骼可发生骨质疏松。

5.反射功能障碍

深反射、浅反射减弱或消失,早期偶有深反射亢进。

## 二、康复评定

**(一)运动功能评定**

1.视诊

皮肤是否完整;肌肉有无萎缩、肿胀;肢体有无畸形;步态和姿势有无异常。

2.肌力和关节活动范围评定

根据病史和检查材料,做肌力测定、关节活动度检查。评定上肢病损时应注意手的灵活性和精细动作的能力,评定下肢时要做步态分析,评定出运动障碍的程度和残存的潜力。神经完全受损后,肌肉的肌力完全消失,但运动神经不完全损伤时,多表现为肌力减退。经治疗或手术修复肌力可逐步恢复,可采用手法肌力评定法评定肌力。有些疾病可用关节活动度检查评定关节、肌肉及软组织挛缩的程度。对肢体麻痹范围大的病例,可用日常生活活动能力评定肢体运动功能。

3.运动功能恢复评定

英国医学研究会(BMRC)神经外伤学会将神经损伤后的运动功能恢复情况分为 6 级,这种评定方法适用于高位神经损伤者。

## (二)感觉评定

感觉检查包括浅感觉、深感觉和复合觉,根据病例特点询问患者有无主观感觉异常,同时还应评定感觉障碍的分布、性质及程度。

### 1.感觉功能评定

包括触觉、痛觉、温度觉、压觉、两点辨认觉、图形辨别觉、皮肤定位觉、位置觉、运动觉等。当神经不完全损伤时,神经支配区的感觉丧失程度不同。目前临床测定感觉神经功能多采用英国医学研究会于 1954 年提出的评定标准。

$S_0$:神经支配区感觉完全丧失。

$S_1$:有深部痛觉存在。

$S_2$:有一定的表浅痛觉和触觉。

$S_3$:浅痛触觉存在,但有感觉过敏。

$S_4$:浅痛触觉存在。

$S_5$:除 $S_4$ 外,有两点辨别觉($7\sim11mm$)。

$S_6$:感觉正常,两点辨别觉$\leqslant6mm$,实体觉存在。

### 2.感觉功能恢复评定

英国医学研究会神经外伤学会将神经损伤后的感觉功能恢复情况分为 6 级。

### 3.自主神经功能评定

可根据自主神经功能障碍的表现进行评定。

## (三)日常生活活动能力评定

常用 Barthel 指数量表进行日常生活活动能力评定。

## (四)电生理学评定

对于神经损伤的部位、程度和损伤神经恢复情况的准确判断,需要周围神经电生理学检查作为辅助的检查手段,包括神经-肌电图、直流-感应电检查或强度-时间曲线检查、神经传导速度测定。对周围神经病损做出客观、准确的判断,在指导康复治疗过程中有重要意义。

# 三、康复护理措施

康复治疗的目的早期主要是去除病因,消除炎症和水肿,减少对神经的损伤,预防挛缩、畸形的发生,为神经再生打好基础;恢复期重点在于促进神经再生、保持肌肉质量、增强肌力、促进感觉功能恢复,最终改善患者的日常生活、工作能力,提高生存质量。

## (一)一般护理

周围神经病损患者往往伴有心理问题,担心病损后的经济负担,担心疾病不能恢复,以及由此而发生的家庭和社会生活问题。护士可通过宣教、咨询、示范等方式来消除或减轻患者的心理障碍,使其发挥主观能动性,并积极地进行康复治疗;也可通过作业治疗来改善患者的心理状态,如治疗性游戏等。

### (二)康复治疗的护理

**1.早期康复护理措施**

(1)保持良姿势:应用矫形器、石膏托等,将受损肢体的关节保持在功能位。垂腕时,将腕关节固定于背伸20°～30°,垂足时将踝关节固定于90°。

(2)受损肢体的主动、被动运动:由于肿胀、疼痛等因素,周围神经损伤后常出现关节挛缩和畸形,受损肢体各关节早期应做各方向的被动运动,每日至少1～2次,每次各方向3～5次,保证受损各关节的活动范围。若受损范围较轻,要进行主动运动。

(3)受损肢体肿痛的护理:可抬高患肢、用弹力绷带包扎、做轻柔的向心方向按摩及被动运动或冷敷等。温水浴、红外线等方法也可改善局部血液循环,减轻组织水肿和疼痛。

(4)受损部位的保护:由于受损肢体的感觉缺失,易继发外伤,应注意对受损部位的保护,如戴手套、穿袜子等。若出现外伤,可选择适当的物理方法,如紫外线、超短波、微波等温热疗法。

**2.恢复期康复护理措施**

急性期5～10日,炎症水肿消退后,进入恢复期。早期的治疗护理措施仍可选择使用,此期的重点是促进神经再生、保护肌肉的质量、增强肌力、促进感觉功能恢复。

(1)神经肌肉电刺激疗法:电刺激虽不能防止肌肉萎缩,但确可延迟病变肌萎缩的发展。值得注意的是,电刺激只是在肌肉仍有恢复神经支配的可能时才真正有用。电流引起收缩时,患者应同时尽力主动收缩该肌,此时功能恢复会更好。应注意治疗局部皮肤的观察和护理,防止感染和烫伤。

(2)肌力训练:肌力的训练包括增强最大肌力和增强肌肉的持久力,增强最大肌力宜采用等长运动法,而增强肌肉持久力宜采用等张运动法。受损肌肉肌力在0～1级时,进行助力运动,应注意循序渐进;受损肌肉肌力在2～3级时,可进行范围较大的助力运动、主动运动及器械性运动,但运动量不宜过大,以免肌肉疲劳。随着肌力逐渐增强,助力逐渐减小;受损肌肉肌力在3～4级时,可进行抗阻练习,以争取肌力的最大恢复,同时进行速度、耐力、灵敏度、协调性和平衡性的专门训练。

(3)作业疗法:根据功能障碍的部位与程度、肌力与耐力情况,进行相关的作业治疗。例如,上肢周围神经病损者可进行编织、打字、泥塑等操作;下肢周围神经病损者可进行踏自行车、缝纫机等。由于无论选用哪种作业方法都会有某些抗阻力的作用,因此尽量应用在健康情况下需要两侧肢体参加的作业内容为好。随着肌力的恢复,逐渐增加患肢的操作。

(4)日常生活活动能力训练:在进行肌力训练时,应注意结合日常生活活动训练,如练习洗脸、梳头、穿衣、踏自行车等,以增强身体的灵活性和耐力,从而达到生活自理、提高生存质量的目的。

(5)感觉功能训练:周围神经病损后,出现的感觉障碍主要有麻木、灼痛、感觉过敏、感觉缺失等。

局部麻木感、灼痛:有非手术疗法和手术治疗。前者包括药物(镇静、镇痛剂,维生素)、交感神经节封闭(上肢行星状神经节封闭、下肢行腰交感神经节封闭)、物理疗法(TENS、干扰电疗法、超声波疗法、磁疗、激光照射、直流电药物离子导入疗法、电针灸等)。对非手术疗法不能缓解者,可以选择手术治疗;而对保守治疗无效和手术失败者,可采用脊髓电刺激疗法。

感觉过敏:采用脱敏疗法。皮肤感觉过敏是神经再生的常见现象。感觉过敏的脱敏治疗包括两方面。一是教育患者使用敏感区。告诉患者如果不使用敏感区,其他功能训练就无法进行,这种敏感是神经再生过程的必然现象和过程。二是在敏感区逐渐增加刺激,具体方法有:①漩涡浴,开始用慢速,逐渐再加快,15～30分钟;②按摩,先在皮肤上涂按摩油,做环形按摩,若有肿胀,可由远端向近端进行按摩;③用各种不同质地不同材料的物品刺激,如毛巾、毛毯、毛刷、沙子、米粒、小玻璃珠等;④振动方法;⑤叩击方法,如用叩诊锤、铅笔橡皮头叩击敏感区以增加耐受力。

感觉丧失:在促进神经再生的治疗基础上,采用感觉重建方法治疗。用不同物体放在患者手中而不靠视力帮助,进行感觉训练。开始让患者识别不同形状、大小的木块,然后用不同织物来识别和练习,最后用一些常用的家庭器皿,如肥皂、钥匙、别针、汤匙、铅笔等来练习。

**(三)康复教育**

1.患者的再教育

(1)首先必须让患者认识到靠医生和治疗师,不能使受伤的肢体功能完全恢复,患者应积极主动地参与治疗。

(2)早期在病情允许下,进行肢体活动,以预防水肿、挛缩等并发症。

(3)周围神经病损患者常有感觉丧失,因此失去了对疼痛的保护机制,无感觉区容易被灼伤或撞伤,导致伤口愈合困难。

(4)必须教育患者不要用无感觉的部位去接触危险的物体,如运转中的机器、搬运重物。

(5)烧饭、吸烟时易被烫伤。

(6)有感觉缺失的手要戴手套保护。

(7)若坐骨神经或腓总神经损伤,应保护足底,特别是穿鞋时,防止足的磨损。

(8)无感觉区易发生压迫溃疡,夹板或石膏固定时应注意皮肤是否发红或破损,若出现石膏、夹板的松脱、碎裂,应立即就诊。

2.恢复期训练指导原则

(1)在运动功能恢复期,不使用代偿性训练;运动功能无法恢复时,再应用代偿功能,注意不能造成肢体畸形。

(2)伴有感觉障碍时要防止皮肤损害,禁忌做过伸性运动。

(3)如果挛缩的肌肉和短缩的韧带有固定关节的作用时,以保持原状。

(4)作业训练应适度,不可过分疲劳。

3.日常生活的康复指导内容

(1)指导患者学会日常生活活动自理,肢体功能障碍较重者,应指导患者改变生活方式,如单手穿衣、进食等。

(2)注意保护患肢,接触热水壶、热锅时,应戴手套,防止烫伤。

(3)外出或日常活动时,应避免与他人碰撞肢体,必要时佩戴支具保持患肢功能位。

(4)指导并鼓励患者在工作、生活中尽可能多用患肢,将康复训练贯穿于日常生活中,促进功能早日恢复。

# 第五章　伤病后常见并发症的康复护理

## 第一节　关节挛缩的康复护理

关节挛缩是康复医学中最常见、对患者功能恢复影响较重的并发症之一。关节挛缩变形后对功能影响极大,如肩关节挛缩固定则上臂就无法上举,手指间关节挛缩则手的抓握功能下降,下肢髋、踝关节挛缩变形将影响下肢的行走能力。因此,护理人员必须加强对患者的关节护理,对于防止关节挛缩和减轻患者的功能障碍有着重大的意义。

### 一、概述

挛缩是指因关节周围的皮肤、肌肉、韧带等病变造成的关节活动受限。导致挛缩的常见原因有关节创伤、炎症、关节制动、痉挛、关节周围的软组织创伤及病变等。关节活动度的保持与关节囊的柔软和弹性有关,当创伤部位固定制动后,关节囊组织可转化为致密结缔组织而局部变硬,弹性降低。观察发现,关节固定4天,在组织学上即可见挛缩现象;4周以上可致关节活动度下降或丧失,此时须经关节运动锻炼才能矫正;若2~3个月关节不活动,又未进行适当的处理,则韧带、肌腱等将会发生无法逆转的病变,难以自行恢复,必须经手术治疗才能解决。

### 二、关节挛缩分类

关节挛缩可分为先天性挛缩和后天性挛缩,后天性挛缩又可分为以下几种。

#### (一)皮肤性挛缩

因烫伤、创伤、炎症等造成皮肤瘢痕而出现的挛缩。好发于手部,多见于烧伤患者。

#### (二)结缔组织性挛缩

因皮下组织、韧带肌腱等收缩而出现的挛缩,如掌腱膜挛缩。

#### (三)肌性挛缩

因关节长期固定、肌肉疾患、创伤等造成肌肉短缩、萎缩及瘢痕导致的挛缩,由于肌肉长期处于不活动状态,可使肌膜硬化,弹性降低,此时因肌膜的限制,整块肌肉的延展性丧失,而造成肌性挛缩。

#### (四)神经性挛缩

临床以中枢神经系统疾患(如脑卒中)所致的痉挛性挛缩尤为多见。

(1)反射性挛缩为了减少疼痛,长时间地将肢体置于某一种强制体位造成的挛缩,如疼痛引起的保护性反应。

(2)痉挛性挛缩中枢神经系统疾患所致的痉挛性瘫痪,因肌张力亢进所致。多见于小儿大脑发育障碍或脑外伤和脑中风患者。

(3)弛缓性麻痹性挛缩因末梢神经疾患所致的弛缓性瘫痪造成的挛缩,多见于小儿麻痹症。

### 三、关节挛缩评估

评估挛缩最常用的方法是被动关节活动度检查。检查中如发现关节活动范围减少、末端阻力大,应注意鉴别是挛缩还是痉挛,或者两者兼而有之。还可用神经干阻滞法进行鉴别,例如要鉴别是小腿三头肌痉挛还是挛缩可用 2% 利多卡因 15~20mL 行胫后神经阻滞,观察0.5~1.5 小时,如果踝关节背屈的活动范围改善则为痉挛,反之则为挛缩。

### 四、防治及护理

临床上预防挛缩比治疗挛缩显得更重要和更容易。虽然发生关节挛缩变形的病因不同,但对于关节挛缩的预防,都应遵循早期预防的原则。关节一旦发生挛缩也应尽早进行康复治疗。在康复临床中,关节挛缩的防治和护理措施主要有以下 4 种。

#### (一)保持关节的功能位

功能位是指关节能够进行基本功能活动,不易引起挛缩发生的体位。如足的功能位是与小腿呈 90°,在此位置上能完成站、走等动作。由于体位不正确而引起的关节挛缩变形有肩关节内收、内旋,肘关节屈曲,前臂旋前,腕关节屈曲,手指屈曲;下肢髋关节外旋,膝关节伸展,踝关节内翻,足下垂等。

1.各关节功能位

分为上肢和下肢各关节的功能位。

(1)上肢各关节的功能位肩关节外展、前屈、内旋;肘关节屈曲 100°,前臂中立位;腕关节背伸 30°,掌指关节屈曲 45°~60°,拇指与小指呈轻度对掌位。

(2)下肢各关节的功能位以便于行走为目标,髋前屈 10°~15°,膝屈曲 5°~10°,踝关节、足底与胫骨呈 90°位。

2.保持关节功能位的方法

必须 24 小时连续进行,卧位时可用枕头、毛毯等物垫于相应部位以保持关节固定。对有明显关节挛缩者可用石膏或塑料夹板矫形器固定在功能位,此外,用足底垫板或踝托可预防足下垂。

#### (二)经常变换体位

对于卧床等存在运动障碍的患者,为预防关节挛缩的发生,维持正确的体位,保持关节的功能位是很重要的。但无论什么体位,如果长时间不进行更换,都容易在该姿势下发生挛缩。因此,保持良好体位必须和体位变换结合进行。①对于无意识障碍患者发病当日即可进行体位变换,重度意识障碍者在生命指征平稳后进行;②对保持特定体位有困难的患者,可以用被子、软枕等予以辅助;③对自己无法变换体位的患者,护士要帮助患者变换体位;④对有能力自己变换体位的患者,护士要鼓励他自己完成。体位变换一般每 2~3 小时进行 1 次。

#### (三)关节活动度训练

关节活动度训练对于关节挛缩,既有预防作用,又有治疗作用。适当的运动,有利于促进血液循环,维持和增强肌肉的功能,保留运动感觉和保持关节的活动度,达到预防关节僵硬和挛缩的目的。所以,护理人员应鼓励患者尽早进行运动训练。进行关节活动度训练时,可根据患者的具体情况,分别进行被动运动、主动运动和抗阻运动等方式的训练;对已发生挛缩的关节应加入主动牵引,徒手牵引或持续牵引,也可通过滑轮进行重力牵引。

1.被动运动

是治疗痉挛最基本和最简单的方法,适用于各种原因引起的肢体功能障碍、瘫痪、关节功能障碍等情况,能起到放松痉挛肌肉,牵伸挛缩肌腱及关节囊,恢复或维持关节活动度的作用。

(1)连续被动运动:应用下肢 CPM 仪防治关节挛缩,使用时要注意由慢到快,逐渐增加角度。

(2)间歇性被动运动:有预防和治疗作用。用于预防时每日 2 次,每次活动 5 分钟,活动强度视病情而定。如已有明显的关节挛缩时必须使关节活动范围尽可能达到最大,但应以不引起严重疼痛为限;挛缩较轻者每次运动需 10 个反复,每次 20～30 分钟;严重者在被动运动前应先进行热疗以增加牵引的效果,被动活动前进行关节松动可增加关节活动度,避免软组织冲击、压迫和撕裂。

2.主动运动

以下分别介绍徒手训练、自我训练、人工阻力训练和机械阻力训练。

(1)徒手训练:适用于预防性训练或早期轻度功能障碍时的训练,如步行、关节体操、日常生活活动,以及防止个别关节挛缩的关节活动度训练。

(2)自我训练:活动时间根据目的而定,首先要确立训练目标,然后示范规定动作,同时给予必要的保护和帮助。

(3)阻力训练。①人工阻力训练:如保持－放松、保持－放松－拮抗,拮抗肌收缩由治疗师根据病情提供训练阻力的大小、方向和次数。②机械阻力训练:包括等长、等张、等速训练,其目的是增强肌肉收缩力和耐力。

3.牵引

此法适用于痉挛性挛缩,张力低下者忌用。

(1)手法牵拉痉挛型:挛缩患者某些肌群的张力明显增高,而拮抗肌的张力相对不足。反复、多次牵拉活动,能使痉挛肌肉放松,从而减轻关节的挛缩程度。牵拉患者痉挛肌时,动作要柔和,以防肌腱和关节韧带损伤。同时,要使患者合作,避免患者自己用力收缩,否则会加重肌肉痉挛和关节的挛缩。手法牵拉可分为 2 种。①快速牵伸手法:又称急拉法,即对肌肉进行快速而轻柔的牵张,可抑制拮抗肌群;②缓慢牵张手法:又称慢拉法,对痉挛肌有抑制作用。对轻度挛缩和肌痉挛者可采取持续的、缓慢的、小力量的牵拉。

(2)器械牵引法:将需牵引的肢体远端部位套入牵引架,挂上重物,进行直接牵引或通过滑轮间接牵引,适用于大关节的挛缩。牵引一般可持续 0.5～24 小时不等。此法简单且作用大,但需注意牵引力的大小,因为牵引力过小常无效,而过大易造成骨关节的损伤。通常每日牵引 2 次,每次 20～30 分钟。

(3)系列夹板:动态夹板是一种持续牵引的夹板、有金属或塑料固定部分,附加橡胶带或弹簧牵引,此夹板的优点是能按需要定时持续加力,在牵引的同时还可进行主动运动,但力量有限,一般只限于上肢肘、腕和指关节。静态夹板和矫形器可防止瘢痕挛缩。

(4)系列塑型:适用于阻力较大的膝、踝挛缩的治疗。治疗时先进行热疗,然后用力强制关节达到活动的限度,并以石膏或低温热塑材塑型,2～3 天更换 1 次。更换时,拆去原塑型应检查局部皮肤。通过治疗逐渐增加关节活动范围,最后达到完全矫正关节。

（5）其他牵引法：如支架、石膏托、关节矫形器具等，可使关节短时、间歇固定于功能位和抗痉挛体位。此法可减少纤维组织的弹性回缩，加强牵引效果，常用于肌肉痉挛较重、将要发生挛缩或轻度挛缩的关节，以及前述牵引法解痉效果不明显者。牵引时注意防止皮肤、血管受压。

## 五、注意事项

（1）正确理解和确定施外力的解剖位置，避免替代运动。

（2）被动训练时要注意肢体的固定位置和方法，手法要逐渐加重，并在活动受限的位置持续用力，以维持和扩大关节活动度，然后再逐渐减轻力度，最后充分放松肢体。

（3）切忌手法粗暴，以防止骨折，避免训练过量，防止疲劳。

（4）宜在无痛范围内进行，避免肌肉疼痛；关节伴有炎症时关节牵引强度要减半。

# 第二节　压疮的康复护理

压疮也是康复医学中常见的并发症之一，各种导致运动和感觉障碍的疾患均可引起压疮，如脑卒中、脊髓损伤等。一旦发生压疮，不仅给患者增加痛苦，加重病情，延长康复的时间，严重时可因继发感染引起脓毒败血症而危及生命。因此，必须加强护理，减少压疮的发生。

## 一、概述

压疮或压力性溃疡是由于身体局部组织长期受压，血液循环障碍，组织营养缺乏，致使皮肤失去正常功能，而引起的组织破坏和坏死。压疮不仅可发生于卧床患者，也可发生于坐位（如坐轮椅）或使用整形外科装置的患者。

压疮发生的原因很多，病理过程复杂，常见的有：①长期保持一种体位的患者身体局部组织受压过久；②皮肤经常受摩擦、潮湿（如排泄物）等物理性刺激；③石膏绷带和夹板使用不当使局部血液循环不良；④全身营养缺乏；⑤继发感染等。

### （一）好发人群

各种伤病（如骨折、脊髓损伤、慢性神经系统疾病等）导致患者运动能力下降或丧失而长期卧床、各种消耗性疾病及老年患者，若有低清蛋白血症、大小便失禁、营养不良、维生素缺乏等则更易发生。

### （二）好发部位

压疮多发生于受压和缺乏脂肪组织保护，无肌肉包裹或肌层较薄的骨隆突及受压部位，95％发生于下半身。根据体位不同，受压点不同，好发部位亦不同。

1.仰卧位

好发于枕骨粗隆、肩胛部、肘部、棘突、骶尾部、足跟。

2.侧卧位

好发于耳郭、肩峰、肘部、髂嵴及髂结节部、股骨大转子、膝关节的内外侧、外踝。

3.俯卧位

好发于颧弓及面颊部、肩部、乳房、肋弓、男性生殖器、耻骨、髂嵴、膝部、足趾。

4.坐位

好发于肩胛部、坐骨结节、足跟。长期使用轮椅者以坐骨结节部位发生比例较高。

不良搬运或转移，床或椅垫选择不当，衣物穿着不当等，都可对运动障碍的患者造成因保护不当而直接使患者暴露在致伤外力的作用下，如帮助患者转移过程中不当拖拽，不定期翻身导致皮肤长期受压，不及时清理大小便使皮肤潮湿均可导致压疮。

## 二、压疮的评估

### (一)危险因素的评估

通过评分的方法，对患者发生压疮的危险性进行评估。当评分≤16分时，易发生压疮；分数越低，则发生压疮的危险性越高。

### (二)压疮的分期

根据病变发展的严重程度和侵害深度，压疮可分为以下4期。

1.瘀血红润期(Ⅰ期)

为压疮初期。受压部位出现暂时性血液循环障碍，局部皮肤红、肿浸润，伴有麻木触痛感。此期病理损害仅累及皮肤的表皮层，临床表现为不能消退的皮肤红斑，但皮肤仍保持完整。

2.炎性浸润期(Ⅱ期)

如红肿部位继续受压，血液循环得不到改善，静脉回流受阻，局部静脉瘀血，将导致受压部位局部红肿向外浸润、扩大和变硬，皮肤成紫红色边缘，向外扩展，疼痛加剧并有水疱形成。

3.浅度溃疡期(Ⅲ期)

表皮水泡破溃，可显露出潮湿红润的疮面，有黄色渗出液流出；如发生感染，则疮面有脓液覆盖，致使浅层组织坏死，溃疡形成，疼痛加剧。局部感染组织坏死形成浅层溃疡。

4.坏死溃疡期(Ⅳ期)

坏死组织发黑，脓性分泌物增多，有臭味；感染向周围及深部组织扩展，侵入真皮下层和肌肉层，还可累及骨或关节，可并发骨髓炎及化脓性关节炎；严重的可引起脓毒败血症，危及患者生命。

## 三、压疮的防治及护理

在压疮的防治中预防胜于治疗，一旦压疮发生往往难以治愈，且可并发如骨髓炎、瘘管、窦道或脓肿形成、异位骨化脓毒性关节炎等。严重影响患者的健康与功能，甚至威胁生命，因此防止压疮的意义十分重要。应特别强调在处理已经发生的压疮时，还应预防其他部位发生新的压疮和已经愈合的压疮复发。预防需要康复医师、护士、治疗师、患者的共同配合。虽然对于长期卧床患者的压疮预防并不容易，但精心、科学的护理，可以将压疮的发生降到最低程度。

### (一)压疮的预防

预防压疮的关键在于消除与压疮发生有关的各种危险因素。

1.减少对局部皮肤组织的压力

(1)经常更换体位：可防止患者同一部位受到长时间的持续压力，是有效预防压疮的关键。卧床患者一般交替地利用仰卧位、侧卧位、俯卧位；使用轮椅者，应指导其养成经常变换位置的习惯,并且要常做引体向上运动。体位更换一般每2小时更换1次,必要时每30分钟更换1次;要制定体位变换时间表并在床头建立体位变换记录卡,严格按时间表进行,不得随意更改。卡中应列有翻身时间、体位、值班护士签名等项目。体位更换前后要对压疮多发部位的皮肤认真观察并记录观察结果。翻身后使体位安置妥当,并注意保护骨隆突部皮肤。翻身前后要对压疮好发部位的皮肤进行仔细检查,并记录结果。

(2)保护骨隆突处皮肤:减少骨突出部位的压迫,进行支撑训练。对截瘫患者等需长期依靠轮椅生活的患者,应指导他们练习双手支撑床面,或椅子扶手等将臀部抬高的动作。利用软枕或其他软垫等放置于骨隆突下,使其不直接接触床面,以减轻局部压力;利用床上护架架空盖被,减轻盖被对患者脚部和其他部位的压力;使用特制的床垫如海绵垫、充气垫、充水垫等,以减轻身体对局部的压力。

(3)注意正确固定对使用石膏、绷带、夹板、牵引器等固定的患者,随时观察局部状况及指(趾)甲的颜色、温度变化,仔细听取患者反映,适当调节松紧;衬垫应平整、柔软;如发现石膏绷带过紧或凹凸不平,立即通知医生,及时调整。

2.保护皮肤

减少皮肤的不良刺激,增强血液循环。保持床铺单位的整洁、干燥、平整,尤其对大小便失禁者更应注意保持床褥和皮肤的干燥,对被排泄物污染的床单要及时更换处理。

(1)增强皮肤血液循环:对长期卧床的患者,每日应进行全范围关节运动,维持关节的活动性和肌肉张力;经常用温水清洗皮肤,还可用少许50%乙醇对经常受压部位的皮肤及全背皮肤进行按摩,以促进肢体的血液循环。

(2)避免潮湿刺激:患者出汗时,应及时将皮肤擦干,更换干净的衣服;大小便失禁者,可用尿布或接尿器保持会阴部干燥;床铺应保持平整、干燥、干净。

3.避免对皮肤的摩擦力

(1)患者取半卧位时,注意防止身体下滑,使用海绵垫要加套。

(2)为患者更换卧位时,应抬起患者的身体,避免推、拉的动作;使用便盆时可在便盆上垫软纸或布垫,以防擦伤皮肤。

(3)不能用破损的便器,床上使用时严禁硬塞,应抬起臀部送取便器。

(4)翻身时如有导管要注意保持通畅,切勿扭曲,翻身后再仔细检查。

4.改善患者的全身营养状况

在病情允许情况下,应给以高蛋白、高维生素饮食,增加矿物质锌的摄入,以增强机体抵抗力和组织修复能力,纠正贫血或低蛋白血症。

5.为患者及其家属提供健康指导

使患者及家属获得预防压疮的知识和技能,积极配合并参与护理活动,预防压疮的发生。指导内容包括:正常的皮肤结构及其功能;引起压疮的主要原因;身体易受压的部位;如何自我或由他人协助检查皮肤状况;预防压疮的方法;如何处理已发生的压疮。

**(二)压疮治疗及护理**

发生压疮后,应积极采取局部治疗为主、全身治疗为辅的综合护理措施。治疗应从整体进行处理,包括一般治疗(消除危险因素)、病因治疗(消除局部压力作用)、压疮疮面治疗。对于

Ⅰ、Ⅱ期压疮原则上采用保守疗法,主要有解除压迫、疮面处理和全身管理。Ⅲ、Ⅳ期压疮如保守无效时采取手术治疗。对于疮面,除常规无菌清疮换药外,应利用物理疗法如紫外线,红外线照射等以促进创面愈合。

### 1.全身治疗

主要是积极治疗原发病,增加营养和全身抗感染治疗等。良好的营养是疮面愈合的重要条件,故应增加患者蛋白质、维生素和微量元素的摄入;遵医嘱抗感染治疗以预防败血症;加强心理护理。

### 2.清创和局部换药

溃疡形成后可根据伤口情况按外科换药法进行处理,如先用无菌生理盐水清洗伤口,然后用无菌凡士林纱布及无菌纱布覆盖。浅表创面可用新鲜鸡蛋内膜覆盖,有保护创面、促进上皮生长的作用。溃疡深、分泌物多时,可用3%过氧化氢清洗伤口。

### 3.物理疗法

压疮发生的整个过程中局部可用理疗进行处理。紫外线照射有消炎、止痛、促进上皮生长和组织再生的作用,对Ⅰ、Ⅱ期压疮的治疗效果明显。红外线照射有促进血液循环、增强细胞功能、使疮面干燥、促进肉芽组织生长等功能,能用于创面较深的压疮,也可应用微波、激光等治疗。

### 4.外科手术治疗

溃疡较深且面积较大、坏死组织较多、用一般方法很难使疮面愈合者,可采用手术疗法,包括切除坏死组织、直接闭合、皮肤移植、皮瓣、肌皮瓣和游离瓣转移等。

# 第三节　骨质疏松的康复护理

在康复医疗实践中,骨质疏松是常见的问题之一,常常作为某些疾患或残疾的并发症而出现,如不加注意,可导致骨折等严重后果,影响患者的康复结局。

## 一、概述

骨质疏松(OP)是一种全身慢性代谢性骨疾病,实际上是一个病理学名称,是指以骨量减少、骨的显微结构异常、骨骼脆性增加,从而导致骨骼发生骨折的危险性升高为特征的一种临床现象。临床主要表现为关节疼痛;脊柱弯曲,轻微外力即可发生骨折。但发病机制尚未完全明了,可能与雌激素的缺乏、环境的影响、甲状旁腺功能失衡有关。

骨质疏松也可认为是一种骨病,即当具备上述现象,患者又伴发有因骨质疏松引起的某些临床症状,如腰背疼痛时称为骨质疏松症。本病是各种骨病中最为常见的一种。

骨质疏松早期可无任何症状,有很多直到发生疏松骨的骨折后才被发现。一般而言,该类患者可表现有骨痛、脊椎压痛、疲劳、易于骨折、压缩畸形等,在坐、站和搬运物体时均可发生疼痛,严重者可有躯体活动(如行走、弯腰等)和日常生活活动(如各种家务活动)等方面的困难。

## 二、骨质疏松症分类

### (一)根据病变范围

分为全身性骨质疏松和局限性骨质疏松。

1.全身性骨质疏松

病变累及全身各骨。见于老年和绝经后的妇女、肾上腺皮质功能和甲状腺功能亢进、类风湿关节炎等。

2.局限性骨质疏松

病变范围较为局限。多为失用性改变,由长期卧床、制动等引起,如骨折、感染和恶性肿瘤等,但也常掺杂有其他因素的作用。

### (二)根据发病原因

分为原发性骨质疏松、继发性骨质疏松和特发性骨质疏松症3类。

1.原发性骨质疏松

是伴随着年龄的增长或女性绝经后发生的一种生理性退行性病变。其包括老年性骨质疏松和女性绝经后的骨质疏松,两种骨质疏松均可影响全身的骨骼。

2.继发性骨质疏松

是由其他疾病(如代谢性疾病、结缔组织病、制动等)或药物等因素所诱发的骨质疏松症,可为局限性的,亦可为全身性的。当诱因消除后,骨质疏松症可以明显改善。

3.特发性骨质疏松症

常见于8~14岁的青少年或成人。这类患者多伴有家族遗传史,女性多于男性。也有人把妇女妊娠及哺乳期所发生的骨质疏松症列入特发性骨质疏松症的范围。在康复临床实践中所见到的骨质疏松,大多为长期卧床、制动或不运动所致的继发性骨质疏松。

## 三、骨质疏松的评估

### (一)病史

通过询问患者既往病史及日常生活习惯,对当前身体状况进行评估,有助于判断致病的原因。引发骨质疏松的主要危险因素如下。

(1)日常生活因素:酗酒、吸烟、缺乏日晒、活动减少等。

(2)钙吸收异常:低钙高蛋白饮食、年龄增长导致钙吸收能力下降、维生素 D 缺乏、服用制酸剂等。

(3)肝、肾疾病:导致肝肾功能不全。

(4)内分泌因素:降钙素缺乏、雌激素缺乏、雄激素减少。

(5)性别及种族因素:女性多于男性,白种人多于黄种人和黑种人。

2.临床特点

(1)疼痛是最常见的症状,尤其以腰背痛为多,肩关节和足跟痛也较为常见。

(2)椎体压缩性骨折,常见于老年人,因此导致驼背变矮。

(3)多发性骨折,如股骨颈骨折、桡骨骨折等。

(4)实验室检查显示,骨密度减低、骨量测定异常等。

### 四、预防及康复护理

骨质疏松是常见的临床疾患之一，其可导致患者发生骨折，加重患者的残疾程度。由于目前尚无使已经疏松的骨骼中丢失的骨小梁得到修复和重建的有效治疗方法，因此其预防显得尤为重要，在治疗及护理上，应着眼于防治骨质丢失和缓解有关的症状。

#### (一)预防

##### 1.初级预防

近年的研究表明，在正常的生长发育过程中，那些能达到较高的峰值骨量的人，其以后发生骨质疏松的可能性较低。所谓峰值骨量(PBM)，是指正常生长过程中所达到的骨质含量的最高水平。受多种因素的影响，如遗传、营养、激素水平、运动等。骨质疏松初级预防的目的，实际上就是通过采取各种措施使峰值骨量达到尽可能高的水平，如加强营养、保持足够的钙与维生素 D 的摄入、适当地进行体育运动等等。

##### 2.二级预防

二级预防的目的在于尽可能地防止骨质的丢失和骨质疏松症的发生。在临床康复实践中，可能导致骨质丢失的原因包括由各种伤、病所致的肢体制动和长期卧床等。

与此相对应的预防措施包括尽量缩短制动和卧床期限，使用各种治疗性运动方法，如急性期的等长肌肉收缩运动、负重训练、脊髓损伤患者下肢的功能性电刺激及运动等。同时，某些药物治疗也可起到防治骨质丢失的作用，如服用降钙素、钙制剂、二磷酸盐等。

总之，骨质疏松的预防包括两大要素；其一为对不良生活和行为的矫正，如戒烟酒，多活动等；其二为药物预防，包括补钙、适当使用雌激素、二磷酸盐等。

#### (二)骨质疏松的治疗与康复护理

骨质疏松病因复杂，往往需要根据病情采取补充钙和维生素 D、运动疗法、心理疗法和应用抗骨质疏松症药物等联合措施，才能有效地防治本病并促进其康复。

##### 1.心理护理

骨质疏松对患者的心理和社交功能会产生不良影响。例如，其可使患者产生恐惧心理，害怕摔跤、骨折，易产生沮丧和愤怒情绪。因此，护理人员应关心患者，给予理解、安慰，鼓励其适当地进行运动，树立恢复健康的信心，积极配合治疗和护理。

##### 2.饮食护理

指导患者注意合理膳食及营养，多食用含钙、磷高的食品，如鱼、虾、虾皮、海带、乳制品、骨头汤、鸡蛋、豆类、精杂粮、芝麻、瓜子、绿叶蔬菜等。不吸烟、不饮酒、少喝咖啡、浓茶及含碳酸饮料，尽可能将峰值骨量提高到最大值。

##### 3.鼓励患者进行运动训练

坚持科学的生活方式，如坚持体育锻炼，多接受日光浴。在情况允许时尽早开始运动，有助于改善其总体健康水平和躯体功能状态，对骨质疏松起到预防和治疗的双重作用。长期卧床者，早期以帮助患者进行被动练习为主，维持关节活动和全身循环系统的功能；病情允许坐起时，可协助患者在床上进行主动练习；对于能够步行的患者，护理人员可协助其进行肢体治疗性步行；肌力较好的，应进行负重练习和抗阻练习，但需注意负重的重量及抗阻阻力大小应适当；要循序渐进，次数强度由少到多，不可急于求成，对严重骨质疏松症者不能做如跳跃等剧烈运动,可以参加如散步、体操,太极拳等运动。注意防止疏松骨发生骨折。训练常用的方法有:被动运动、助动运动、主动运动和抗阻运动。

4.药物及物理治疗

抑制骨吸收的药物主要有钙剂、雌激素、降钙素、维生素 D、异丙氧黄酮类和二磷酸盐类药物。促进骨形成的药物,包括有甲状旁腺激素、生长激素及骨生长因子、氟化物、维生素 $K_2$、孕激素和同化皮质激素等。改善骨质量的药物主要有降钙素、活性维生素 D 衍生物、甲状旁腺激素、第二、三代二磷酸盐等。其他还可根据具体情况应用超声波、微波、针灸、红外线、中药等。

5.疼痛的护理

骨质疏松往往伴有疼痛,可在医生的指导下应用镇痛药物,也可应用物理治疗(如湿热敷、电刺激镇痛疗法等)进行控制,对于骨变形和骨折患者可使用各种矫形器、支架等以缓解疼痛。

6.预防并发症

骨质疏松症最易发生的并发症是骨折,常因跌倒或用力不当而引起,应加强护理和预防。①应让患者意识到合理的饮食和运动的重要性以及某些药物的疗效,教会其正确的活动方式;②可教会患者使用一些日常生活活动辅助器具,如长柄取物器、穿鞋器、浴室防滑垫等;③对有平衡障碍的患者,应进行平衡功能训练,在活动时最好有人监护,也可在墙上安装扶手以供抓握等。

# 第六章  外伤及手术后的康复护理

## 第一节  截肢术后的康复护理

### 一、概述

截肢是指截除没有生命和功能或因局部疾病严重威胁生命的肢体,是一种破坏性手术,也视为重建与修复手术,主要包括截骨(将肢体截除)和关节离断(从关节分离)两种,是患者回归家庭和社会进行康复的第一步。

**(一)流行病学**

据估计美国目前有 30 万名以上的截肢患者,而且每年的截肢数都在增加。自 20 世纪 70 年代以来,随着康复医学事业的发展,截肢康复也越来越多地受到重视。人们认识到只有对截肢者尽早地进行全面康复才能在佩戴假肢后获得更佳的代偿功能。中国根据 1987 年抽样调查数字表明,全国有肢体伤残者 755 万人,其中肢体缺损者约 80 万人。但因很大一部分患者截肢术后没有得到合理的康复处理,因残肢并发症以及其他原因尚未安装和穿戴假肢,或因假肢不理想,使他们不同程度地丧失自理生活和参加劳动生产的能力,给社会、家庭和个人都造成很大影响。

**(二)病因**

(1)发展中国家截肢主要原因是工伤和交通事故。

(2)疾病造成的截肢,如肿瘤、麻风病以及某些地区的蛇咬伤。

(3)战争和各种火器伤也是截肢的重要原因。

(4)在发达国家,最常见的截肢原因是动脉硬化闭塞性疾病和糖尿病的并发症,其次是创伤、肿瘤和其他疾病造成的截肢。创伤、肿瘤、周围血管疾患和感染是截肢最常见的原因。

(5)人口老龄化。在西方国家,90%以上的截肢是因为周围血管疾病而施行的,年轻人中,创伤为最主要的原因,其次是恶性肿瘤。截肢后,往往要通过残肢训练和安装假肢,以代偿失去肢体的功能。

### 二、临床表现

截肢术后临床表现及并发症如下。

(1)出血和血肿。

(2)残端感染:由于术前未能消除感染源、术中手套破裂未及时更换、操作粗暴、止血不彻底等原因造成。

(3)皮肤坏死:截肢水平选择不当、截肢皮肤血运不良等都会造成皮肤坏死。

(4)残肢皮肤并发症:残肢皮肤瘙痒、灼痛、破溃、窦道瘢痕、角化等。常见的原因有假肢接受腔的压迫、摩擦,尤其是残端的皮肤瘢痕更容易破溃。应指导患者在戴假肢前用软肥皂彻底清洗和干燥残端。

（5）残端骨突出：残端骨突出外形不良、较大的骨刺需要再行手术切除。

（6）残肢关节挛缩的常见原因：①术后关节长期置于不合适体位（如长时间残肢垫枕或坐轮椅等）；②截肢术后残肢关节没有合理固定（如小腿截肢后膝关节应固定在伸直位）；③瘢痕挛缩。

（7）残肢痛：原因较多，主要分为 4 类。神经断端受到刺激、残端循环障碍、残肢骨刺、中枢神经疼痛等，过度活动，使用、压迫残肢时可诱发残肢痛。

（8）幻肢及幻肢痛：发生率为 5％～10％，机制不清，多数认为这是一种心理学、生理学上的异常现象。截肢术后仍存有已截除部位的幻觉是谓幻肢。发生在该幻肢疼痛的感觉为幻肢痛，最常见的为肌痉挛型，其次为电休克型、挤压型，而最重的为烧灼型。

### 三、主要功能障碍

（1）上肢截肢者手的功能障碍。

（2）下肢截肢者的负重、站立、平衡、步行功能障碍。

（3）日常生活活动能力障碍。

（4）残肢痛与患肢痛，严重影响生活质量。

（5）截肢后伴随心理障碍。

### 四、康复评定

评估是截肢康复的核心，应贯穿在截肢康复程序的全过程。本节主要从以下几个方面进行，但在不同的阶段有其各自的重点。

#### （一）截肢患者全身状况的评估

1.一般情况

如姓名、年龄、性别、身高、体重、职业。

2.截肢日期、截肢原因、截肢部位、安装假肢的目的等

判断是为了一般生活能力，或是为了工作等复杂的操作能力，以确定安装假肢的类别、功能要求，以及日后功能锻炼情况等。

3.评定截肢原因

是否患有其他疾病，其他如断肢再植术后无功能的肢体，目的是判断患者能否装配假肢，预防日后穿戴假肢时可能会出现的各种并发症。

#### （二）残肢的评估

1.残肢外形

应以丰厚的肌肉包埋骨骼残端。为适合现代假肢技术要求，截肢残端能够和接受腔全面接触，能广泛负重，故尽量保持患者残端圆润、皮肤松紧适宜，外形以圆柱状为佳，以减少因残端的血循环障碍而发生一系列并发症。

2.残肢的畸形情况

评估有无残端畸形，如果残肢关节畸形明显，不宜安装假肢。如膝上截肢伴有髋关节的严重屈曲外展畸形，膝下截肢伴有膝关节严重屈曲畸形，假肢的佩戴就很困难。若假肢负重力线不良或假肢接受腔不合适，可造成患者步态异常。

3.残肢长度

包括骨和软组织的长度测量,假肢过长或过短均会影响装配后的功能恢复,如残肢对假肢的控制能力、悬吊能力、稳定性和代偿功能等。小腿残肢测量是从胫骨平台内侧至残端,大腿残肢测量是从坐骨结节至残端。

4.关节活动度

检查邻近关节的活动范围,关节有无挛缩畸形,关节活动度是否正常,它将直接影响到假肢的代偿功能的发挥。

5.皮肤情况

检查局部软组织量、硬度、皮肤颜色和皮肤亮度和感觉等,观察有无感染、溃疡、窦道、游离植皮残肢皮肤松弛、臃肿、皱缩以及与骨残端粘连的瘢痕,这些都影响假肢的佩戴。

6.肌力情况

检查全身肌力及患肢的肌力,尤其对维持站立和行走的主要肌群更要注意。前臂截肢的义手,如肩和肘部的肌力弱,则对义手的控制能力明显减弱。大腿假肢如果臀大肌或臀中肌无力,则步态明显异常。一般肌力至少在三级以上才能符合装配假肢的要求。

（三）残肢痛与幻肢痛

引起残肢痛与患肢痛的原因很多,有自发痛、压痛、幻肢痛、神经痛;在进行评估时要详细地了解疼痛的程度,发生时间,诱因,如残肢端骨突出或骨刺,残肢端皮肤紧张,残肢端血液循环不良,神经瘤等都是造成残肢痛的原因。幻肢痛也是比较常见的,尤其是在截肢前就存在有肢体严重疼痛者,截肢后患者可能仍然感觉到原有肢体的严重疼痛。

（四）临时假肢的评估

1.临时假肢接受腔适应程度的评估

包括接受腔的松紧度是否适宜,是否全面接触、全面承重,有无压迫感和疼痛感等。

2.假肢悬吊情况的评估

观察是否有上下松动情况,即出现唧筒现象。可通过立位残肢负重与不负重时拍摄残肢X线片,测量残端皮肤与接受腔底部的距离变化来判断下肢假肢的悬吊能力。

3.假肢对线的评估

评估生理力线是否正常,站立时有无身体向前或向后倾倒的感觉。

4.穿戴假肢后残肢情况的评估

观察皮肤有无红肿、硬结、破溃、皮炎及残端有无接受腔接触不好,腔内负压造成局部肿胀等。

5.步态评估

注意行走时的各种异常步态,分析其产生原因,并予以纠正。

6.上肢假肢评估

检查悬吊带与操纵索系统是否合适。

7.假手功能的评估

有无不适感;稳定性;有无控制能力;当机械手在唇前或会阴前对机械手的控制能力;控制系统的效率;协调性、灵活性,尤其是日常生活活动能力等。

经过穿戴假肢的康复训练,待残肢已定型良好,残肢周径在连续穿戴假肢2周后不再改变时,可穿戴永久性假肢。

### (五)正式假肢评估

1.上肢假肢日常生活活动能力评估

对于一侧义手应观察其辅助正常手动作的功能。

主要评价穿脱衣服、穿脱假肢、穿脱袜子、系扣子、翻书页、钥匙的使用、穿针、书写、用筷子进食、削水果皮共10项。

2.下肢假肢日常生活活动能力评估

主要评价站立、上楼梯、下楼梯、粗糙地面行走、手拐的使用、单拐的使用、双拐的使用、迈门槛、平地前进、平地后退等。

3.对假肢部件及整体质量进行评估

患者能获得舒适的、实用的、代偿功能好的假肢。

### (六)定量评估

1.残端承受能力评估

使用重心测试仪进行残端承受能力的评估。

2.平衡功能评估

可通过平衡功能测评与训练仪,从静、动态两方面进行平衡功能的评估。

3.步态分析

将左右步时相对比测定,检查步态对称性及其程度,指导装配下肢的康复训练及假肢的代偿功能评价。

### (七)整体功能评价

Ⅰ级:完全康复,仅略有不适感,能完全自理生活,恢复原工作和照常参加社会活动。

Ⅱ级:部分康复,仍有轻微功能障碍,生活能自理,但不能恢复原工作,需改换工种。

Ⅲ级:完全自理,生活能完全自理,但不能参加正常工作。

Ⅳ级:部分自理,生活仅能部分自理,相当部分需依靠他人。

Ⅴ级:仅外观改善,功能无好转。

## 五、康复治疗

### (一)术前训练

手术前应将手术操作方法及术后可能产生的后果(包括截肢的痛苦)告诉患者。并与患者共同讨论假肢的安装,取得患者的理解和合作。对下肢截肢者(以单侧为例),如全身状态允许,要进行单(健)足站立持拐训练,以便为术后早日康复打基础。为了更好地利用拐杖,需让患者进行俯卧撑、健肢抗阻训练,使上下肢有足够的肌力。教会患者持拐行走的技术。对上肢截肢者,如截肢侧为利手,需进行将利手改变到对侧手的"利手交换训练",以能完成利手的功能,这种训练常由身边的日常生活动作开始,逐渐进行手指精细动作的训练。对于截肢侧为保持和增强残端的功能,须进行增强肌力和有关关节活动度的训练。

### (二)术后训练

截肢的康复应该从术后早期开始,术后早期的康复内容主要是促使伤口愈合、镇痛、恢复活动残端皮肤准备、心理支持、日常生活活动练习、截肢适应和安装临时假肢等。

如术后情况稳定,康复的主要内容是功能恢复锻炼和假肢的装配。功能恢复锻炼有利于改善患者全身健康状态,促进残肢定型,增强肌力,防止肌肉萎缩、关节僵直及畸形;提高关节活动度,使装配假肢后更好地发挥代偿功能。

上肢截肢者,尤其是失去惯用一侧上臂者,应做单手日常生活活动训练。一般术后24小时即可在床上或离床训练,在适应之后应进行改善动作,做灵巧和书写的作业疗法。

下肢截肢者术后要进行对侧下肢、两侧上肢和肩胛肌的渐进性抗阻训练,术后24小时在床上训练。

### 1.术后即装假肢

对小腿截肢和前臂截肢术后采取更积极的处理方法,在截肢1周后下地穿一种带气囊的临时假肢,练习行走,不能等疼痛消除后或切口愈合后再开始,这对残肢定型、早期离床功能训练、减少幻肢感等有积极作用。否则肌肉萎缩,不利于假肢的安装。

### 2.石膏绷带包扎技术

术后残肢用石膏绷带包扎,能有效地减少渗出和肿胀,有利于残肢定型,一般在术后2周待切口愈合拆线后改为软绷带包扎。

### 3.弹力绷带包扎技术

肢体残端可用弹力绷带加压包扎,术后和伤口拆线后,持续进行弹性绷带包扎,是预防或减少过多的脂肪组织,促进残肢成熟定型的关键步骤。包扎要点即从残肢远端向近端包扎,且远端包扎较紧,以不影响残端血液循环为宜,近端略松。并给予经常的均匀的压迫和按摩,以减轻残端疼痛,促进软组织恢复,并防止肌肉萎缩。经常用手轻轻拍打残端,可以减轻其敏感性。

### 4.坚持合理的残肢姿势

截肢后,由于肢体失去平衡,如果忽略了训练及早期安装假肢,往往会引起骨盆倾斜和脊柱侧弯。若变形一经固定,其安装假肢后的步态、步行能力会有很大的下降。应通过镜前矫正训练和采用早期装配临时假肢的方法来解决。由于截肢切断了相拮抗的肌肉,为了减少疼痛,患者往往不自觉地采取这种不良体位,因此,极易产生关节屈曲位挛缩。因而,第1天起,需每日坚持数次俯卧,预防产生不良姿势。为防止残肢屈曲畸形,应尽量保持肢体残端于伸直位。如大腿中上段截肢,应常常采用俯卧位,练习髋关节后伸且不要外展活动。小腿截肢后应经常练习膝关节伸直活动。术后应尽早离床,在医护人员指导下进行关节活动和肌力训练,这是预防关节挛缩最有效的措施。

### 5.截肢训练

早日开始功能锻炼,对防止患肢痛有着重要作用。截肢的功能锻炼应循序渐进,逐渐增加活动量。小腿截肢者,增强膝关节屈伸肌,尤其是股四头肌肌力训练;大腿截肢者术后第6天开始主动伸髋练习;术后2周,若残肢愈合良好,开始主动内收训练和髋关节的外展肌训练;髋关节离断者,进行腹背肌和髂腰肌的练习。

### 6.躯干肌训练

进行腹背肌训练为主,并辅以躯干回旋、侧向移动及骨盆提举动作。

7.健侧腿的训练

站立训练,镜前做站立训练,矫正姿势,并以在无支撑的情况保持站10分钟为目标。连续单腿跳。站立位的膝关节屈伸运动,目标是至少能连续伸膝关节10～15次。

8.临时假肢的安装和训练

小腿以下截肢者,拆线后即可装配临时假肢练习负重。一般术后3周即可,其训练内容如下。

(1)穿戴临时假肢方法的训练:如小腿假肢,残肢要穿袜套。当残肢萎缩、接受腔变松要增加袜套的层数。大腿假肢的穿戴方法是利用一块绸子将残肢包裹,残肢插入接受腔后,绸子的尾端通过接受腔底部的气孔,牵拉绸子使残肢完全进入接受腔底部,最后将绸子拉出。

(2)站立位平衡训练:上肢肩胛带离断者,下地活动时易失去重心平衡,身边应有人扶助。初次下地活动时很不习惯,易影响情绪,家属及医护人员均要鼓励和帮助患者积极进行适应性锻炼。一般在双杠内进行,练习双下肢站立、健肢站立平衡、假肢侧站立平衡。

(3)迈步训练:先是假肢侧迈步,过渡到假肢侧站立,健肢迈步。由双手扶杆至双杠内到双杠外。

(4)步行训练:可用拐或步行器辅助,指导正确使用拐杖,以防跌倒和摔伤。最后到独立步行,还要进行转弯、上下阶梯及过障碍物训练。一旦采用临时假肢就不要再乘坐轮椅,更不是每日仅仅短时训练,而应该坚持5～6h/d的各种训练。

9.穿戴正式假肢后的训练

临时假肢经过训练,临时假肢代偿功能已达到预期目标时,术后6个月左右便可更换正式假肢,医护人员应提供有关假肢的医疗护理信息。由于有了基础,因而正式假肢训练较为容易。主要训练对正式假肢的适应,要进行假肢的操纵控制训练,巩固强化以前训练成果。

(1)上肢假肢所需要的训练:义手在身体各部位的开闭动作,日常生活活动训练,更要进行利手交换的训练。

(2)下肢假肢的训练:强调对各种异常步态的矫正,如侧倾步态、外展步态、划弧步态等。

(3)对几种特殊路面的训练:如在石子路、沙地等步行的训练、灵活性训练、倒地后站起、搬动物体、对意外做出快速反应能力的训练等。

**(三)肢痛的康复**

幻肢痛是截肢术后常见并发症,目前尚没有通用的、非常有效的治疗幻肢痛的方法。患肢和正常肢体同时尽力作双侧操练能缓解症状。

(1)心理支持、放松技术、催眠术、药物治疗、经皮神经电刺激、理疗、针灸,以及外科毁损等方法具有一定的疗效。

(2)联合应用三环类抗抑郁药阿米替林和抗癫痫药等。避免长期使用毒麻药品,以免引起药物中毒。幻肢痛在1～3个月后可消失。

**六、康复护理**

截肢后的康复护理是指从截肢手术到术后处理、康复训练、临时和永久性假肢的安装和使用到重返社会全过程的康复训练和护理,是以假肢装配和使用为中心,代偿丧失肢体的功能,防止或减轻截肢对患者身心造成的不良影响,使其早日回归社会。截肢康复涉及临床医生、康复治疗师、护士假肢技师、心理治疗师和患者以及患者家属甚至社会工作者等多方面的协作。康复治疗和护理是贯穿整个截肢术后康复过程的重要环节。

**(一)康复护理目标**

康复护理的主要目标是尽可能地刺激潜在肢体能力的恢复或代偿已丧失的肢体功能,尽快使患者恢复较正常的功能,防止或减轻截肢对患者身体健康和心理活动造成的不良影响。

**(二)康复护理**

1.用假肢前护理

指导患者掌握消除残端肿胀,增加残端皮肤的强度,改善残肢的关节活动度方法,指导、训练增加健/患侧肢体的肌力,提高平衡能力,增加全身的体能。

2.使用临时假肢后的康复训练护理

指导患者掌握穿戴的正常方法,若为下肢,应达到立位平衡,假肢侧单腿站立时间在 3 秒以上;指导、训练不用拐杖行走,上、下台阶,迈门槛,左、右旋转等。

3.用正式假肢后的护理

指导、训练患者减少异常步态;跌倒后如何能站起来;对突然的意外能做出反应;提高步行能力;义手能达到日常生活活动自理的功能。

4.非理想残肢康复护理

采用康复护理达到残肢功能改善非理想残肢穿戴假肢后代偿功能发挥不理想,如短残肢、关节挛缩畸形及其他残肢并发症等,其中一部分非理想残肢影响假肢的穿戴,对这些非理想假肢就需要应用各种康复治疗护理手段。

(1)应用各种康复疗法,对关节挛缩畸形可以应用理疗、被动手法矫正、牵引等,皮肤瘢痕也可通过中药或采用戴橡胶残肢套等方法。

(2)假肢的调整适应非理想残肢的条件,使其可以穿戴假肢发挥应有的代偿功能。如可用各种悬吊法来辅助下肢短残肢,对假肢起到稳定作用;对残肢畸形的假肢,可采用平移、旋转和倾斜的调整力线方式,正确调整工作台对线、静态对线和动态射线,解决残肢畸形造成的假肢穿戴困难等。

5.幻肢痛的康复护理

幻肢痛的患者术前多有精神状态不稳定,或有比较严重而长期肢体疼痛的病史,截肢后患者不仅仍感觉患肢的存在,而且感觉患肢某一局限部位有阵发性剧烈疼痛。

(1)给予耐心的精神安慰和心理疏导,告知患者精神越紧张疼痛越剧烈、频繁。

(2)采取适当的措施或者给予暗示疗法等,缓解患者焦虑的心情,稳定患者的情绪,减轻患者的痛苦。

(3)通过多与患者交谈分散患者注意力,安排紧凑的患肢训练时间等康复护理措施,缓解、减低患者幻肢痛。

**(三)穿戴假肢后的注意事项指导护理**

(1)保持适当的体重,体重越重,能耗越大,且残肢随着胖瘦的改变,将造成假肢接受腔的不适合,故不论是从能量消耗,还是从接受腔适合度及功能上讲,避免肥胖是非常重要的。

(2)防止残肢肌肉萎缩,肌肉萎缩后不但使接受腔不再适合,更影响假肢代偿功能的充分发挥,因此要注意肌肉的训练,即使是穿戴正式假肢后的长期生活过程中也要尽量防止残肢肌肉萎缩。

(3)避免残肢肿胀或脂肪沉积,要尽早减少残端肿胀及过多的脂肪组织,以使残端稳定、成熟。对此,指导患者及家属正确使用弹性绷带的方法。

(4)保持残肢皮肤清洁,被包裹在接受腔内的残肢皮肤,处于不正常的状态下,即随时遭受着压力和摩擦,再加上温湿度的变化,皮肤容易发生异常,因此要做好残肢护理。

①清洗残肢:每日睡眠前必须用温水及肥皂清洗残肢,要将肥皂完全清洗干净,因为遗留肥皂,将会成为刺激皮肤的原因。用干毛巾将皮肤完全擦干。残端可以用能减少汗腺分泌同时又含有抗生素的粉剂。

②清洁接受腔:用沾湿了肥皂水的布,擦拭接受腔的内壁。接受腔完全干燥,还可以用75%的乙醇擦拭。

③清洁袜套:每日要换洗,当出汗多时,更要多更换。当脱掉假肢时,应立即脱掉袜套,并用肥皂清洗,更应注意避免皱褶。

④清洗弹力绷带:要用肥皂清洗干净,晾干。

**(四)心理康复护理**

心理康复是截肢患者系统康复护理的重要环节,对患者的康复起着极为重要的作用。根据医学心理学分析,人的机体受到紧张性刺激,会处于心理应激状态,出现一系列心理、生理反应,导致精神、躯体疾病。患者常因病残、生活不能自理而精神痛苦、情绪低落、悲观,对生活失去信心,拒绝治疗,甚至产生轻生念头,严重影响患者的身心健康。

(1)心理康复护理的目的在于帮助病患者迅速度过震惊和绝望期,认识自我的价值,重新树立自尊、自信、自强、自立,对现实采取承认态度,积极投入恢复功能的训练中去。

(2)主动、热情地与患者进行心理沟通,向患者讲明截肢的必要性,以及不截肢的危害性,截肢后佩戴假肢如何进行正常的生活与工作。

(3)认真分析每位患者的心理状态,并为之拟订一个适合其个人的康复计划,兼顾生理、心理、社会与职能等,因势利导,使患者以最佳的心理状态面对现实。

(4)幻肢痛的患者术前多有精神状态不稳定,或有比较严重而长期肢体疼痛的病史,截肢后患者不仅仍感觉患肢的存在,而且感觉患肢某一局限部位有阵发性剧烈疼痛。要给予耐心的精神安慰和心理疏导,告知患者精神越紧张疼痛越剧烈频繁。要采取适当的措施分散患者的注意力,或者给予暗示疗法等,缓解患者焦虑的心情,稳定患者的情绪,减轻患者的痛苦。

**(五)康复健康教育**

(1)截肢初期的教育:截肢初期往往非常沮丧、后悔与痛苦,甚至产生轻生想法,应教育患者接受面临的现实,使他了解肢体丧失后,必然造成不同程度的残疾,唯有积极配合医护人员,进行康复训练,安装假肢,方能争取到最佳的功能恢复重返社会。

(2)截肢手术后,患者考虑比较多的是今后的生活、工作、家庭、婚姻等问题,造成比较复杂的心理变化。此时应鼓励患者继续生活的勇气。积极进行各种康复训练和安装假肢,使患者认识到,通过穿戴假肢的功能训练,可以达到或基本达到健全人的许多功能,可以重新学习工作和生活。

（3）患者在选择假肢时的心理状态也很不相同，有的患者对假肢的外观上考虑比较多，有的则对假肢的功能要求较高。根据这些不同的心理要求，在假肢的选择上，应根据残肢的具体情况、原材料、工艺、技术条件、经济承受能力等，尽量选择轻便、外观及性能好的假肢，但更主要的是，引导患者重视假肢的功能。

（4）对家属开展康复健康教育：在对患者进行康复健康教育的同时，还要对家属开展康复健康教育，使家属了解截肢手术后康复程序，督促帮助患者完成康复训练，并在心理上、生活上、经济上给予最大的支持。

### 七、社区与家庭康复指导

#### （一）协助患者重新回到社会

不论什么原因造成肢体的丧失，对患者和家属都会造成极大的心理创伤，尤其是意外事故所致。所以对患者除了急救、手术保留适宜的残肢及安装假肢外，进行心理康复、康复健康教育是极其重要的。职业上的考虑应尽早开始，若因截肢而不能胜任以前的工作时，应尽早告知患者，使他们做有目的的训练，以适应新的工作，协助患者重新回到社会。

#### （二）为其提供社区护理

通过开展康复站、家庭病房等多方面利用患者康复的管理与指导，遵循"功能训练、全面康复、重返社会"的原则，完成患者的全面康复。

#### （三）防止残肢并发症

指导注意安全，避免跌倒等意外。密切观察残肢病情变化，防止残肢并发症。

#### （四）定期随访

截肢安装假肢后，告知患者回院复诊，定期随访，有意外发生，随时就诊。

# 第二节　断肢（指）再植术后的康复护理

### 一、概述

断肢是指四肢大肢体的创伤性离断。断指是指掌指关节以远的手指离断。断肢（指）再植是指在挽救患者生命的前提下，挽救离断的肢体，使失去血液供应的完全或不完全离断肢体（手指），通过显微外科手术重新接回原位，恢复血液循环，使之成活并恢复一定功能的高精细度手术。

断肢（指）再植整复手术，整复时限一般不超过 6～8 小时，否则组织变性将不可逆转。要注意断肢（指）的保藏，正确的方法是将断指用无菌纱布包裹后放入小塑料袋内，扎紧袋口，再套一大塑料袋，两袋之间放冰块，或将断指放清洁瓶内，将瓶放于冰箱。随着医学科学的发展，一般断肢（指）再植的成活，在技术上已不再是难题，然而，更重要的是如何使再植肢体获得良好的功能。

#### （一）流行病学

断肢、断指再植成功在我国已经有 67 年的历史，目前我国在这个领域无论从再植的数量上还是质量上均处于国际领先水平。随着显微外科技术、器械和设备的发展,对以往很难再植成活的特殊性断肢、断指的成活率得到了迅速的提高,并在术后经康复治疗获得了优良的功能。

1965 年 Komatsu 和 Tamai 以及 1966 年我国陈中伟等相继报道了断指再植成功,至今已有 67 年的发展历程。经过了 20 世纪 60 年代的开创期、70 年代的发展期、80 年代的硕果期和 90 年代至今的功能期。这 67 年来,我国的断指再植取得了一系列突破性进展,一直处于国际领先地位。迄今为止,我国断指再植的病例已超过 8 万余例,再植成活率保持在 90% 以上。随着生活水平的提高,人们对断指再植的成功不只是满足肢体的成活,还要求术后功能恢复好外形美观。这更进一步要求医务人员不断总结经验、教训,提高再植技术水平,精益求精。

**(二)病因**

(1)工伤事故:压砸伤,挤压伤,撕脱伤,切割伤,电锯伤。

(2)交通事故伤。

(3)其他原因致伤:家务活动(切菜),摔跤等。

**(三)损伤类型**

根据离断的程度或创伤的性质分类。

1.按肢体离断的程度分类

(1)完全性断离:离断的肢(指)体与躯体完全分离,无任何组织相连称完全性断离。或离断肢(指)体仅有极小量组织与近侧人体相连,但这部分相连组织在再植清创手术时,必须将该相连的组织切除,这也属于完全性断离。

(2)不完全性断离:伤肢(指)的断面有骨折或脱位,相连的软组织少于该断面总量的 1/4,主要血管断裂或栓塞;或伤肢(指)的断面只有肌腱相连,残留的皮肤不超过周径的 1/8,其余血管组织完全断裂,而伤肢(指)远侧部分无血液循环或严重缺血,不缝接血管将引起肢体(手指)坏死者。

2.按肢体损伤的性质分类

(1)切割性离断:多发生于上肢,常见多由锐器造成,如刀砍、切纸机、剪板机、铡刀、铣床、钢索等。断肢创面整齐,软组织损伤轻,再植后,成功率高,功能恢复往往比较满意。

(2)碾轧性离断:常发生在下肢,有时可能为双下肢离断。多由火车轮、汽车轮等碾轧所致,离断面多不整齐,软组织损伤重,骨骼多呈粉碎性骨折,彻底清除断面附近的损伤组织是再植成功的关键,成功后功能恢复尚好。

(3)撕脱性断离:多由于肢体卷入高速旋转的机器中被牵拉离断。断面不规则,肌腱神经常被拉出,往往有主要神经的根性撕脱,再植成活后肢体功能常不理想。

(4)挤压性断离:多由过重的机械、铁板、石块挤压或打击或被搅拌机绞轧肢(指)体造成。断离面不规则,肢(指)体离断两端组织损伤严重,有时呈多发性断离,再植成活率低,再植后功能亦较差。

(5)特殊性离断:如爆炸性肢体断离及高温滚筒所致肢体离断,肢体不仅发生多处或粉碎性离断,而且组织受高温损伤,再植较困难,也有选择损伤较小的组织进行移位再植成功报道。

## 二、临床表现

近年来,"功能康复链"的康复观念更能体现康复的整体、系列、全程的理念,认为将康复仅视为术后开始的功能训练是欠妥的,因为手外伤后的功能恢复是一个复杂困难的过程,诸多环节相互影响、相互关联。主要包括离断指体的冷藏、保存、运送、伤指的制动、正确使用止血带、尽量缩短缺血时限等方面,从而形成一个术前、术中、术后的 3 个相互关联的"功能康复链"。术前就展开"快速康复外科"。

断指再植术后临床表现出一组症状:疼痛、水肿、强直、无力、血管舒缩异常、骨质疏松、掌肌膜增厚等。主要分 3 阶段。

第一阶段(前 3 个月):表现为严重的灼痛、水肿、关节强直、发热、指甲及毛发生长加快、多汗、血管舒缩紊乱、骨质疏松。

第二阶段(3~9 个月):表现为畏寒、疼痛、肿胀变硬、关节强直、毛发脱落和指甲、皮肤与皮下脂肪萎缩、血管痉挛、骨质疏松明显。

第三阶段(9~11 个月):表现为肌肉萎缩、疼痛可能消失,严重骨质疏松,血管萎缩,手干燥,关节挛缩。

## 三、主要功能障碍

### (一)全身并发症

血容量不足,急性肾衰竭。

### (二)体液循环障碍

局部血液循环障碍、血管痉挛、动脉危象、静脉危象等。

### (三)断肢(指)肿胀

断肢(指)再植术后,远侧部发生进行性肿胀,是威胁肢体(手指)成活的主要原因之一。肿胀一般在 10~14 天后逐渐消退。

### (四)伤口感染

肢体(手指)断离是一种严重的开放性损伤,伤口常有较严重的污染,并且存在着挫伤而失活的组织。伤口感染可引起血管壁的坏死、破裂出血而使手术失败,严重者还会引起败血症,危及患者的生命。

### (五)关节活动度受限

由于肌肉萎缩、关节挛缩和组织粘连等原因造成断肢(肢)以及邻近关节的活动度受限。

### (六)感觉障碍

痛觉、温度觉振动觉等感觉功能丧失。

### (七)其他障碍

灵巧性丧失,患肢未受损部位的失用性改变等。

## 四、康复评定

### (一)水肿评定

检查断肢(指)再植部位的水肿情况,有利于确定治疗方案的效果。可用手容积测量评定手部肿胀程度;使用标准周径尺测量周径评定单个指或关节肿胀。

### (二)关节活动度测量

主动的关节活动度和被动的关节活动度都应该进行测量并记录,以便于观察主动与被动之间的差异。如果被动运动小于主动运动,治疗重点在于采用克服关节活动受限制的措施;如果被动运动大于主动运动,说明治疗措施应着重主动运动,以克服组织粘连或肌无力。

### (三)肌力评定

通过徒手肌力检查、握力计、捏力计检查肌力、手部握力、控制力。

### (四)感觉神经功能评定

1.Tinel 征

了解神经修复后轴索生长速度。

2.断肢(指)再植部位的各种感觉功能

包括浅感觉(痛觉、触觉、温度觉)、深感觉(振动觉、位置觉、运动觉)、复合感觉(两点辨别觉、质地、形状轻重等)。

### (五)疼痛评定

除了询问静息状态及一般生活活动中疼痛情况外,还要了解运动诱发疼痛的各种情况。

## 五、康复治疗

### (一)康复各阶段的重点

(1)术前、术中,以减缓组织变性和精细高质量修复神经、血管、肌腱、皮肤、牢固指骨固定为重点。

(2)术后早期康复重点是通过各种物理治疗消肿、消炎、软化瘢痕松解粘连为重点,辅以医师指导下的保护性被动运动和轻微的主动屈伸指训练。

(3)术后中期康复重点是解除固定,防止关节僵硬。通过作业疗法、使用 CMP,在医师指导下加大主动训练力度,使肌腱粘连得到初步松解。

(4)术后晚期康复重点是通过大强度的训练和手指技巧、灵巧动作训练,提高手功能综合指标。

### (二)康复运动

1.术后 0~1 周

临床给予抗痉挛、抗凝、抗感染治疗,保证再植肢(指)的存活。此时期一般康复不介入。

2.术后第二周

常用的方法如下。

(1)理疗:通过超声波、音频治疗、局部蜡疗等方法,软化瘢痕粘连和僵硬的关节。

(2)关节活动范围练习。

主动运动:主动屈伸锻炼各关节,即无外力作用下的患者的自我活动。方法:用健侧固定一关节,主动屈伸另一关节,每次屈伸,使其达到最大限度;对腕关节、掌指关节、指间关节进行主动练习,要求每日练习 3~5 次,每次 10~20 分钟,逐渐加大活动量。再作拇指桡侧外展、内收运动、掌侧外展、对掌与对指动作、握拳松拳的功能训练。主动运动时,动作应平稳缓和,达到最大活动范围后,再适度用力,直至感到关节部有轻微的酸痛为止。运动时间由 5 分钟开始逐渐延长至半小时,运动量逐渐增加,每日运动 2~3 次,每次每指运动 5~10 次,开始逐渐延长到每次运动几百次。

被动运动:被动屈伸锻炼各关节即用外力伸屈手部各关节。利用健手协助训练患指的腕关节、掌指关节、近指间关节、远指间关节的顺序,循序渐进式活动关节,动作要轻柔,克服暴力活动关节,以尽量将关节活动到正常关节活动范围。各关节被动活动的范围以患者引起关节明显疼痛或肿胀为限。被动运动的速度以慢速为宜,逐渐加大力量,当达到极限角度时保持10~20秒,然后缓慢减少外力,如此反复伸屈,被动幅度由小到大,每日或每周递增。每日2~3次。

腕关节的功能锻炼正常活动度为背伸50°~80°,掌屈40°~70°,尺偏20°~40,桡偏10°~30°。锻炼方法:用健手帮助患手腕作背伸,掌屈、尺偏和桡偏活动。用两手背相对以练习掌屈及两手掌相对使前臂放于胸前,则练习背伸。将手掌平放桌面上使前臂垂直于桌面则练习了背伸。

掌指关节和指间关节功能锻炼,2~5指各关节的屈曲以指尖达掌横纹为正常。指间关节伸直为0°,掌指关节多有过伸。锻炼方法;简单者为用力握拳与伸指。用一系列不同粗细的圆棍,最细如铅笔,从抓握粗棍开始,逐步达到握住最细的。

3.肌力和耐力训练

从轻至重进行分级抗阻训练,是肌肉尽最大力收缩,以引起适应的疲劳,然后再适当休息,使肌肉在恢复及随后的超量运动中,恢复并发展其形态和功能。

4.日常生活活动能力训练

训练患者手握勺吃饭,开始1周在勺柄上缠上绷带,增加摩擦力,随着时间的推移,训练穿衣、系扣、穿鞋、系带、剪指甲等,达到生活完全自理为止。练习对指功能,改善手指关节活动:捏皮球、握筷子、拧瓶盖、旋螺丝钉、旋转健身球。每日练习2~3次,每次15~30分钟,以后逐增。

5.作业治疗

根据患者的兴趣、爱好和自身情况等制订个体的作业治疗计划,以锻炼患手的功能。作业治疗的原则:及时进行各种轻量有实用的功能训练,物件由大到小、重量由轻到重、动作由简单到复杂,循序渐进,逐渐增加活动量和动作难度。

(1)手工艺的制作:可有书法、绘画、雕刻编织等。

(2)娱乐活动:有打牌、打麻将、下棋等。

(3)着重训练患指动作的灵活性稳定性、协调性和精确性,如拍球、投球、接球、投环、用匙、用筷、筷子夹豆、写字及梳头等,并且训练两手协同操作的能力,如打结、解结、打字和弹琴等,每日练习2~3次,每次20~60分钟。

上述训练前,将患手置于温热水或中药熏洗等治疗后进行更好。

6.感觉训练

感觉训练是再植肢体(手指)术后特有的训练治疗项目,感觉训练的次序依次是保护觉、定位觉、形状觉、织物觉脱敏训练。

(1)保护觉训练:目的不仅为了恢复保护觉,而且为了教会患者代偿的能力。包括针刺觉、深压觉、冷热觉等。训练方法:在安静的室内进行,患者闭眼,用各种尖锐物品轻刺患者手部或给予冷热刺激,然后让患者睁眼看清刚才所给予的刺激是哪种,如此反复进行。

(2)定位觉训练:在患者恢复针刺觉和深压觉后进行。训练方法:用指尖或橡皮敲击患者的掌侧,让患者用健手示指,指出敲击的部位,回答不正确时让患者睁眼观察,如此反复进行。

(3)形状觉训练:方法与定位觉类似。让患者闭眼触摸不同大小、形状的木块或其他物品,并进行描述、比较,回答不正确时就睁眼再感觉一次,如此反复进行,再逐步过渡到辨别日常生活中常用的实物以及各种形状的物品的训练。

(4)织物觉训练:让患者先触摸粗细相差极大的砂纸,再触摸粗细差别较小的砂纸,进而过渡到不同的织物,如毛皮、丝绸等。

(5)脱敏训练:再植肢体(手指)术后,常因神经病变等原因而触觉过敏。先用较轻柔的物品如毛、棉等轻轻摩擦过敏区 10 分钟或至皮肤麻木无感觉,1 小时后重复进行,适应该项刺激后再增加刺激物的粗糙程度如改为绒布、粗布、麻布等,最后用叩击和振动刺激。

**(三)康复工程器械在断指再植功能康复中的应用**

康复工程是综合康复科学生物医学、生物力学、仿生学和工效学等多学科的理论和技术,通过研究探索"残疾"与"健全"两者之间的界限和联系,设置克服残疾人回归障碍的特殊接口设施与装置,多方位地解决康复实践中提出的有关问题而形成的一门综合性、实用性的新兴工程技术学科。

## 六、康复护理

### (一)康复护理目标

(1)无功能的肢体反而成为累赘,故手术后需要精心护理、积极康复科学锻炼。

(2)做好术前、术中、术后的 3 个相互关联的"功能康复链"的康复护理。

(3)密切观察再植肢(指)体症状,预防并发症。

### (二)早期康复护理

(1)手功能位的指导:术后如手不能处于功能位要尽早功能训练,有的患者再植肢(指)体虽已成活,但手的关节完全僵直,组织广泛粘连,并失去进一步功能改进的条件,使再植肢(指)体失去功能。要重视早期功能训练,并持之以恒。

(2)术后 1 周内,严密观察局部血液循环的症状,了解有无动脉或静脉受阻发生。

(3)术后 2~4 周内为软组织愈合期,康复护理重点是预防和控制感染,为软组织愈合创造条件。可行超短波紫外线理疗、以改善血液循环,防止小静脉血栓形成和抑制细菌生长,减轻肿胀,杀菌,控制感染,促进伤口 1 期愈合。对骨折断端用细钢针固定者,超短波剂量应严格控制在无热量范围,以免因金属过热而发生灼伤。

(4)指导未制动的关节作轻微的伸屈活动。

### (三)中期康复护理

术后 5~8 周开始,为无负荷功能恢复期。康复护理重点是预防关节僵直和肌肉、肌腱粘连及肌肉萎缩。此期骨折端愈合尚不牢固,应以主动活动为主,指导练习患肢(指)屈伸、握拳等动作。被动活动时动作要轻柔。并对截断部位妥善保护。

### (四)后期康复护理

功能锻炼指导:自术后 9~12 周开始,此时骨折已愈合,康复护理重点是促进神经功能的恢复,软化瘢痕,减少粘连。断肢(指)再植后的功能恢复是一个困难的过程,康复以功能锻炼为主,功能锻炼为治疗性运动,也可以维持恢复关节功能,预防肌肉萎缩,避免和减轻后遗症。

**1.加强运动和感觉训练**

此期可加用被动活动,被动活动时患者常感到异常疼痛,应劝告患者坚持下去,如惧痛而终止练习,可使粘连更加严重。

**2.被动屈伸各关节**

进行虎口开大训练,可使用手指张开器,用压掌的方法,逐步撑大虎口,或用虎口牵开器进行牵引。

**(五)并发症的观察**

(1)密切观察再植肢(指)体症状:如指甲颜色、皮肤皱纹、温度、脉搏、指端渗血情况、毛细血管充盈时间;对再植肢(指)体观察血管危象、肿胀、感染与出血等并发症,一旦发生应及时汇报处理。

(2)断肢(指)再植,尤其是缺血时间较长的高位断肢再植,术后应密切注意血容量的补给是否充足,肾功能是否受损,经常检测体温、血压、脉搏、血细胞比容、血钾、钠、非蛋白氮、肌酐、尿素氮以及尿量、尿比重、尿钠、尿肌酐等,如确认再植肢体肌肉坏死,释放大量毒素,出现中毒性休克或急性肾衰竭时,及时报告医生,果断截除再植肢体,以挽救患者生命。

(3)减轻和缓解疼痛的康复护理:术后患者对疼痛的感受和疼痛的程度各不相同,如患者注意力集中,情绪过度紧张,意志薄弱,烦躁以及环境刺激等,则可使疼痛加剧。体察和理解患者的疼痛感觉,使其转移注意力,如阅读、看电视、谈话等有益的活动。通过分散患者注意力和减少外界不良刺激等,使患者精神放松,意志增强,从而减轻和缓解疼痛。

**(六)心理康复护理**

虽然再植手术已获成功,但外伤对患者来说仍是一个非常可怕的经历,不可避免地在心中留下阴影,患者的心理需要一个较长时间的调节,才能真正接受这些变化,医护人员和家属都应有积极的姿态,做好心理康复。断指再植功能康复不仅需要耐心的手法训练指导,还需要对患者进行心理康复护理、亲属的配合指导及日常行为习惯的干预和强化,使患者主动积极投入再植手术后的康复训练。

**1.手术前患者的心理护理**

消除恐惧,解除焦虑,患者常因在毫无心理准备的情况下,肢(指)体意外离断,产生消极态度及恐惧心理;同时对再植手术的效果抱有疑虑。针对此种心理,提供情感支持,向患者说明手术的必要性和重要性,并介绍肢(指)体离断再植成功的典型病例,以及显微外科手术方面的新方法、新进展,给患者积极的暗示和保证,给患者以安慰,消除恐惧情绪;解除患者的担忧、焦虑,增强其对手术成功的信心。

**2.手术后患者的心理护理**

及时通知患者手术效果。术后患者渴望知道手术效果和了解病情,应及时告诉患者手术的情况、手术效果,讲解术后治疗中的注意事项,给其传达有利信息,继续给予鼓励和支持;让患者知道不良心理状态对治疗效果会产生不良的影响,帮助患者及时调整心理状态,解决抑郁的反应,增强信心。

**3.消除悲观情绪的心理护理**

鼓励患者正确对待人生,如手术失败或术后并发症造成再植肢(指)体坏死后,最终导致肢(指)体缺损和功能丧失以及术后效果不好,预后不良,患者会一时难以接受现实,精神上会极度痛苦,且产生悲观情绪,甚至拒绝再接受治疗。观察患者言谈及性格特点,从每个具体环节入手,给予更多的理解、同情、支持和鼓励,让患者切实感到即使没有健康的肢(指)体,只要有健康的心理,同样可以创造美好的生活。使他们能够继续接受治疗,面对现实,正确对待人生。

**(七)康复健康教育**

肢(指)体受伤后至术前的一段时间,对肢(指)体的处理是否妥当,直接影响着再植肢(指)体的成活与功能恢复的优劣,是肢(指)体功能康复治疗的首要环节。术前给患者讲解疾病的相关知识,介绍以往断肢(指)再植成功病例,消除患者术前的紧张恐惧感,让患者树立战胜疾病的信心。

**1.对患者进行自我保护意识的教育**

指导患者对再植肢(指)进行保暖,避免受凉而引起血管痉挛。指导患者抬高患肢,保持于心脏平面,减少水肿的发生。告诉患者不能食用含咖啡因的食物,以免血管收缩;不能吸烟,因为烟草中的尼古丁会降低血液中的含氧量,危及再植肢体的血液供应。

**2.术后患肢位放置指导**

后卧床期间抬高患肢略高于心脏水平,宜取平卧位或健侧卧位。起床活动时上肢用三角巾等托吊于胸前功能位。

**3.用药指导**

给患者讲解术后及时应用抗菌药物的目的,防止感染、发热等并发症的发生。合理使用抗生素、解痉药、止痛药,并告知药物的作用与不良反应。

**4.饮食指导**

饮食方面应告诉患者进食营养丰富、易消化的食物,应给予高蛋白高热量、富含维生素,如:骨头汤、鸡汤、蛋类、蔬菜,保持大便通畅,防止便秘,禁忌辛辣食物,以避免刺激伤口。

# 七、社区家庭康复指导

**(一)肢体保护指导**

指导患者有肢体肿胀现象,要经常抬高患肢与心脏平齐。要注意患肢的保暖,保持皮肤温度,避免受凉、防止冻伤、烫伤等不利因素对断肢(指)再植肢体的刺激。

**(二)指导坚持艰苦的康复训练**

通过指导、教育使患者明白断肢(指)再植的目的不但是把离断的肢体接活,更重要的是使断肢(指)恢复一定功能。成活不等于成功,为此,断肢(指)再植后要进行艰苦的康复训练,目的在于使再植的肢体获得良好的功能,保持合适的关节活动度,恢复适当的工作。通过康复训练指导,使患者获得断肢(指)再植后功能锻炼的方法、技术。坚持持久的功能训练,使断肢(指)恢复一定功能。

**(三)指导自我康复护理方法**

通过康复指导,使患者能掌握断肢(指)再植的康复治疗及自我康复护理方法,能自我观察患肢(指)血循环及掌握预防伤口感染的基本知识。

**（四）日常生活指导**

继续加强营养、理疗和功能锻炼。

**（五）定期复查指导**

患者定期复查、随访。可以通过电话预约复查时间，术后功能锻炼的随访等，满足患者的需要。

# 第三节　手外伤的康复护理

## 一、概述

手是人类进行日常生活和工作中不可缺少的重要器官。手外伤是常见的多发外伤，占创伤总数的 1/3 以上。由于手部组织结构复杂，功能精细，治疗不仅是损伤组织结构本身的修复，而且更重要的是保护和恢复手的功能。手外伤康复是在手外科的诊断和处理的基础上，从受伤到手术，从组织愈合到功能恢复，从职业训练到重返社会，针对手功能障碍的各种因素，采取相应的物理治疗、作业治疗以及辅助器具等手段，使伤手恢复最大限度的功能，是手外科不可缺少的一个组成部分。

### （一）病因

引起手外伤的原因很多，创伤的类型也较多，以压砸和切割最多。而手外伤后遗留的功能障碍与创伤的类型有密切的关系，如切割伤易伤及神经肌腱、血管等，但切面较整齐，组织破坏量较少，早期修复后遗留功能较轻，而压砸、撕脱等损伤，软组织、神经、血管等损伤较大，骨折严重，组织损伤量多，愈合后功能障碍较严重。

### （二）手外伤分类

（1）皮肤软组织损伤。

（2）骨折又分腕骨骨折、掌骨骨折及指骨骨折。

（3）肌腱损伤又分屈肌腱损伤、伸肌腱损伤。

（4）神经损伤又分正中神经损伤、尺神经损伤、桡神经损伤。

## 二、临床表现

由于手的解剖复杂，除皮肤裂伤、轻度软组织挫伤、单纯单处骨折外，很多手外伤都极容易遗留功能障碍，并严重影响患者的生活和劳动，特别是严重的手外伤，如开放性、粉碎性多发骨折，神经肌腱血管损伤等，直接影响患者的生活质量与社会自尊的树立。

手外伤术后常引起局部肿胀、疼痛、强直、无力、血管舒缩异常、骨质疏松等。长时间的肿胀易引起肌腱、韧带、关节囊的粘连、挛缩，肌肉萎缩，组织缺损，瘢痕挛缩，最后造成运动和感觉功能障碍，肌力或握力下降，误用、失用、过用综合征。

手部外伤往往是复合性的骨骼损伤与软组织损伤同时存在，制动后失用性变化和瘢痕挛缩都会导致手部功能损害。因此，欧美从 20 世纪 60 年代后期，就已经强调手功能康复的重要性，并且有专门从事手功能康复的理疗师和作业治疗师，开展手术前、后患者的康复治疗。

### 三、主要功能障碍

双手是运动和感觉功能的器官,手的动作复杂、精细、灵巧,能够灵活而准确地完成拿、捏、握、抓、夹、提、拧等动作。手特有的复杂而精细的结构,当手部遭受外伤后,将严重影响患者的日常生活活动,手外伤后其功能的恢复情况直接影响到患者的生活质量。

#### (一)手部肿胀

无论是创伤或炎症都会引起组织水肿。皮下组织、筋膜间隙、肌肉间筋膜和腱鞘关节囊等都会浸于浆液素性渗出液内。如果渗出液不及时清除,将会机化造成上述组织的粘连、僵硬。因此,水肿必须尽快消除,否则将会出现恶性循环。如果水肿在早期得到控制,使之降至最低程度,就能很快恢复活动。

#### (二)疼痛与过敏

手内的神经末梢非常丰富,而且位于体表,加上腕管较近,所以痛觉较显著。滑膜、腱鞘和骨膜也都有神经末梢,任何刺激必然会产生剧烈疼痛。这些疼痛与损伤程度不一定成正比,同时还可出现血管运动紊乱、骨质疏松、肌萎缩、关节僵硬等症状,严重者称之为反射性交感神经营养不良综合征(RSD)。

#### (三)关节僵硬

关节挛缩的起因是水肿,随之而来的是活动消失。当韧带松弛和水肿后,即发生纤维素沉积,韧带缩短、挛缩。最难处理的问题是掌指关节过伸和近端指间关节屈曲挛缩畸形。

#### (四)肌力和耐力下降

许多日常生活活动有赖于强度和耐力的综合,所以康复不仅要恢复强度,而且还要增加手的耐力,减少疲劳度。

### 四、康复评定

#### (一)手的功能位评定

1.外观和解剖

通过视诊,观察手皮肤的营养状况,色泽、纹理、有无瘢痕、伤口、红肿以及手指有无畸形。

(1)手的休息位:是指手处于自然静止状态时,手内肌和手外肌的张力处于相对平衡,呈半握拳姿势。腕关节背伸10°~15°,并有轻度尺侧偏;掌指关节及指间关节呈半屈曲状,从示指到小指,越向尺侧屈曲越多;各指尖端指向舟骨结节;拇指轻度外展,指腹接近或触及示指远结节指间关节的桡侧。

(2)手的功能位:是指有利于发挥最大手功能的位置,手在这个位置上能够根据不同的需要迅速地做出不同的动作。呈握小球或茶杯状,腕背伸20°~25°,拇指处于对掌位,掌指及指间关节微屈。其他手指略为分开,掌指关节及近侧指间关节呈半屈曲,远侧指间关节微屈曲。

(3)手的保护位:是为了保护或维持手部功能而设的体位。外伤后的功能位都是保护位。如掌指关节整复手术后宜将掌指关节固定在屈曲90°体位,以防其副韧带挛缩。

2.运动功能

(1)肌力评定:通过徒手肌力检查、握力计、捏力计检查手和上肢肌肉的肌力、握力、控制力。

(2)关节活动度测定:通过关节活动度测量了解关节在主动运动和被动运动时的角度。可用量角器测量。进行关节被动活动范围(PROM)和主动活动范围(AROM)的等级评定。优：指关节总活动范围为 200°～260°；良：指关节总活动范围为 130°～200°；中：指关节总活动范围为 100°～130°；差：指关节总活动范围＜100°。

### (二)肢体体积测量

测量仪包括有一个排水口的大容器及量杯。测量时，将肢体浸入容器中，容器中有水平停止杆，使肢体进入容器中的一定位置，排出的水从排水口流出。用量杯测出排水的体积，此即为肢体的体积。可测量双侧肢体，以便对比。

### (三)灵巧性测定

有赖于感觉和运动功能的健全。测试方法有许多种，常用的有 3 种标准测试方法：①Jebson手功能测试；②明尼苏达操作等级测试(MRMT)；③Purdue 测板测验。基本原理相同，即令受试者将物品从某一位置转移到另一位置，并记录完成操作的时间。

### (四)感觉功能评定

1.Tinel 征

了解神经修复后轴索生长速度。

2.手和上肢的各种感觉功能

包括浅感觉(痛觉、触觉、温度觉)、深感觉(振动觉、位置觉、运动觉)、复合感觉(两点辨别觉、质地、形状、轻重等)。

## 五、康复治疗

手外伤后的康复包括手运动和感觉功能的康复，运动功能主要是肌力、关节活动度的康复。感觉功能的康复是手神经外伤后特有的康复内容。因上肢创伤或疾病导致手功能恢复缓慢的常见原因有肿胀、疼痛、过敏、关节僵硬肌力下降等原因。若在早期就给予预防或处理，可使功能障碍下降到最低程度。

### (一)康复运动

手外伤的康复包括手运动和感觉功能的康复，运动功能主要是肌力、关节活动度的康复。其中手的感觉功能的康复是手神经外伤后特有的康复内容。关节活动度的维持和恢复主要靠胶原组织，胶原纤维是关节韧带、关节囊及瘢痕组织的主要成分。患者必须在日常生活中经常牵伸肌肉和软组织。预防关节失用性挛缩的最好方法是尽量缩小固定范围，并尽量缩短固定时间。同时练习固定范围以外肢体近端和远端各关节的大幅度活动，要使患者清楚地理解未被固定的关节，不仅可以运动，而且必须运动。纤维性关节挛缩强直的矫治原则是将挛缩的韧带、关节囊或关节内外粘连组织逐步牵伸延长，主动活动可牵伸轻度的挛缩和粘连，当挛缩较重时，主动运动收效不显著，需加被动运动，被动运动的治疗宜一日多次反复进行。

1.肌腱损伤修复术后的康复

(1)术后 1～3 周：了解手术创口情况，早期以促进伤口愈合、消肿、止痛以及控制感染为主；可采用冰和冷暖水浴、消炎药及超声渗透疗法、压力疗法、超短波疗法、微波疗法等减轻炎症控制肿胀，由于震动会加剧炎症应为禁忌；采用超短波疗法、紫外线疗法、微波疗法、激光疗法等控制伤口感染；采用 TENS、干扰电疗法、中频疗法等缓解疼痛；进行主动与被动相结合的未伤指的运动训练，保持正常手指的功能。

（2）术后 4～6 周：控制瘢痕，减轻肌腱与周围组织的粘连，恢复关节活动功能；可采用微波热疗频谱治疗、超声波治疗等控制增生性瘢痕；分别行指深、指浅屈肌腱的运动，改善掌指关节和指间关节功能；被动运动训练，以恢复手指的灵活性和协调性。

（3）术后 7～12 周：强化肌力，渐进性抗阻力运动，增加肌腱的滑动性；可采用神经肌肉电刺激疗法、感应电疗法、电针疗法等；双手协调性训练，矫正关节挛缩，也可用矫形支架进行被动训练。术后 12 周以后，利用不同握法和握力进行功能训练，以帮助患者恢复动态工作能力。

2.粘连松解术

术前应根据病情对僵硬的关节作被动活动，使僵硬的关节尽量达到较满意的活动范围后再进行松解术。否则术后会因关节活动不好而易再次发生粘连。

术后 1～7 天：拆除敷料后即可开始练习手指的屈伸动作，防止发生术后粘连而丧失恢复功能的时机。可做以下活动：

（1）轻柔被动屈曲远指间关节、近指间关节掌指关节。

（2）主动屈曲上述关节。

（3）屈腕和掌指关节下轻柔被动伸展近指间关节。

（4）主动伸展上述关节。

（5）被动握拳：患者往往会因为局部肿胀疼痛而不敢充分练习，护士应鼓励患者忍住疼痛，坚持不懈的练习。

术后 2～3 周，进行轻微的日常生活活动；术后 4～6 周，开始抓握力量练习；8～12 周，恢复工作。

康复训练要在医护人员的指导下进行，不应因锻炼而加重肿胀、疼痛。屈肌练习共有 3 种方式，有勾拳、直拳、完全握拳。每日至少练习 3 次，每次 10 遍。另外可通过推皮球拉橡皮筋等锻炼方式训练屈肌和伸肌的功能。推皮球可锻炼屈指、屈拇、拇对掌、对指及拇内收的功能，橡皮筋可以锻炼伸掌指或指间关节、手指的外展、内收、拇外展、伸展等功能。这样使所有的手外部肌及手内部肌全面得到锻炼，每一个动作都须用最大力量，持续 2～3 秒，每日 1 次，反复练习，留充分间歇时间，通过锻炼的过程使肌肉逐步肥大，肌力得到相应恢复。

**（二）感觉训练**

手的感觉恢复顺序是痛觉、温度觉、32Hz 振动觉、移动性触觉、恒定性触觉、256Hz 振动觉、辨别觉。当压觉或振动觉恢复后即开始感觉训练，感觉可以通过学习而重建，感觉训练常需利用眼的帮助。感觉训练程序分为早期和后期阶段。早期主要是痛、温、触觉和定位、定向的训练。后期主要是辨别觉训练。腕部正中神经和尺神经修复术后 8 周，可以开始早期阶段的感觉训练。训练方法：

1.定位觉训练

者恢复针刺觉和深压觉后，在安静的房间里训练。用 30Hz 的音叉让患者知道什么时候和部位开始的移动性触觉。然后用橡皮沿需要训练的区域，由近到远触及患者。患者先睁眼观察训练过程，然后闭眼，将注意力集中于他所觉察到的感受，而后睁眼确认，再闭眼练习。这样反复学习，直至患者能够较准确地判断刺激部位。

2.辨别觉训练

当患者有了定位觉以后,便可开始辨别觉训练。刚开始时让患者辨别粗细差较大物体表面,逐渐进展到差别较小的物体表面。每项训练采用闭眼→睁眼→闭眼方法。利用反馈,重复地强化训练,再过渡到辨别生活中的实物。

3.保护觉训练

目的不是恢复保护觉,而是为了教会患者代偿的能力,包括针刺觉、深压觉、冷热觉等。在安静的室内进行,让患者闭眼,护士用各种尖锐物品轻刺患者的手部或给予冷热刺激,然后让患者睁眼看清刚才所给予的刺激是针刺冷或热,如此反复进行。

4.织物觉训练

是利用粗糙程度不同的织物,训练感觉。让患者先触摸粗细相差极大的砂纸,再触摸粗细差别较小的砂纸,进而过渡到不同的织物如毛皮、丝织品、羊毛、塑料等。

5.脱敏训练

手外伤后常因神经病变等而触觉过敏,宜用脱敏疗法。先用较轻柔的物品,如毛棉等轻轻摩擦过敏10分钟或至皮肤麻木无感觉,1小时后重复此项操作,适应该项刺激后再增加刺激物的粗糙程度,可用绒布、麻布等,最后用叩击和振动刺激。正规感觉再训练后,患者恢复了主动活动,在后期阶段,应鼓励患者不断使用双手,以维持其功能,需很长的时间。

(三)日常生活活动能力和作业训练

根据实际情况给予适当的日常生活活动能力的训练,如梳洗、书写、编织、剪纸打结等训练灵活性、协调性,使患手恢复实用能力。当感觉功能不良时,应指导患者在生活和工作中如何保护;并可利用本体觉、温度觉与触觉的组合进行代偿性训练。

(四)康复工程

主要应用矫形器维持、改善或代偿患手功能,如手部骨折者根据骨折部位和功能情况使用舟骨骨折矫形器、掌骨骨折矫形器指骨骨折矫形器、腕固定矫形器、手功能位矫形器;肌腱损伤者使用夜间固定矫形器、屈/伸肌腱损伤动态矫形器、锤指矫形器、腕固定矫形器等;断指再植/拇指重建可使用指固定矫形器、对掌矫形器等。

## 六、康复护理

手外伤康复护理应从患者整体出发,在临床各期针对各种致残因素进行评价、分析,制订康复护理计划,消除或减轻功能障碍,帮助患者尽可能恢复生活和劳动能力,重返社会。

(一)康复护理目标

(1)减少导致手功能恢复缓慢的原因,如减轻手部水肿。

(2)正确功能位的摆放,早期被动活动,防止术后组织粘连,减轻关节活动受限。

(3)通过感觉训练,重建失去的感觉,加强代偿能力。

(4)训练日常生活活动能力,恢复患手实用能力。

(5)心理护理家庭康复护理。

(二)康复护理

1.手外伤肌腱修复术后护理

肌腱修复术后2~3天即可开始被动活动,屈肌腱修补后作被动屈指,伸肌腱修复则作被动伸指运动,余手指作主动练习,3周开始做患指的主动运动,并逐渐增加用力的程度和幅度,以扩大肌腱的滑移幅度。第四周继续做主动运动,并开始肌腱的主动运动。第五周增加关节功能和抗阻训练。指导、督促患者完成训练项目。

**2.手关节损伤康复护理**

指导关节韧带损伤需固定 2～3 周,关节固定 15°～20°屈曲。,1～2 周内主动练习屈伸。关节脱位夹板固定 3 周,近侧指间关节(PIP)屈曲 20°～30°,在夹板范围内主动练习。骨折脱位术后,石膏固定手指,PIP 关节屈曲 30°～50°固定 3 周,3 周后主动练习,5 周后在控制范围内伸直运动练习。

**3.肌腱松解术前后康复护理**

肌腱松解术前指导患者关节被动活动,尽可能达最大范围,防止术后再粘连。术后 24 小时去除敷料,指导主动屈伸练习;4～5 天做被松解肌肉主动收缩和拮抗运动练习,加大幅度,每个动作重复 3～4 次,达到 16～20 次,3～4 次/d;术后 2～3 周开始功能性活动练习,如轻微的 ADL 活动;4～6 周抓握力量练习;术后 6～8 周抗阻力练习。

**4.手部作业治疗指导**

(1)治疗泥手练习:利用黏土或橡皮泥,增强手指肌力、耐力及改善手指灵巧性,协调作用。内容有粗大对指练习;粗大手指屈曲练习;单独手指屈曲练习;单独分指对指练习;指外展练习;粗大手指伸展练习;手指内收练习;拇指屈伸练习;腕背伸训练。

(2)弹力治疗练习:应用治疗带对肌力、耐力、协调性和关节活动度的训练,可做伸指及指外展训练;拇外展及伸拇训练;伸屈掌指关节训练。

(3)娱乐性治疗训练:应用袖珍玩具和游戏机等练习器具,对训练和改善手的灵巧性,手眼协调感觉训练,脱敏治疗和掌指关节、指间关节的主动屈伸有较好疗效。内容有:利用斜板支架训练腕关节屈伸运动;利用来回捡球训练腕关节、掌指关节屈曲和手指灵巧度;利用镊子和衣夹训练对指、夹捏和手的灵巧和协调性训练;利用插孔板、串珠子、套环器等游戏训练腕关节屈伸、对指、抓握等。

**(三)心理康复护理**

大多数手部损伤的患者,由于是突发外伤,且伤势严重,无任何的心理准备,可造成患者的生活及工作的不便,常常表现为情绪低落、紧张、焦虑狂躁等。手外伤患者所承受的生活事件刺激较大的是前途恋爱、家庭、生活、人际交往,男女所受刺激量差别不大。受伤后抑郁、焦虑情绪反应更强烈一些。刺激量的大小直接影响到患者的心理健康及疾病康复,其对人的心理健康有一个从小到大、由量变到质变的过程。如果心理压力得不到有效的疏导、缓解及治疗,他们将是心理疾病多发的高危人群。因此,能够成功地帮助患者度过这段哀伤历程是非常关键的。

(1)及时与患者沟通,对其进行心理疏导,了解患者呈现出尝试挣扎或重新调适自己的生活方式,矛盾地去面对残障所带来的诸多不便的心理反应,把握心理康复干预的时间,使患者尽早接受并适应现状。对此除进行个别心理指导外,集体疗法相当重要,针对性地宣教相关疾病的康复知识,提高患者对疾病的认识和心理承受能力,调动其积极的心理因素,增加其康复的信心,积极主动配合康复治疗,以心理康复促进和推动手功能康复。

(2)手外伤后患者心理负担较重,伴有不同程度的焦虑抑郁情绪。焦虑可增加血液黏稠度,使血管收缩。这对手外伤术后特别是断指(肢)再植术后患者的康复不利。做好手术期患者的心理护理,帮助患者进行心理疏导,克服不良情绪。从言谈举止上给患者以适当的安慰。同时做好基础护理,满足手外伤患者生活自理能力下降后的需求。

(3)采用转移疏导疗法如音乐治疗法、放松治疗法以减轻他们的焦虑抑郁心理。必要时给予抗焦虑、抑郁的药物治疗或寻求心理医生帮助。同时帮助打工者重新树立生活的信念,必要时用法律武器捍卫自己的权利。

### (四)康复健康教育

(1)缓解疼痛:手损伤疼痛多比较敏感,此时医护人员或者家属可与患者聊天,看有益的电视等,转移对疼痛的注意力,以使疼痛缓解。尽量使患者自己的生活丰富多彩,从消极的情绪中解脱出来。

(2)吸烟的告诫戒烟:吸烟可引起血管痉挛,影响患肢血运,甚至导致组织缺血坏死。不吸烟的患者注意不要被动吸烟。

(3)保持手指运动:在外固定期间应鼓励未损伤手指、手臂做各种主动运动和作业治疗,手外伤后要抬高患肢,以利于静脉回流、消肿。

(4)手创伤本身和长期制动,造成手功能障碍,要尽快恢复手功能,须早期进行正常运动模式及正确的感觉输入训练,错过有利治疗时机,将减少手功能恢复效果。告知术后康复训练重要性,让患者掌握康复知识技术。

(5)预防并发症教育手是末梢器官,伤后极易发生肿胀,且变化快。早期肿胀影响组织愈合,后期肿胀影响手指灵活性。手外伤后留有手功能障碍后遗症,预防并发症教育尤为重要。

## 七、社区家庭康复指导

### (一)社会家庭支持系统建立

手外伤的患者,由于手功能发生了改变,导致自理能力出现不同程度的下降。社会、家庭所构建的支持网络系统会给患者带来康复的力量,如提供日间援助中心、日间康复训练中心,中心可以根据患者的需要制订康复护理计划。家庭成员一起加入康复的过程中,为患者提供一个良好的康复氛围,可以加快康复进程。

### (二)出院后康复运动指导

手外伤后的主动被动活动应该轻柔缓慢,运动不应加重疼痛和肿胀,须在患者可接受范围内进行并保持残(断)指和再植指的无菌清洁,预防并发症。

### (三)结合 ADL 训练

指导出院后继续康复训练计划及坚持训练重要性。手外伤的康复训练要结合日常生活活动和作业训练,指导训练患者生活自我照料和按职业所需的作业活动。正确使用双手,提醒尽可能使用伤手,使大脑和伤手早日恢复自主反应。为恢复手功能,康复治疗主要训练是运动性练习和功能活动。

## （四）坚持康复训练

手外伤的康复治疗，特别是损伤后手精细动作功能的恢复是较长时间的训练，要持之以恒，刻苦努力，发挥最大残存功能。实在不能恢复功能要教会"代偿"功能练习。

## （五）定期复查

指导患者定期复查、随访。

# 第七章　恶性肿瘤术后康复护理

## 第一节　乳腺癌术后的康复护理

乳腺癌是女性常见的恶性肿瘤之一。在我国占全身各种恶性肿瘤的 7%～10%,发病率仅次于子宫颈癌,部分大城市报告乳腺癌占女性恶性肿瘤之首位。乳腺癌的发病率病死率均以西欧、北美高居首位,而亚洲、拉丁美洲、非洲最低,但近年统计资料表明有增高趋势。

乳腺癌根治手术是将整个患病乳房和其皮肤,以及其周围组织,连同胸肌及其筋膜、腋窝、锁骨下所有脂肪组织和淋巴结整块切除。由于乳腺癌根治术大面积的组织及淋巴结清扫可使部分神经受损,术后容易出现术侧胸廓表面和肩关节周围软组织挛缩(瘢痕),影响术侧胸廓和肩关节活动,造成患侧上肢功能障碍。因此,有保留胸大肌的改良手术,以减少功能障碍。大多数病例在手术时保存胸长神经和胸背神经,有神经损伤或不保留胸长神经的患者可出现翼状肩。康复治疗、护理对于恢复患者肩关节功能和消除水肿,提高患者以后的生活质量至关重要。

### (一)流行病学

1.地区差异明显

北欧、北美洲为乳腺癌高发区,南欧、南美洲为中发区,亚洲、非洲为低发区。我国虽属低发区,但大、中城市(特别是沿海城市)的发病率比农村及内陆地区高且逐年递升。如上海在 1972 年的发病率为 17/10 万,2000 年则为 38.2/10 万。移民流行病学研究认为乳腺癌发病的地区差异并不完全与遗传易感性有关,同时还受环境因素的影响,尤其与早期的生活环境有关。

2.人群差异极为显著

本病患者主要为女性,男性乳腺癌仅占乳腺癌的 1%左右。

3.发病年龄

以中年者居多,30 岁内少见,20 岁以内者则罕见。据中山大学肿瘤医院 6263 例资料分析,患者年龄为 17～90 岁,中位年龄 47 岁。按 5 岁年龄段计算,45～49 岁的患者最多 (25.2%),其次为 40～44 岁(15.8%)和 54～59 岁(15.6%)。

4.乳腺癌发病率和病死率的趋势

近年来全球乳腺癌的发病率呈上升趋势,而病死率呈下降趋势。引起发病率上升的具体原因尚不明白,有人认为与人们的生活水平提高和生活方式的改变有关。乳腺癌病死率下降的主要原因包括乳腺癌危险因素的干预、含乳腺照片的普查推广和乳腺癌治疗的进步。

### (二)病因

乳腺癌的病因尚不明确,但资料表明与以下因素较为密切。

**1.家族史与乳腺癌相关基因**

研究认为有一级亲属患乳腺癌的妇女发生乳腺癌的概率较无家族史的高 2～3 倍。目前研究认为与乳腺癌发生相关的主要基因是 BRCA-1 和 BRCA-2。

**2.生殖方面**

月经初潮年龄小、绝经晚和月经周期短是患乳腺癌的高危因素,另认为终身不婚或未育者、首次生育年龄大于 30 岁和生育后未行哺乳者发病率较高。

**3.乳腺本身疾患**

有重度乳腺囊性增生病者乳腺癌发病率高。如果一侧乳腺已患癌,对侧乳腺的危险性增大。

**4.既往用药方面**

长期服用雌激素者发病率较高。有报道长期服用利血平、甲基多巴、三环类抗抑郁药等会导致催乳素水平升高,对乳腺有致癌的危险。

**5.电离辐射**

乳腺为对电离辐射较敏感的组织,过多地暴露于射线者患癌机会较大。

**6.营养饮食**

许多病例一对照研究认为脂肪和高能量饮食与乳腺癌的发生呈正相关,且有资料表明 50 岁以后肥胖者患乳腺癌的机会增大。有报道,饮酒可引起体内雌激素升高,每日饮酒 3 次以上的妇女乳腺癌的危险性增加 50%～70%。另有研究认为高纤维素、维生素 A 和高黄豆蛋白饮食可降低乳腺癌的发生。

**(三)临床分类**

(1)按照乳腺癌发展程度的不同,国内在临床上将乳腺癌分为四期。分期对拟定治疗方案较为重要。

第一期:癌肿完全位于乳腺组织内,直径不超过 3cm,与皮肤没有粘连,无腋淋巴结转移。

第二期:癌肿直径不超过 5cm,尚能活动,与皮肤有粘连。同侧腋窝有数个散在而能活动的淋巴结。

第三期:癌肿直径超过 5cm,与皮肤有广泛的粘连,且常形成溃疡;或癌肿底部与筋膜、胸肌有粘连。同侧腋窝有一连串融合成块的淋巴结,但尚能活动。胸骨旁淋巴结有转移者亦属此期。

第四期:癌肿广泛地扩散至皮肤,或与胸肌、胸壁固定。同侧腋窝的淋巴结已经固定,或是广泛的淋巴结转移(锁骨上或对侧腋窝),常伴有远处转移。

(2)国际抗癌协会建议用 T(原发癌肿)、N(局部淋巴结)、M(远处转移)的分类法来表达乳腺癌的临床分期。

## 二、临床表现

**(一)术前临床表现**

**1.肿块**

绝大多数乳腺癌患者都表现为无痛性肿块,常为无意中发现。肿块位于外上象限者居多,一般为单个病灶,质较硬,边界不清,表面不光滑,活动度差(晚期尚可完全固定在胸壁上)。肿块有逐渐增大倾向,在数月内常有较明显的增大。

2.皮肤改变

(1)酒窝征:当肿瘤侵及乳腺悬韧带时,该韧带缩短导致皮肤内陷而呈"酒窝征"。

(2)橘皮样改变:当皮下淋巴管被癌细胞阻塞时,因淋巴回流障碍导致皮肤水肿、毛囊内陷而呈"橘皮征"。

(3)皮肤卫星结节:当进入皮下淋巴管内的癌细胞独自形成转移结节时,在原发灶周围可见分散的多个结节,临床称其"卫星征"。

(4)皮肤受侵、溃烂:肿瘤侵犯皮肤时,可呈红色或暗红色样变。当肿瘤继续增大时,局部可缺血、溃烂,呈菜花样改变,这时被称为"菜花征"。

(5)炎症样改变:临床称为"炎性乳腺癌",表现为整个乳腺皮肤红肿,酷似炎症,可称其为"炎症征"。此类型常见于妊娠、哺乳期的乳腺癌。

3.乳头改变

(1)乳头回缩、偏歪:多为肿瘤侵犯乳头下方组织所致。

(2)乳头溢液(多为溢血):常为大导管内乳头状癌或肿瘤侵及大导管所致。

(3)湿疹样变:为表现特殊的湿疹样癌(Paget病)的特有表现。临床可见乳晕、乳头糜烂、结痂渗液、脱屑,酷似湿疹。

4.区域淋巴结肿大

同侧腋窝淋巴结肿大可为单个或多个,初期活动,其后可相互融合或与周围组织粘连。随着病情发展,同侧锁骨上淋巴结也会相继肿大。值得注意的是,有极少数乳腺癌患者仅表现为腋窝淋巴结肿大而摸不到乳腺肿块,称为隐匿性乳腺癌。

**(二)术后主要临床表现**

手术治疗是乳腺癌治疗的主要手段。尤其是Ⅰ、Ⅱ期的患者,以手术为首选。手术主要包括以下几种。

1.根治术

切除全部乳腺及胸大肌、小肌;清扫锁骨下淋巴结及腋窝淋巴结。

2.扩大根治术

在根治术的基础上同时打断第2~4肋软骨消除内乳区淋巴结;腹直肌旁淋巴结;适用于临床Ⅱ、Ⅲ期,尤以病变在乳房中央或内侧者。此术式因创伤性太大,且临床疗效不成正比,目前很少应用。

3.改良根治术

分两种术式:Ⅰ式保留胸大肌,切除胸小肌;Ⅱ式胸大、小肌均保留。此术式与根治术相比,保留了胸大肌,切除或保留了胸小肌,不影响患者体形的整体形象,且治愈率无显著差异,目前此术式在国内仍为主要手术方式。

4.单纯乳腺切除

术适用于对原位癌、微小癌及因年老体弱不能耐受根治术者。

5.保留乳房外形的保乳手术

我国对保乳手术态度慎重,多数医院选择肿瘤直径<2cm,腋窝淋巴结无转移的病例。

接受根治术、扩大根治术或改良根治术的患者术后主要出现伤口愈合延迟、上肢水肿和功能障碍等问题。

### 三、主要功能障碍

接受根治术、扩大根治术或改良根治术者由于手术的方式会导致患者出现的功能障碍,主要表现为以下几点。

#### (一)伤口愈合延迟

乳腺癌患者切除乳房后伤口愈合的延迟主要表现为皮瓣坏死和皮下积液。许多因素,包括高龄、糖尿病、局部放疗后、电刀灼伤等都是导致伤口愈合延迟的因素。

#### (二)上肢水肿和功能障碍

乳腺癌根治术后由于腋淋巴的清扫,会有不同程度患侧上肢水肿和肩关节活动障碍。发生上肢水肿的原因分析:乳腺癌根治术后,上臂内侧的淋巴管在手术中遭到了摧毁导致淋巴引流不畅;腋静脉在包扎伤口时受损;因伤口处理不当或其他原因造成腋窝伤口不愈合,长期积液,或并发轻度感染,都会使残留淋巴管进一步被摧毁,如果反复感染,甚至会造成锁骨下或腋静脉堵塞,导致重度水肿的发生;术前或术后放疗都会造成放射野内的静脉闭塞,淋巴管摧毁,还会因局部肌肉纤维化压迫静脉和淋巴管,影响上肢回流及上肢功能。

#### (三)肩关节活动障碍

乳腺癌手术患者由于手术创伤大,手术时与肩关节、肩胛骨运动有关的肌肉及血管、神经被暴露、切断或切除,使手臂功能受到影响,造成一定程度的上肢功能运动障碍,甚至出现淋巴结水肿、瘢痕挛缩及上肢活动受限等术后并发症。

#### (四)乳房缺失

目前国内大多数乳腺癌手术还是采取切除乳腺的术式,包括根治术、改良根治术等。妇女乳房的阙如直接影响其外形的美观,这会对其心理造成很大的压力。

### 四、康复评定

#### (一)一般情况

询问病史包括患者的月经情况、婚育、哺乳情况、既往乳腺疾患、癌瘤家族史、甲状腺功能情况及妇科疾病等。现病史中尤其要注意肿块发生时间、生长速度、与月经关系等。此外,还应了解患者手术的过程。

#### (二)体格检查

包括全身体格检查和乳腺检查。

1.视诊

观察双侧乳腺大小、对称性,注意是否有肿物隆起或皮肤的病理改变。注意双侧乳头是否对称,是否有回缩、偏歪、糜烂等病理变化。

2.触诊

一般采用卧位,也可坐卧相结合。如果发现有肿块,必须详细检查并记录其具体位置肿块大小、硬度、边界情况等。

#### (三)功能障碍评定

对患者的关节活动度、日常生活活动能力、疼痛等进行评估,了解患者的功能障碍情况。

**（四）心理社会评定**

评估患者对疾病的了解程度。评估患者的心理状态、人际关系与环境适应能力，了解有无抑郁焦虑恐惧等心理障碍。评估患者的社会支持系统是否健全有效。

**（五）辅助检查**

1.透照检查

近来应用近红外冷光强透照仪，对透照效果有所改进。由于肿瘤组织局部血运丰富，吸收近红外光量较正常组织多，因而显示暗区，是一种较有效的普查筛选手段。

2.钼靶 X 线检查

利用钼靶软 X 线透不过密度较高的软组织这一特性，摄片检查可见密度增高的结节阴影，有时肿块边缘可见毛刺状影，乳腺中特异的钙化又是乳腺癌另一征象，国内资料表明诊断乳腺癌的准确率可高达 90%。

3.B 超检查

目前已广泛应用。因其无损伤，无放射的优点而常为乳腺肿块诊断手段的首选方式。由于能清晰显示乳房各层软组织结构及其内肿块的形态和质地，因此能鉴别乳腺癌和良性肿块。B 超检查诊断乳腺癌的正确率可高达 80%，但对于临床无法触及的早期乳腺癌，诊断率不如钼靶 X 线检查。

4.MRI

是公认最敏感地发现小叶癌的影像学方法，对多中心、多灶性病变的检出率高于其他方法，对隐性乳腺癌原发灶的检出率为 86% 以上，高于其他方法，但对导管内癌的检出率不如钼靶 X 线检查。

5.组织学（切除活检）与细胞学检查

即应用细针（直径 0.7～0.9mm）在肿块内不同方向穿刺吸出组织液内含有的细胞做检查。针吸细胞学检查诊断乳腺癌的正确率达 80% 以上，其损伤小而安全性大，但对于直径小于 1cm 的乳腺癌不易取到标本。当针吸细胞学检查结果为阴性，而临床上仍怀疑乳腺癌时，则可行切除活检。

**五、康复治疗**

乳腺癌患者的康复应该在术前开始，包括向患者解释清楚手术的方式、手术后康复的要点以及将来必须面临的种种问题和解决的方法。上肢淋巴水肿、臂丛神经损伤、肩关节活动范围下降及其可能导致的肩关节功能障碍，同时患者的生活质量也会因上肢功能的下降而受到影响。为避免乳腺癌术后上肢功能丧失，循序渐进的肢体功能康复训练是锻炼患侧肌肉弹性和灵活性、恢复功能所必需的。同时，针对患者术后体能下降、化疗放疗不良反应、情绪低落社会交往减少等问题，全身运动康复训练对提高其生活质量有着积极的效果。

**（一）心理康复**

患者的心理治疗是康复治疗极为重要的组成部分。对于术后患者主要是让其逐步适应术后所面临的功能和外观方面的缺陷，能够积极主动地配合康复治疗。对于一些不可手术（广泛转移或体质过差）而只能采用姑息疗法的患者，则更应鼓励患者正确地认识自己所面临的生活、职业和社会问题，以及康复治疗的意义，从而以积极的态度与癌症做斗争。

## （二）呼吸功能康复

患侧胸壁手术切口较大，加压包扎会影响呼吸时的胸廓活动，最好术前先教患者做呼吸练习，术后定时改变体位，叩打振动背部，促进呼吸道分泌物排出。鼓励患者做深呼吸，促使肺叶扩张，防止肺部感染，同时可增加胸壁活动，有利于术区皮肤的放松。患者能坐起或下地时需做深呼吸练习，双手放在上胸部锁骨下方，吸气时用鼻深吸气，双肩缓慢向外旋转，使胸廓扩张，呼气时用嘴呼气，胸廓放松。

## （三）肩活动功能康复

术侧肩胸皮肤皮下组织张力高，容易影响肩关节的活动。术后患者处于半卧位，术侧上肢置于功能位，肩外展，肘屈曲或自由放置，以枕头支持前臂和手。次日即可做手指伸屈、握拳腕伸屈、前臂旋前旋后和肱二头肌静力性收缩活动。拔除伤口引流后改仰卧位，可逐步加做肘、上臂、肩的活动，并在他人协助下用术侧上肢洗脸、刷牙、吃饭，逐渐过渡到自己独立完成。伤口拆线后可增加上臂、肩的活动范围和活动次数，具体的医疗体操如下。

### 1.摆动运动

坐位或立位，身体前倾，术侧上肢自然下垂，做向前后内外方向的摆动，做内收活动时使术侧上肢的摆动超过身体中线。

### 2.耸肩旋肩运动

坐位或立位，缓慢耸肩，使肩上提达耳朵水平，然后下降，再使肩在水平面上作缓慢的内旋和外旋活动。

### 3.双臂上举运动

立位，双手紧握，伸肘缓慢上举过头，达到尽可能的高度，然后缓慢放下。

### 4.爬墙运动

立位，面对墙壁，脚趾离墙约 30cm，双手指尖抵墙面，缓慢向上爬，是双臂保持平行，连续练习数次，然后改为侧立，使术侧肩对墙壁，肩外展，手指尖抵墙面，缓慢上爬，连续练习数次。肩活动范围有改善时逐渐缩小足与墙的间距。

### 5.护枕展翅运动

坐位，双手"十指交叉"，上举至额部，然后移向后枕部，将双肘移向前方，再分开移向耳部。最后将交叉的双手举至头上，再降回到起始位。以上所有动作均宜缓慢进行。

在进行以。上训练的初期，可用健侧上肢带动患侧上肢，逐渐加大活动范围。术侧肩出现疼痛时可继续努力试活动，疼痛有所加重时做几下深呼吸，然后继续练习或暂停。疼痛以耐受为度，切忌强力牵拉，以免发生撕裂伤。每日训练 3 次，一般需坚持 6 个月至 1 年。

## （四）淋巴性水肿康复

术侧淋巴结被广泛切除腋静脉血栓形成、术侧上肢被强力牵张、手术损伤的组织粘连压迫等因素均可导致术侧上肢淋巴回流障碍，形成水肿。轻者可在数月至数年内逐渐消退，重者持续多年不消。患者自觉肢体沉重，影响活动，还容易发生破损、感染持久不愈等。其康复措施如下。

### 1.抬高患肢

术后即应将术侧上肢抬高至心脏水平。以后应注意避免上肢下垂或做重体力活动，以促进淋巴回流。

**2.患肢护理**

注意保持患肢皮肤清洁润滑,劳动时戴防护手套,缝纫时戴顶针,不使用腐蚀性洗涤剂,防止破损感染,避免在患肢测量血压、作静脉穿刺注射。一旦发生破损感染,宜及早抗感染治疗。患肢衣袖宜宽松。

**3.运动与按摩**

患肢宜做适度活动或做向心性轻手法按摩,以促进淋巴回流,但应避免术后过早、过强活动,以免加重水肿。

**4.压迫性治疗**

患肢使用间断性气压袖套,每日 2～12 小时。或穿弹性压力袖套(在上肢高举时套上袖套),以压迫约束上肢,促进淋巴回流。

**5.其他治疗**

必要时低盐饮食,用利尿药。严重者试行瘢痕松解术,解除瘢痕对血管、淋巴管的压迫。

**(五)形体康复**

女性患者在乳房切除后可使用外部假体,年轻女患者可考虑进行乳房重建术。

**(六)幻乳觉的处理**

个别患者术后产生幻乳觉,宜采用对症治疗,如戴假乳、轻柔按摩、经皮电神经刺激疗法等。

## 六、康复护理

康复护理人员应该了解并掌握乳腺癌手术患者可能出现的护理问题,并提出相应的护理措施,使患者能够积极主动的配合康复治疗,降低患者的焦虑、抑郁心理,改善患者的生活质量。

**(一)康复护理目标**

(1)减轻患者因手术产生的焦虑恐惧心理。

(2)为患者提供合理的膳食。

(3)解决疼痛问题。

(4)避免感染的发生。

(5)预防失用综合征的发生。

**(二)康复护理**

**1.心理康复护理**

康复是一项主动自觉的活动,不同的心理问题会直接影响康复效果。乳腺癌根治性手术切除的组织多,手术创面大,尤其是手术后形体上产生的变化及对预后的担心,给患者造成很大的精神压力。要使患者有充分的思想准备,帮助患者接受现实,患者只有保持良好的心理状态,树立正确的康复信念,才能够积极主动参与康复的行动。帮助患者树立战胜癌症的信心和进行心理治疗,既要向患者讲解手术的效果及术后在形体上所产生的缺陷,同时又要告诉患者,美容乳罩能弥补手术后不足,以增强患者的自信心,减轻患者的焦虑心理。

2.饮食康复护理

乳腺癌患者术后由于应用一些其他药物治疗,导致食欲低下、恶心、呕吐、腹泻等症状。由于疾病对身体已经造成很大的影响,乳腺癌患者手术后身体更加虚弱。此时,乳腺癌患者术后的饮食调理就显得尤为重要了。

(1)乳腺癌术后饮食调理一:饮食多样化,营养均衡平衡膳食是癌症患者术后保持正常体重的最好办法。饮食要平衡、多样化不偏食、不忌食、荤素搭配、粗细搭配,烹调时多用蒸煮、炖,尽量少吃油炸食物。

(2)乳腺癌术后饮食调理二:合理忌口,乳腺癌患者术后的饮食要做到忌口,忌食生葱蒜、母猪肉、南瓜、醇酒以及辛温、煎炒、油腻、荤腥厚味、陈腐、发霉等助火生痰有碍脾运的食物。

(3)乳腺癌术后的饮食调理三:乳腺癌手术后,可给予益气养血、理气散结之品,巩固疗效,以利康复。如山药粉、菠菜丝瓜、海带、山楂、玫瑰花等。

(4)乳腺癌术后饮食调理四:乳腺癌术后放疗时,易耗伤阴津,故宜服甘凉滋润食品。如杏仁霜、枇杷果、白梨、乌梅、莲藕、香蕉、橄榄等。

(5)乳腺癌术后饮食调理五:乳腺癌术后化疗时,若出现消化道反应及骨髓抑制现象,可食用和胃降逆、益气养血的食物,如鲜姜汁鲜果汁、粳米、白扁豆黑木耳、向日葵子等。

3.疼痛的康复护理

(1)安排舒适体位:①麻醉未清醒前,应平卧头侧向一边;②清醒后,以枕头垫于颈、肩部;③取半卧位。

(2)将手臂举高,放于枕头上,使用弹性绷带。

(3)伤口加压,敷料外放置沙袋。

(4)教导患者运用放松技术。

(5)按依医嘱给予止痛。

4.感染的预防

(1)保持有效的引流,保持负压,定时挤压引流管。维持引流负压。

(2)半坐卧位,将手臂垫高。

(3)评估伤口引流情况:引流量、色性质,注意水肿、发红现象。

(4)观察植皮处引流情况。检查手术侧手的颜色,嘱患者活动手指,并记录其感觉。

(5)按医嘱给予抗生素治疗。

(6)向患者/家属讲解有关淋巴水肿与感染的征象。

5.ADL康复护理指导

结合日常生活活动进行康复训练,尽量减少或避免以健侧上肢代替术侧上肢完成动作,逐渐增加术侧上肢的活动和负荷。出院前可用患手拿起至少 0.5kg 的物品进行活动,如水杯倒水、进食、洗脸、化妆、梳头、操纵家用电器、打电话、翻书报等。

6.患肢的康复护理

手术后患侧手臂不能自由伸展,肩关节活动受限制,不能进行上举、后旋等动作。护理人员要预见性地做好术前康复健康教育,告知患者术后患肢功能锻炼的重要性,克服伤口的疼痛、积极配合。

（1）不要用患侧上肢测血压、静脉穿刺，避免皮肤破损，减少感染的发生；避免用患侧上肢搬动、提拉过重物品；早期抬高患肢，防止肢体肿胀。

（2）术后指导、督促患者早期开始患肢功能锻炼，术后 1～4 天留置负压引流期间应活动前臂及上肢的肌肉，可做握拳、伸指、捏橡皮圈等。术后 5～10 天可活动上臂，适当可行前伸、后展位，但不能向外上方伸举。一般 10 天拆线后进行爬墙、后旋及从颈后摸对侧的耳朵等，做些幅度较大的动作，2 周后患肢应做上举及过后外旋位，以防瘢痕挛缩影响上肢的功能。

对患侧上肢的功能锻炼在术后 1 周左右即可开始。先锻炼手腕的屈伸功能，再进行肘关节的屈伸，两周左右可以开始进行肩关节的运动锻炼。方式有如下几种。

摸高运动：人面壁而立，手臂上举沿着墙壁逐渐向上摸高。可以在墙上从低到高制定几条线，循序进行，以利于肩关节上举功能的恢复。

摸对侧耳运动：患侧可先进行横向抬高运动，然后过渡到摸对侧耳朵。

梳头运动：将患肢举至额前，手掌置于前额，然后做梳头样运动，直至后枕部。此运动可促使肩关节旋转功能的恢复。

以上锻炼在初起可用健侧手帮助抬高患肢，逐步过渡到患肢单手训练。当上述锻炼完成后可以再进行跳绳运动及拉吊环运动，以进一步促使患肢功能的恢复。

## 七、社区家庭康复指导

### （一）帮助患者建立温暖和谐的家

一个和睦的家庭，一个善解人意、充满温情处处关心体贴的丈夫，对乳腺癌患者的心理康复及身体康复都会起到康复人员所不能代替的巨大作用。因此，乳腺癌患者的亲属应充分认识到自己在患者康复中的重要地位和责任感，最大限度地利用自己的影响力，在患者的精神生活和物质生活中主动发挥作用，尽到亲人应尽的义务。

### （二）合适环境

修养环境空气清新，每日开窗通风，不与呼吸道感染的人接触，以防感染。

### （三）指导创面护理

嘱患者出院后避免手术侧手臂感染，注意保持皮肤清洁完整，每日清洁后擦干，并涂冷霜。如有感染，及时与医生联系。创面愈合后可清洗局部，用柔软的毛巾轻轻吸干，粗暴的擦洗容易损伤新愈合的组织，以冷霜轻轻涂于皮肤表面，防止干燥脱屑，并促进皮肤较快恢复外观，瘢痕发痒可擦滑石粉。

### （四）指导坚持锻炼

继续坚持进行患肢功能锻炼，锻炼时间不应少于半年。最初两周活动负荷量渐增加，如：洗头、一般打扫房间、一般烹饪、折叠衣服、穿套头衫等。出院一个月时活动负荷量可进一步增加，如挂衣入柜、铺床被、抓公共汽车把杆等。回家两个月时可做提手提包、提菜篮、背包轻量体育运动等活动。

### （五）定期进行放疗和化疗

按医嘱定期来院进行放疗和化疗治疗。全身化疗或乳腺癌术后辅助化疗者要注意口腔卫生，提供均衡的饮食。

### (六)饮食指导

患者每日的蛋白质需要量比正常人高,脂肪不宜过多,糖类应是粗细粮结合,食物种类丰富多样,要吃新鲜蔬菜和水果。饮食要注意营养成分的均衡,过多过少均不可取。忌口,要因病、因人而异,长期忌口,营养素单一,食物单调乏味,食欲下降,易造成营养不良,影响术后恢复。

### (七)指导乳房自我检查

(1)观察健侧乳房皮肤颜色是否正常,有无乳头内陷。

(2)仰卧于床上,手指平放于乳房上,轻压,从外向乳头逐圈检查乳房有无肿块,被查侧的手臂放于身体一侧检查一遍,压在头后再查一遍,交叉检查腋窝。

(3)用拇指及示指轻轻挤压乳头看有无液体溢出。如有异常及时就诊。

### (八)避免妊娠

5年内必须避免妊娠,如有妊娠必须早期中断,以免促使乳腺癌复发。

### (九)性生活指导

许多妇女丧失了性兴趣,并再也不能恢复;有些患者担心性生活会引起癌症的发展或复发,产生不必要的顾虑。指导患者及家属认识到适度的性生活不仅不会促进肿瘤复发,反而会提高患者对生活的信心,增进家庭和睦,有利于患者的康复。

### (十)定期随访

1个月后回院复查,发现异常随时就诊。

# 第二节　喉癌术后的康复护理

## 一、概述

喉癌是喉部常见的恶性肿瘤,占全身恶性肿瘤的 5.7%～7.6%。

### (一)流行病学

近年来,喉癌患者呈增多趋势。中国医科大学统计,20 世纪 70 年代的喉癌患者是 50 年代的 37.7 倍;广州中山大学肿瘤医院统计,20 世纪 80 年代的患者是 70 年代患者的 1.4 倍,为 60 年代的 1.9 倍。上海市喉癌患者的发病率,1972 年为 1.79/10 万,1986 年增至 2.0/10 万。美国国立癌症研究资料,1973－1987 年喉癌发病率增加 0.5%。

喉癌的发病率有地区差异。国内报道,东北地区发病率较高,而且城市高于乡村,重工业城市高于轻工业城市。国外文献报道,意大利的瓦雷泽、巴西的圣保罗和印度的孟买为世界三大高发区。北欧的丹麦、挪威等为低发区。

喉癌患者常见于 50～69 岁人群,男性明显高于女性,我国东北地区男女性喉癌患者之比是 2.48：1(2007 年),上海市为 6.75：1(1986 年),广东省为 11.2：1(1992 年)。意大利的瓦雷泽为 32：1,巴西为 12：1,日本为 9.6：1。

## (二)病因

到目前为止,喉癌的病因尚未明了,一般认为与下列因素有关。

### 1.吸烟

与喉癌发病关系最密切者为吸烟,喉癌患者中有吸烟史者约占95%,比一般不吸烟比例高20%~30%,有吸烟史的喉癌患者发病年龄比不吸烟者小10岁左右。

### 2.病毒感染

喉癌的发生可能与人类乳头状瘤病毒(HPV)感染有关,喉癌的病理学类型与HPV的类型之间有一定的相关性,喉鳞癌、疣状细胞癌与HPV16感染有关,腺癌与HPV18感染有关。

### 3.癌基因、抑癌基因

喉癌的基础研究表明,喉癌的发生、发展和ras、myc等癌基因的突变、扩增以及抑癌基因p53的失活有密切关系。

### 4.性激素

男女喉癌患者之比为(5~10):1,喉癌组织雌激素受体(ER)的阳性率为68%~80%,雌激素受体的阳性率为50%~100%,提示喉癌的发生发展与性激素有关。

## 二、临床表现

### (一)术前临床表现

喉癌患者就诊时的主要临床表现有:声音嘶哑、咽喉部异物感、咳嗽和血痰、呼吸困难、颈部肿块等。上述表现随肿瘤的部位和病期的不同而不同。

#### 1.声门上区癌

早期可无症状或仅有咽部不适,喉异物感。随着病情的发展,可出现咽痛,吞咽时加剧,妨碍进食,并放射到同侧耳内。肿瘤增大发生溃烂,引起咳嗽和血痰。肿瘤向下侵犯声门区时出现声嘶。晚期患者有吞咽障碍、呼吸困难等症状。

#### 2.声门区癌

早期出现声嘶,呈进行性加重。由于声门区是喉腔最狭窄的部位,故声门区癌长到一定体积时,就引起喉鸣和吸入性呼吸困难。晚期患者可出现咽痛、血痰等症状。

#### 3.门下区癌

早期症状不明显。当肿瘤增大、溃烂时则有咳嗽、血痰等。肿瘤侵犯声带时,则有声嘶。肿瘤堵塞气道时,则出现呼吸困难。

### (二)术后主要临床表现

手术是治疗喉癌的主要手段,但喉全切术后患者完全失声并改变了正常呼吸通道。近年来,随着喉部分切除术的普及,越来越多的喉癌患者在根治肿瘤的同时又保存了发音功能和呼吸功能。手术方法主要包括以下几种。

#### 1.支撑喉镜下手术

通过显微镜或影像辅助的方法,利用激光或器械进行喉内的手术。该手术能够尽可能保留喉的发音功能。

#### 2.喉部分切除术

将喉内肿瘤和部分正常喉组织切除,以达到根治肿瘤和尽可能多地保留喉功能的目的。

**3.喉全切除术**

切除范围一般包括全喉及附着的喉外肌,胸骨舌骨肌有时保留。此外,根据需要切除范围还可包括舌根、下咽黏膜、甲状腺颈段食管和颈前皮肤等。

若行部分喉切除术,患者发音功能将受到影响,如声音嘶哑等,但仍能讲话,呼吸一般不会改道,生活大致正常。全喉切除患者,生活改变较大,不但失去讲话功能,且须在颈前下方正中作气管切开造口将呼吸改道,患者往往需经2~3个月后才能逐渐适应生活。

### 三、主要功能障碍

(1)喉切除术后患者失去喉,没有发音器官,言语交流障碍。

(2)改变了上呼吸道的通气途径,在颈部瘘口进行呼吸,患者呼吸适应障碍。

(3)言语交流障碍影响社交障碍。

(4)心理障碍,由对癌症的焦虑、恐惧所致。

### 四、康复评定

#### (一)一般情况

了解患者的年龄、文化程度、婚姻状况、职业情况、生命体征、精神、睡眠、疾病史、家族史遗传史、过敏史等。此外,还应了解患者手术的过程。

#### (二)专科护理评定

对患者的吞咽功能、言语功能、全身营养状态以及发音重建术的效果等进行评定,了解患者的功能障碍情况。发音重建术的效果评定(评定标准分为四级:Ⅰ级,讲话清,音量大,音质好,相距5m能对话;Ⅱ级,讲话清,音量略小,音质满意,相距3m能对话;Ⅲ级,讲话嘶哑,音量小,相距0.5m能对话;Ⅳ级,不能发音)。

#### (三)心理社会评定

评估患者对疾病的了解程度。评估患者的心理状态、人际关系与环境适应能力,了解有无抑郁焦虑、恐惧等心理障碍。评估患者的社会支持系统是否健全有效。

#### (四)临床检查

**1.喉外形**

早期喉癌外形无变化,晚期因肿瘤压迫或侵及甲状软骨,使喉外形增宽,变形和甲状软骨上切迹消失。同时甲状软骨左右推动时与颈椎间摩擦音(甲脊音)消失。

**2.颈淋巴结检查**

主要检查两侧颈内静脉淋巴结链及喉、气管前淋巴结有无肿大。

#### (五)辅助检查

**1.间接喉镜检查**

临床上最基本、常用的方法,间接喉镜检查一般自上而下系统观察喉内及周围组织的情况,如患者会厌为婴儿型或会厌后倾,抬举差时,不能窥清喉腔全貌,必须借助直接喉镜或显微喉镜检查才能发现喉内病变。镜下发现肿瘤时,可钳取活体组织送病理检查,或涂片送细胞学检查。

**2.直接喉镜检查**

直接喉镜仍是目前喉检查的重要方法之一,其可弥补间接喉镜的不足,并可在检查的同时进行活检。

**3.纤维喉镜检查**

窥视范围广,能窥清喉腔及邻近结构全貌,尤其是间接喉镜不易看清的部位;可录像、拍照作资料保存;可钳取组织进行病理学检查,是喉癌的常规检查项目。

**4.X线检查**

(1)喉正、侧位平片:可观察肿瘤的部位、范围、呼吸道情况,甲状软骨有无破坏及椎前组织阴影有无增厚等。

(2)喉造影:向喉腔滴入造影剂,使喉腔表面覆盖一层造影剂后进行摄片可更清晰地显示喉腔黏膜表面的轮廓,还可观察下咽、食管入口的情况。

**5.CT扫描**

对肿瘤的位置大小、软骨是否受侵、会厌间隙声门旁间隙等深部结构的受侵情况可进行较为详细的了解。应注意由于甲状软骨的钙化、骨化极不规则,在CT上和肿瘤的破坏常不易区别。此外,CT对颈部淋巴结转移也有诊断意义。

**6.磁共振成像检查**

磁共振成像对软组织的分辨率比CT扫描高,在了解喉部的侵及范围颈部及上纵隔的淋巴结转移多方面优于CT扫描。

**7.组织病理学检查**

喉癌的定性诊断依赖于组织病理学检查,包括活体组织学和细胞学检查。

## 五、康复治疗

喉癌为头颈部肿瘤中的第2位,多见于吸烟男性。早期患者可进行放疗,但一般仍以手术治疗为主。喉切除术后患者失去喉,没有发音器官,不能进行言语交流,并且改变了上呼吸道的通气途径,在颈部瘘口进行呼吸,不易为患者所适应。重建发音功能是喉癌患者术后功能康复的重点问题。

**(一)部分喉切除术者**

**1.吞咽训练**

声门上水平半喉切除和次全喉切除后,多需要经过一定时间吞咽训练才能正常进食而不发生呛咳、误咽,饮水只能小口、慢慢地。训练方法:患者取半卧位,深吸气后屏住,然后进一小口食物,吞咽3次,最后做咳嗽、清喉动作,将停留在声门处的食物咳出。如此反复训练,掌握进食要领。若为垂直半喉切除术,左侧切除者练习吞咽时头部向右偏,右侧切除者向左侧偏。

**2.说话瓣膜的使用**

对于半喉切除术后气管切开的患者,可以安放用于改善吞咽和说话功能的说话瓣膜,即在气管套管口安放1个单向通气阀,佩戴此通气阀后,可帮助患者恢复发声、语言交流功能。说话瓣膜类似于人工鼻,在美国等西方国家应用普遍,但在国内极少见应用报道。

**(二)全喉切除术者**

全喉切除使患者失去正常的语言交流能力。康复治疗的方法主要如下。

**1.心理康复**

需手术治疗的喉癌患者的主要心理障碍是术后无喉不能进行言语交流,甚至有人为此拒绝手术,因此术前应向患者充分说清手术的必要性以及术后功能康复的措施,解除其顾虑,使之能密切配合手术与康复。术后还要坚持进行心理治疗,使患者能在较长时间内努力坚持进行言语功能的康复。

2.言语功能康复

(1)食管言语训练:喉切除患者出院后即可进行食管言语训练,学习使咽缩肌收缩形成类似声带的皱襞,使空气进入食管,再以嗳气的方式放出气体,使咽缩肌的"声带"皱襞振动而发生基音,最后经唇、颊、舌、齿等构音器官加工而形成语音。食管言语的基音低,音量小,容易引起腹胀、打嗝等不适。年龄较大的患者不易掌握食管发音方法。

(2)安装人工发音装置:食管言语训练失败后可以安装人工发音装置,利用气管内气体的振动,使体外人工发音装置发音,再经构音器官加工成语音。最早的人工发音装置是人工喉,以后又出现了电子喉、气动式人工喉等,过去这些装置的发音不够理想,应用和携带不便,但近年来新型的电子喉的发音效果已经有了明显进步,体积也缩小到小电筒大小。近年又出现新型的植入式喉内发音装置,但有刺激分泌物的产生和继发感染的缺点。

(3)新喉再造术:近年有人研究在全喉或次喉切除根除病变的基础上,以患者自体的软骨、骨、肌肉和神经组织进行新喉再造术,重建喉的发音、呼吸和吞咽三种功能。

3.肩活动功能的康复

根治性颈清扫术中切断胸锁乳突肌和副神经(支配斜方肌),术后会出现肩下垂、肩活动功能障碍,有的还发生肩关节周围炎。可进行温热疗法、低中频电疗、超短波治疗、按摩和主动运动、抗阻运动练习,以改善肩的活动功能。功能障碍严重者可用吊带牵拉、支持肩臂或进行神经肌肉移植术。

4.形体康复

为掩饰气管造口者的缺陷,患者不宜穿无领袒胸的衣服,可用低领适当掩盖颈前造口,但不可妨碍造口通气呼吸。肩下垂者可穿有垫肩的衣服。

根据患者的具体情况寻找适合的发声重建方法,尽快恢复言语功能。这样不仅可以提高患者的心理康复水平,还能同时减轻躯体功能所造成的实际影响,从而使生活质量得到较大幅度提高。喉切除术后的患者往往会感觉口腔干燥,因而经常呼吸湿润的空气对患者有益,可以采用雾化吸入治疗,在生活或工作区域内布置花草或湿润的物体也有帮助。

## 六、康复护理

### (一)康复护理目标

(1)保持呼吸道通畅,减少肺部感染的发生。

(2)避免营养不良的发生。

(3)采取不同方法加强与患者的沟通。

(4)保证患者健康的心理状态。

(5)减少术后并发症的发生。

### (二)康复护理

放疗后和术后患者可能发生喉部水肿,呼吸困难,应注意口腔护理,及时消除上呼吸道分泌物,叩打背部促进呼吸道分泌物排出。气管造瘘者要注意瘘口的护理,气管套管要每日多次清洗,瘘口前覆盖双层无菌纱布加以保护。注意保持环境空气新鲜湿润,避免烟酒、辣椒等物的刺激。

**1.呼吸通道管理**

喉癌术后保持气管切开处通畅是关键,术后 24～48 小时内需及时抽吸出套管内血性渗液及气管分泌物,防止窒息。观察每日分泌物的量、颜色、气味及黏稠度等,戴上金属套管后,内套管要每隔 4～6 小时清洗煮沸、消毒 1 次。气管切开护理中还应进行湿化气道护理,可以采用定时气管内滴液,也可采用持续气管内微泵滴液,可以持续地让化痰药物均匀滴入气管内,以利随时化痰,使患者能轻松排痰,减少吸痰,有利于预防肺部并发症。另外,套管口盖以无菌湿纱布(一层),既湿化气道,又防止异物落入气管。

**2.饮食指导**

喉癌患者无论是全喉切除还是部分喉切除,手术后一般均不能经口进食,需要鼻饲流质饮食,饮食结构以高热量、高维生素、高营养为主。术前 1 天由康复护士与营养师联系,根据患者的具体情况询问患者是否有糖尿病、饮食习惯、饮食量等,共同制订饮食方案。

(1)手术当日给全量输液,术后第 1 天开始行鼻饲饮食,首日鼻饲营养餐 500～1000mL,个别食量大者可加牛奶、奶粉等,总热量控制在 25～35kcal/kg。但注意首次应少量,以防止因手术后空腹时间过长引起胃肠道的不良反应。由于鼻饲为流食,大多数患者缺乏饱腹感。

(2)术后第 2 天起,患者可增加鼻饲量,每日 3～4 瓶营养餐或更多,因人而异,可间隔 2～3 小时鼻饲一次,每次 300～500mL,两次鼻饲之间可加适量的水、果汁、蔬菜汁等。鼻饲完毕嘱患者半卧位 30 分钟并轻拍背部,防止胃内注入的空气引起食物反流。个别患者出现呃逆时,首先给予解释,让患者精神放松,不必紧张,可变换体位;调整胃管位置;针刺合谷穴,必要时给阿托品 0.5mg 肌内注射,以解除膈肌痉挛。

(3)术后第 10 天患者可开始进食。进食前嘱患者精神放松,保持轻松愉快情绪 15～30 分钟,然后取端坐位,头低 30°,下颏内收,尝试经口进食。进食时,嘱患者将食物充分咀嚼成团吞到舌根部时屏气,同时用示指堵住气管造瘘口,再将食物全部通过咽部吞下,然后清理口腔 1 次。吞咽后应咳嗽一下,以喷出残留在咽喉部的食物残渣。进食的原则是:少量多餐,小口慢咽,最好采用糊状饮食,禁用流质饮食,更不能先饮水。

(4)全喉切除患者伤口愈合后无水肿、无感染即可经口进食,不会引起呛咳。但是,部分喉切除术后患者经口进食比较困难,需耐心指导,反复练习吞咽方能成功,由软食开始练起,如香蕉、软蛋糕粽子等黏性容易形成食团的固体食物。患者取坐位,低头,将口内食物形成小食团,屏住呼吸,快速吞咽,如出现呛咳,不必惊恐,休息片刻继续按上述方法练习,如此反复练习。切不可因一时失败而放弃,多数患者经练习一周后基本能正常经口进食,个别患者可达一个月以上。

**3.吞咽功能训练**

从术后第 4 天患者咽喉黏膜基本恢复时开始,鼓励其每隔 3 小时做 3～5 分钟的吞咽动作,吞咽时可将少量唾液缓慢下咽。早期活动是帮助吞咽肌群尽早恢复直辖动作的好办法。当固体食物吞咽成功后可逐渐练习流质饮食,待患者完全经口进食进水自如无呛咳时,方可拔出鼻饲管。同时,注意防止因喉功能不良导致的呛咳,使患者对进食形成畏惧心理而影响吞咽练习。因此应做好患者的饮食心理护理。

### 4.语言康复训练

教会患者用手堵住套管口发音,从单音节字开始练习,发重叠音如"——""二二"等,逐渐增加到双音节字词、短语,直至完全掌握食管发音的方法。在学习过程中,指导患者呼吸和发音的协调配合,逐步纠正发音漏气现象。词语的选择上,以日常用品或用语为主,反复练习,增加患者学习兴趣,努力提高发音清晰度。在学习过程中,鼓励家属共同参与,使他们了解食管发音,更好地与患者交流。对学习效果不佳的患者,可通过手势、写字板等非语言交流了解患者在学习过程中所遇到的困难,找出原因所在,针对性地予以指导,以达到预期目标。其中对全喉切除术患者可指导他们用简单的手语,或用写字板写字表达。

### 5.心理护理

全喉切除患者由于容貌、进食功能、与他人的交流能力等受到影响,自尊心受到削弱,因而属心理疾病的高危人群。心理护理可以减轻躯体功能障碍对患者造成的心理影响。可用术后长期生存者的实例增强患者战胜疾病的信心,减轻心理负担。承担一定的社会、家庭角色,有助于树立自信心,减轻负性情绪。因此,可让患者参加癌症患者协会或俱乐部等组织,为其提供相互交流和鼓励的机会,这对改善患者心理功能和社会功能,使其逐步回归社会有积极作用。

### 6.预防术后各种并发症

术后伤口敷料保持清洁干燥,气管垫敷料污染后应及时更换,以防感染。保持口咽部清洁,随时清除口、咽部分泌物,尽量减少频繁吞咽,以防咽瘘发生。

## 七、社区家庭康复指导

### (一)全喉切除术带管出院患者

(1)指导家属或患者自己对着镜子,学习护理气管口及更换套管、消毒方法。取出内套管时应一手按住外套管双耳,另一手旋开外套管口的活瓣,再将套管取出,操作要轻柔。

(2)教会内套管消毒,每日 2 次,更换纱布垫。用乙醇棉球将套管周围皮肤擦干净后换上新消毒纱布垫。

(3)每日向套管内滴盐水和糜蛋白酶 3~4 次,防止痰液黏稠不易咳出。

(4)呼吸时套管内传出响声,表示套管内有分泌物,要随时吸出。

(5)保持室内空气新鲜,有一定温度和湿度,干燥时应洒水。

(6)少去公共场所,外出时,用双层纱布遮住套管口,防止异物或灰尘吸入。不洗淋浴、游泳,防止水进入气管。

### (二)指导患者建立良好的卫生、生活习惯

经常锻炼身体预防上呼吸道感染,忌烟酒,忌辛辣、油炸食品,保证足够营养。

### (三)指导患者出院后放疗期间的注意事项

保持局部皮肤清洁,洗澡时避免用碱性肥皂和过烫热水,以防损伤放疗处皮肤。并嘱患者防止便秘,保持大便通畅,避免体力劳动,注意预防伤风感冒,勿受凉,并定期来院复查。

### (四)进行积极有效的健康教育

让患者逐步了解自己躯体功能的改变,通过心理干预、临床护理干预及社会干预来逐步提

高患者的心理健康水平,进一步改善患者的躯体功能及社会功能,达到全面提高喉切除术后患者生活质量的目的。

**(五)定期复查**

尤应关注颈部有无淋巴结肿大。有异常随时就诊。

# 第三节 结肠癌、直肠癌术后的康复护理

## 一、概述

结肠癌和直肠癌是常见的消化道恶性肿瘤,发生率仅次于胃癌和食管癌。在我国常见恶性肿瘤死亡中,结/直肠癌患者在男性占第五位,女性占第六位。

**(一)流行病学**

近二十年来结/直肠癌的发病率在逐渐增加,同时,其发病年龄趋向老龄化。在西方发达国家,结/直肠癌是仅次于肺癌的第二位恶性肿瘤。不同国家的发病率相差 60 倍。好发部位为直肠及直肠与乙状结肠交界处,占 60%。发病多在 60~70 岁,50 岁以下的不到 20%。年轻人结/直肠癌应排除先前存在的溃疡性结肠炎癌变或家族性结/直肠癌。男女之比为 2:1。

**(二)病因**

结/直肠癌的病因像其他癌瘤一样,至今尚未明了,但已注意到与下列因素可能有关。

**1.遗传因素**

患结/直肠癌的危险在普通人群为 1/50,患者第一代亲属患癌的危险增 3 倍,为 1/17,一代亲属中如有 2 人患癌,则危险升至 1/6。这种家族遗传性在结肠癌比直肠癌更为常见。

**2.饮食因素**

一般认为高动物蛋白、高脂肪和低纤维饮食是大肠癌高发的因素。进食脂肪多,胆汁分泌增多,随之胆酸分解物亦多,肠内厌氧菌酶活性也增高,而致肠内致癌原、促癌原形成增加,导致大肠癌发生。例如,厌氧的梭形芽孢杆菌可将脱氧胆酸转变为 3-甲胆蒽,后者已证实为致癌物质。

**3.大肠非癌性疾患**

如慢性溃疡性结肠炎、息肉病、腺瘤等。据估计 3%~5%的溃疡性结肠炎发生大肠癌。溃疡样结肠炎史 20 年,发生癌变 12.5%,30 年时达 40%。有人认为,15%~40%的结肠癌起源于结肠多发性息肉,其癌前期病程为 5~20 年。腺瘤可以癌变,直径 1cm 者癌变率 0.9%,直径 2.5cm 以上有 12%癌变。

**4.寄生虫病**

我国资料表明,有 10.8%~14.5%晚期血吸虫病变并发肠癌。在埃及,大肠癌合并曼氏血吸虫病的占 12.5%~17.34%。

**5.其他**

例如环境因素与大肠癌有关,缺钼地区大肠癌多,石棉工人大肠癌亦多。又如大便习惯、

大便量、肠腔细菌与大肠癌的关系亦有人研究。

## 二、临床表现

### (一)术前临床表现

**1.右半结肠癌**

(1)贫血:右半结肠的肿瘤瘤体较大,肿瘤表面易发生缺血而引起坏死、脱落、继发感染溃烂、出血。盲肠及升结肠的蠕动细小而频繁,粪便在右半结肠呈稀糊状,血液和粪便混合均匀,以致肉眼不易察觉。由于长期的慢性失血,患者往往因失血而就诊。

(2)腹部肿块:右半结肠癌肿以隆起型病变多见,癌肿长到一定程度,腹部即可扪及肿块。

(3)腹痛:由肿瘤侵及肠壁肌层而致病灶部位的隐痛,当肿瘤穿透肠壁侵犯腹膜或其他脏器时,疼痛逐渐加重。

(4)大便习惯改变:排便不规则,便秘与腹泻交替。血液与粪便混合均匀,肉眼不易看出便血。

**2.左半结肠癌**

(1)便血:当粪便进入左半结肠,由于水分的再吸收,大便由糊状逐渐变成固状体,因而由大便摩擦病灶而引起便血,血液与粪便相混,多呈暗红色或紫褐色。

(2)黏液便:左半结肠癌以溃疡型多见,由于溃疡常伴有继发性感染,使肠黏膜分泌黏液较多,便次增多,且有黏液血便。

(3)肠梗阻:因左半结肠的肠腔狭小,浸润性癌肿呈环形狭窄,患者常有左侧腹部或下腹部隐痛,随着肠腔狭窄的发展,出现进行性便秘,排便困难,腹胀及发生梗阻。

**3.直肠癌**

直肠癌早期仅限于黏膜层,常无明显症状,仅有少量便血及大便习惯改变,患者常不介意。癌肿发展后,中心部分破溃继发感染,症状如下。

(1)直肠刺激症状:癌肿直接刺激直肠产生腹泻,里急后重,便不尽感。

(2)病变溃疡感染症状:癌肿表面破溃后,排粪时即有明显出血,量少,同时有黏液排出。感染严重时有脓血便,大便次数增多。

(3)肠壁狭窄梗阻症状:癌肿引起肠腔狭窄可致腹胀、腹痛,晚期有排便困难,粪便变细变形等。

### (二)术后主要临床表现

结/直肠癌的手术术式往往根据癌瘤部位、病变浸润及转移范围、是否伴有肠梗阻等,同时结合患者全身情况决定手术方式和切除范围。常用的结肠癌手术方式如下。①右半结肠切除术:适用于盲肠、升结肠和结肠肝曲癌肿;②左半结肠切除术:适用于结肠左曲、降结肠、乙状结肠癌肿;③横结肠切除术:适用于横结肠肿瘤;④乙状结肠切除术:适用于乙状结肠癌。常用的直肠癌手术方式包括:①直肠肠管完全切除及永久性人工肛门手术;②保留排便控制功能的直肠切除术。

手术治疗是根治结/直肠癌的最有效的方法,凡适合手术的患者,应及早行手术切除治疗。部分患者的根治术需在腹壁作永久性造瘘,改变排便途径常不易为患者接受,成为患者手术后主要的康复问题。

## 三、主要功能障碍

结/直肠癌患者的手术部位、手术方式及对周围神经等的损伤致使患者出现的功能障碍主要如下。

（1）排便功能障碍，排便习惯改变，排便形态改变。

（2）尿潴留。

（3）永久性人工肛门影响日常生活、社交障碍。

（4）术后性功能障碍。

（5）排便失禁，营养障碍等。

## 四、康复评定

### （一）一般情况

了解患者的年龄、文化程度、婚姻状况、职业情况、生命体征、精神、睡眠、皮肤、疾病史、家族史、遗传史、过敏史等。此外，还应了解患者手术的过程。

### （二）专科护理评定

对患者的日常生活活动能力、人工肛门、营养状况等进行评估，了解患者的功能障碍情况。

### （三）心理社会评定

评估患者对疾病的了解程度。评估患者的心理状态、人际关系与环境适应能力，了解有无抑郁焦虑、恐惧等心理障碍。评估患者的社会支持系统是否健全有效。

### （四）专科检查

1.直肠指检

75%的直肠癌可通过直肠指检触及。即使直肠黏膜未扪及肿瘤，但指套染血性粪便则应高度怀疑肠癌可能。

2.纤维结肠镜检查

优点为直观性强，可直接看到病灶，了解其大小、范围、形态、单发或多发，最后还能通过活组织检查明确病变性质。

3.气钡双重造影

采用薄钡和空气灌肠双重对比的检查方法有利于显示结肠内较小病灶。

4.B超

对判断有无肝转移有一定价值。

5.CT

当B超提示肝占位病变时，行肝CT检查有助于判断病变的大小、数目、部位等；临床检查肿瘤活动度较低时，为了解癌肿对周围结构或器官有无浸润、判断手术切除的可能性和危险性时，做腹部CT扫描。

6.肿瘤标志物

癌胚抗原（CEA）是结/直肠癌时临床上应用最广泛的一种细胞膜糖蛋白，结/直肠癌时血清值高于正常者并不多，主要对术后复发的监测和预后判断有帮助。

## 五、康复治疗

肿瘤的切除只是身体的康复，完全康复还包括心理的康复。帮助患者在手术后调整好自己的心态,积极配合治疗,有思想负担要及时找医师、护士或家属沟通。出院后可参加癌症俱乐部,多参加一些社会活动,多结交一些乐观向上的病友,相互鼓励,共同战胜病魔。

结/直肠癌根治术后通常要做结肠造口,造口的部位均在腹部,可以为暂时性或永久性,分泌物排出时没有括约肌的控制。康复治疗的主要措施包括以下几方面。

### (一)心理康复

进行结/直肠癌根治术的患者最大的心理障碍是术后永久性人工肛门不卫生,会妨碍生活,妨碍与他人接触,甚至为此拒绝手术。因此,术前应向患者充分说明手术的必要性和术后康复的措施,解除其顾虑,使之能密切配合手术与术后康复。术后患者未熟练掌握使用粪袋的方法以致粪便泄漏、臭气外溢时患者往往十分苦恼烦躁、紧张、发窘,这时还要继续做好其心理工作,具体指导,帮助解决实际问题。

### (二)排便功能训练

1.术前对瘘口部位的选择

术前即考虑到术后造口是否会被腹壁皱褶所阻挡而致患者视线不可及,不易护理。检查造口皮肤有无瘢痕或其他异常,认真选择腹壁造瘘口的部位。

2.术后排便习惯的建立

术后开始进行饮食后即要注意养成每日定时排便。1~2次的习惯。

3.术后饮食的调整

术后初期不吃含纤维素多的食物,以防粪便的量和次数过多,以后参照粪便的性状调节饮食品种,选用高蛋白、高热量、低脂肪、对肠道刺激少的细软食物,使粪便呈软便状,防止粪便过稀或干秘嵌塞。不吃产气多的食物,不吸烟,不嚼口香糖,防止过多的气体进入胃肠道。

### (三)排尿功能训练

结/直肠癌患者术后排尿功能变化多为尿潴留,多发生于直肠手术后,发生率男多于女,一般术后数天恢复。术后膀胱位置的改变,肌肉、盆腔神经的损伤是引起尿潴留的主要原因,刀口的疼痛、不适应平卧排尿等可导致暂时的排尿困难。盆神经损伤引起的尿潴留的特点是膀胱对温度、充盈、膨胀没感觉。体位及刀口疼痛引起的尿潴留在直立和疼痛缓解后可自动恢复排尿,对于神经系统损伤所引起的尿潴留可通过留置尿管、药物或者理疗促进膀胱功能恢复,治疗尿潴留的同时应预防合并尿路感染。

### (四)性生活

针对性功能障碍实施心理和行为治疗,结/直肠癌术后因损伤了不同的神经纤维,会出现不同的性功能障碍。主要表现为阳痿和不能射精,手术后的应激状态,手术创伤,手术后排便习惯和形体的改变等,思想压力也可引起性功能障碍。成功的治疗需要包括心理和行为两方面,体格残缺和性功能改变对一个人的性特征和自尊心有明显影响。性欲、性行为和性感觉是性功能体验不可分割的组成部分。性欲是一种原始的欲望,可被身体不适、疼痛、焦虑或疾病、残疾的发生所压抑。性行为需要多种活动能力协调并能产生欣快感反应。性感觉是性欲通过性行为在自我认知情况下的一种表现。这种自我认知可受过去所学的知识、自我感觉以及和其他人的关系而受影响。康复健康教育和积极的鼓励,通常会使患者去试验并获得性活动的快感。

患者术后 3～6 个月,体力恢复后,可以享受正常性生活。患者术后由于排便习惯和形体的改变,部分患者常常视自己不正常,从而拒绝性生活,拒绝配偶的要求,造成家庭的不稳定,自身内分泌的失调,不利于身心康复。造口者性生活前应检查造口袋的密闭性,排空或更换造口袋。结肠灌洗者,应先行灌洗,再贴造口袋。可选择不透明、迷你、有颜色图案的造口袋。可用腹带约束造口袋,防止造口袋脱落,增加安全感。必要时可喷洒香水减少异味。鼓励患者在性交过程中尝试各种不同姿势,选择最舒适、最适合他们的方式。对因手术引起的性功能障碍者应从速就医。

**(五)社会康复**

佩戴粪袋者宜穿宽松衣服,做好粪袋的护理,完全可以恢复正常社会活动、人际交往与工作。较远途外出时不要吃喝生冷食物与饮料,可口服含阿片的复方樟脑酊等药物,减少肠蠕动和排气,可以避免不愉快的情况。此外,运动训练对于提高患者的生活活动、工作以及学习能力均有重要作用,绝不能放弃。

**(六)直肠癌保肛手术患者的注意事项**

*1.缩肛训练*

直肠癌保肛手术后因吻合口位置低,影响患者肛门括约肌的收缩,导致术后排便次数增多,每日可达 20～30 次。手术后早期,因吻合口未完全愈合,过早收缩肛门易引起吻合口漏。一般在手术后 1 个月,吻合口愈合后可进行收缩肛门训练。吸气时收缩肛门,呼气时放松,2 次/d,每次 100 下。

*2.直肠癌保肛术后肛周皮肤的保护*

当排便次数增多时,需经常清洗肛周,用软毛巾或软纸轻轻吸干保持干燥。皮肤发红处可用鞣酸软膏或金霉素眼膏涂抹,将粪水与皮肤隔离,或选用造口护肤粉洒在破损处。严重者请至专家门诊就诊。口服止泻药控制排便次数。

# 六、康复护理

**(一)康复护理目标**

(1)保证患者营养,指导患者养成良好的饮食习惯。

(2)加强造口的护理,预防造口并发症的发生。

(3)做好患者的心理护理,提高患者生活质量。

**(二)康复护理**

*1.营养调整*

均衡膳食,荤素搭配,健康烹饪,少量多餐,合理补充营养品。手术后早期避免喝牛奶、豆浆及甜流质,防止术后腹胀。康复出院后要注意健康膳食:食材新鲜,用炖或煮等的烹饪方法,不吃咸肉、火腿、香肠、咸鱼及熏制食物。多吃含维生素高、脂肪低的食物。出院后可进软食,如软饭、面包、馒头等,避免摄入粗纤维食物,因进食粗纤维食物后形成的粪便易摩擦吻合口引起黏膜损伤。康复期可将粗纤维食物如芹菜、韭菜等切碎后烹饪。

*2.造口的康复护理*

术后要教会患者安装粪袋,使粪袋紧贴造口处腹壁而不渗漏。

(1)粪袋使用后要及时清洗晾干备用,如能使用一次性粪袋更好。每日更换粪袋后要用温水将造口洗净擦干,以免粪便刺激皮肤。

(2)发现造口周围皮肤发生糜烂、湿疹、感染;或造口黏膜与皮肤分离、发生出血、溃疡、脱垂瘘管、退缩等异常现象时应及时请医生检查处理。

(3)为防止造口周围瘢痕挛缩,发生造口狭窄,自术后1~2周起,示指戴指套,外涂液状石蜡,伸入造口进行探查扩张,使造口直径保持于2.5cm左右,每周扩张一次,持续2~3个月。狭窄严重时需行手术切开。

(4)造口周围的皮肤可以用清水或生理盐水进行清洗,不可用酒精、碘酒或过氧化氢等强刺激性液体进行清洗。清洗过程中,如有少量液体流入造口、造口处的皮肤发生少量出血,是局部刺激所致,无须治疗。但若流血量大或流血不止,则应立即到医院就医。

(5)结肠造瘘口有便秘和腹泻两种情况。对于便秘者可以多饮流质,或采用缓泻剂在冲洗前8小时服用,一般不主张应用大便软化剂;对于腹泻者可以减少饮水,或停用引起腹泻的所有药物。

(6)术后造口护理指导步骤如下。

术后1~2天:①观察和评估造口及周围皮肤;②排放排泄物或更换造口袋;③指导患者及家人观看换袋过程。

术后3~4天:①指导患者及家人观看换袋过程;②鼓励患者观看和触摸造口。

术后5~8天:①指导患者及家人参与换袋过程;②介绍防止造口袋渗漏的方法。

术后9~10天:①指导患者及家人换袋技能,并给予纠正;②提供生活指导;③为患者选择造口用品提供专业意见。

(7)造口袋更换方法:撕除底板→清洁皮肤及造口→评估造口及皮肤→测量造口大小→裁剪底板→抹干皮肤→洒护肤粉→涂防漏膏→撕粘贴纸→贴底板→扣造口袋→夹夹子。

(8)造口术后的生活指导:肠造口术后患者将面临新的排便方式,大部分患者术后早期不习惯,甚至产生困惑。他们需要更多的专业指导,以帮助他们尽快恢复正常人一样的生活。

衣着:患者术后避免穿紧身衣,以免压迫造口黏膜,引起黏膜的损伤及排泄物的排出,腰带不宜扎在造口上,建议穿高腰、宽松的衣裤或背带裤。

饮食:造口术后患者的饮食需注意以下几点:注意饮食的卫生,选择新鲜食品,忌油腻,防止发生腹泻时给造口护理带来不便;定量进食,防止暴饮暴食,粪便量与进食量有一定关系。

少进易产气的食物:进食易产气的食物后,肠道产气过多,气体在造口袋内积聚会使造口袋膨胀而影响患者的外在形象,与他人一起时,造口排气的响声会使患者尴尬而产生自卑。易产气的食品有豆类、红薯、萝卜、卷心菜、韭菜、洋葱、土豆、黄瓜、巧克力、碳酸饮料、啤酒等。有些行为也能使肠道内气体增多,如嚼口香糖、吸烟、进食时说话等。

少进易产生异味的食物:异味的产生通常来自脂肪痢或是肠道的细菌将某些特殊的食物发酵,产生酸性且令人不适的气味。产生异味的食物有洋葱、大蒜、蒜头、蒜薹、玉米、鱼类、蛋类、芦笋、卷心菜、花椰菜、香辛类调味品等。如果患者使用的造口袋不具备防臭功能,应少吃产生异味的食物。酸奶、脱脂奶、含叶绿素高的绿叶蔬菜有助于控制粪臭。

必要时控制粗纤维食物:粗纤维食物能促进肠蠕动,增加粪便量。对便秘者建议多食粗纤维食物,也能帮助粪便的形成,减轻排便困难。外出活动者少食粗纤维食物,可减少粪便排放或造口袋更换,造口狭窄者少食粗纤维食物,可避免造口梗阻。含粗纤维较多的食物有玉米、芹菜、红薯、梨、南瓜、卷心菜、莴笋、绿豆芽、叶类蔬菜、贝类海鲜等。进食粗纤维食物后多饮水可避免粪便硬结。

在尝试某种新的食物时,一次进食不宜多,无反应时,下次可多吃。回肠造口者应每日饮水量不少于 2000mL,避免食难消化的食物,如种子类食物、芹菜、玉米、蘑菇等。避免服胶囊类药物。

沐浴:患者术后忌洗盆浴,提倡淋浴。患者术后体力恢复、伤口愈合后即可沐浴。初次沐浴者应选择在更换造口袋之前。检查造口袋粘贴是否牢靠,排空造口袋内排泄物,在底板的上、左、右侧贴防水胶布。沐浴时禁用热水龙头直接冲在造口袋上,水温不宜过高,为了避免视觉刺激,沐浴时可在造口袋处扎一个小围兜。使用一件式造口袋者,沐浴后用软布擦干造口袋外的水;使用二件式造口袋者,沐浴后更换一个干净的造口袋。乙状结肠造口者沐浴时可不戴造口袋直接沐浴,或佩戴造口浴帽。回肠造口者沐浴时一定要佩戴造口袋。

锻炼和运动:造口术后不妨碍适当的锻炼和运动,早期建议从散步开始,逐渐增加活动量。避免屏气、举重、剧烈活动。活动时可佩戴造口腹带,预防造口旁疝的发生。

工作:造口术后随着体力的恢复,患者已掌握自我护理的方法,患者可恢复原来的工作。如果是肿瘤患者,放疗和化疗结束后再工作。工作中避免持续抬举重物,术后 1 年内避免重体力劳动。

旅游:患者术后体力恢复后,可以外出旅游。初次旅游时应选择近距离的地方,以后逐步增加行程;选择使用方便的一件式造口袋;携带比平时较多数量的造口袋;造口用品应放在随身行李中;自备水一瓶可在意外事件时冲洗用;外出前将造口袋排空;每到一个地方应处理造口袋;造口灌洗者可继续灌洗;旅途中注意饮食卫生,防止腹泻。

(9)造口用品的选择:选择合适的造口用品可减少造口袋的渗漏,延长造口袋的使用时间,降低费用,减少并发症的发生,增加舒适度,有利于康复。造口用品的选择不仅要依据患者的造口位置、造口形状的大小、术后时间的长短、排泄物的性状、造口周围皮肤情况、生活自理能力状况、经济状况等综合因素,尚需注意以下几点。①造口袋的外观、形状、大小必须满足患者的需要。②造口袋应容易佩戴及更换。③造口袋的材料应足够柔软,避免不愉快噪声。④价格合理,患者基本能承受。⑤造口底板对皮肤没有刺激性,其粘贴时间应至少保持 24 小时以上。⑥根据患者并发症情况,选择特殊类型的造口袋和附件。⑦常用造口用品的特性:

闭口式造口袋:适用于乙状结肠造口后期患者,大便成形,量不多,每日更换 1～2 次即可。

开口式造口袋:适用于所有造口,造口袋下端有个夹子闭合开口,可以随时打开排空,造口袋更换时间取决于排泄物的性状及数量。

一件式造口袋:底板与袋子连为一体,底板与袋子一起更换。一件式造口袋使用方便,比较经济。患者年老,视力和手灵活性欠佳,可选择一件式造口袋。缺点是贴在身上时间长后有异味,粪便排放和清洗麻烦。

二件式造口袋:底板与造口袋单独包装,利用卡环连接在一起。底板使用时间的长短取决于排泄物的性状、底板溶解的程度。备 2 个造口袋可轮流更换使用,清洗后晾干备用。二件式造口袋的底板对皮肤保护功能全。缺点是价格比较高。

透明造口袋:造口袋透明便于观察造口,适用于手术早期、视力差的患者。

不透明造口袋:造口袋不透明可隐藏排泄物,减少视觉刺激,适用于恢复期、年轻患者。

防漏膏:用来充填造口周围皮肤不平或皱褶,弥补底板造口圈剪得不合适,保护皮肤不受粪水的刺激,延长底板的使用时间,减少皮炎的发生。

护肤粉:粉剂性的水胶体敷料,当造口周围皮肤有破损时,可吸收渗液形成凝胶,在凝胶上涂防漏膏便于底板的粘贴,保护皮肤,促进破损的皮肤愈合。使用护肤粉时不可过多,否则影响底板的黏性。

炭片:用来吸收臭味及使造口袋内的气体能经其小孔排出袋外。有些造口袋本身已有炭片的装置;若造口袋没有炭片,可在袋外的左上或右上方刺2~3个小孔,然后贴上炭片。炭片的功能可维持12~24小时。结肠造口在肠蠕动未恢复之前不可以用有炭片的造口袋,因气体排出后无法及时了解肠蠕动恢复情况。

造瘘口周围的皮肤可以出现粪水样皮炎、机械性损伤过敏性皮炎、尿酸结晶等并发症,清理粪便时应注意用软卫生纸轻轻擦拭,不可用力擦,防止肠黏膜血管破裂出血,溃疡形成。

3.心理康复护理

肿瘤的切除只是身体的康复,完全康复还包括心理的康复。做好心理康复护理,使患者在手术后能较快调整好自己的心态,积极配合治疗;同时要求患者有思想负担要及时找医师、护士或家属沟通。出院后可参加癌症俱乐部,多参加一些社会活动,多结交一些乐观向上的病友,相互鼓励,共同战胜病魔。

## 七、社区家庭康复指导

### (一)休养环境

休养环境应清洁舒适,保持室内空气新鲜。

### (二)教会患者人工肛门的自我护理

患者学会人工肛门的自我护理,并逐渐掌握规律。要求患者穿宽松肥大,不束腰带的裤子,以隐蔽所佩戴的肛袋。正确使用造口袋,造口处保持清洁,定时清洁消毒,防止出现造口周围皮肤糜烂、肠黏膜出血等并发症。造口应定期戴上手套进行扩张,以防止狭窄而造成排便不畅。适当进行运动锻炼(如步行,太极拳等)以增强体质,6周内不要提举超过6kg的重物。

### (三)饮食指导

继续增加营养,给予高热量、高维生素、低纤维素饮食,避免产气食物及刺激性食物的摄入。出院后可进软食,如软饭、面包、馒头等,避免摄入粗纤维食物,因进食粗纤维食物后形成的粪便易摩擦吻合口引起黏膜损伤。康复期可将粗纤维食物如芹菜、韭菜等切碎后烹饪。在营养品的选择上,不要轻信一些小报的宣传,吃一些所谓的抗癌药,应尽量通过膳食调理补充营养。注意饮食卫生,防止肠道感染。

### (四)定期随访

术后1~2年内要定期随访、复查。每3个月查血清免疫学指标(CEA、CA19-9),每6个月查肝脏B超、X线胸片、纤维肠镜,做到早发现早治疗。如出现腹部及会阴部不适、腹胀、排气排便停止等情况,及时来院就诊。

（五）参加社交活动

积极参加各种有益的社交活动，保持良好的心境，重新开始正常而幸福的生活。

# 第四节　肺癌术后的康复护理

## 一、概述

肺癌是一种发生于支气管黏膜的恶性肿瘤，肺癌已成为当前世界各地常见的恶性肿瘤之一。2000 年世界卫生组织的统计资料表明，每年全球的肺癌新发病例数为 1200 万，占全部恶性肿瘤的 12.3%，死亡人数为 1100 万，占肿瘤全死因的 17.8%。更为严重的是，凡是烟草消费大国，其肺癌新病例仍在不断增长，成为越来越严重的危害人民生命和健康的常见病。

### （一）流行病学

肺癌是我国恶性肿瘤谱中的主要肿瘤之一。据全国肿瘤防治办公室估计，2000 年中国的肺癌年龄调整发病率为 62.1/10 万，其中男性为 43.0/10 万，女性为 19.1/10 万，年龄调整病死率为 52.8/10 万，女性为 16.1/10 万。2005 年的肺癌年龄调整发病率达到 71.9/10 万，病死率达到 61.1/10 万。目前我国肺癌发病率每年增长 26.9%，如不采取有效措施，预计到 2025 年肺癌患者将达 100 万。

世界上肺癌发病率较高的国家大多为发达国家，其中以英国、芬兰和美国黑人的发病率最高，按年龄调整发病率计算超过 100/10 万。自 20 世纪 80 年代提倡戒烟以来，美国、加拿大的发病率开始下降。世界癌症登记中心发布的五大洲癌症登记资料中，男性肺癌最高发病率为英国利物浦，最低为尼日利亚。

### （二）病因

统计资料和动物实验证明，长期大量吸烟是肺癌的最重要的病因，不但吸烟者本人易患肺癌，与吸烟者同居的被动吸烟者，发生肺癌的危险可上升 35%～53%。另外肺癌的发生可能还与长期接触某些化学制剂如石棉、铬镍无机砷和芳香族碳氢化合物以及慢性阻塞性肺病肺部慢性感染等有关。

### （三）分型

肺癌起源于支气管黏膜上皮，肺癌的分布情况右肺多于左肺，上叶多于下叶。

1. 按病理组织学分

（1）鳞状细胞癌：是肺癌最常见的类型，约占 50%，近年来有下降趋势，约占肺癌的 30%。多起源于较大支气管，分化程度高低不一，但生长发展较为缓慢，早期的鳞状细胞癌手术切除效果较好。通常经淋巴转移，到晚期才发生血行转移扩散。

（2）腺癌：约占肺癌的 50%，多起源于较小支气管，早期一般没有明显症状，虽然生长较慢，但容易发生血行转移。

（3）未分化癌：一般起源于较大支气管，少数起源于较小支气管，未分化癌又可分为大细胞癌和小细胞癌。小细胞癌较多见，恶性程度高，癌肿转移较早，15%～30% 的患者在就诊时就有淋巴转移和血行转移,预后最差。

(4)肺泡细胞癌:发病率最低,女性多见,起源于肺泡前的细支气管的上皮细胞,又称为细支气管癌。淋巴和血行转移发生都较晚,但对放疗和化疗均不敏感,预后较差。

2.按肺癌生长部位分

(1)中央型肺癌:发生于肺段支气管口以上的较大支气管的癌肿靠近肺门,称为中央型肺癌,占70%～75%。

(2)周围型肺癌:发生在肺段支气管以下较小支气管的癌肿,称为周围型肺癌,约占30%。

## 二、临床表现

### (一)术前临床表现

#### 1.肿瘤本身引起的症状

刺激性咳嗽、干咳、无痰和少痰,常类似伤风感冒而延误诊治。常见痰中带血或少量血丝,大咳血较少见。肿瘤阻塞较大支气管时,产生阻塞性肺炎,患者会出现胸闷、哮鸣、呼吸困难、畏寒发热。

#### 2.肿瘤蔓延和转移所产生的症状

①侵犯膈神经,使膈肌麻痹导致膈肌上抬和反常呼吸;②压迫上腔静脉引起上腔静脉阻塞综合征,表现为头面部、颈部和上肢水肿以及前胸部瘀血和静脉曲张;③压迫食管致吞咽困难;④心包受侵使心包积血出现心脏压塞;⑤头痛、运动障碍为肿瘤颅内转移所致的压迫症状;⑥压迫喉返神经导致声嘶。

#### 3.副癌综合征

(1)内分泌紊乱症状:少数患者,尤其是小细胞肺癌为非内分泌性的内分泌肿瘤,有异位内分泌作用,可产生相应的内分泌综合征。其分泌促肾上腺皮质激素样的肽类物,会引起库欣综合征,表现为氢化可的松增多的症状;分泌促性腺激素引起男性乳房肥大,常伴有骨关节病;分泌甲状旁腺样激素引起尿多、烦渴、便秘、心律失常高血钙低血磷等;合成、分泌血管升压素,可引起稀释性低血钠综合征。

(2)神经肌肉综合征:表现为重症肌无力、小脑性运动失调、眼球震颤、多发性周围神经炎等,多见于小细胞肺癌,其发生可能与自身免疫或免疫反应有关,也可能与癌肿细胞产生箭毒样物质或代谢异常、内分泌紊乱有关。

### (二)术后临床表现

外科手术是早期非小细胞癌首选治疗方法,实施根治性肺切除术,总的原则是在最大限度地切除癌组织和清除肺门淋巴结的同时尽可能地保留健肺。中央型肺癌常需实施全肺切除术,周围型肺癌选择肺叶切除术。

肺癌的手术方式多是肺叶或一侧全肺切除,手术切口较大,切断的肌肉多,术中还需使用肋骨撑开器强行将肋骨撑开。因此,肺癌手术后的患者会出现咳嗽无力、气道分泌物潴留、肺不张、肺炎、肩关节强直、脊椎侧弯等一系列临床症状。

### (三)并发症

并发症有胸腔积液(积血)、气胸、肺水肿肺栓塞等。

### 三、主要功能障碍

患者术后的主要功能障碍表现为以下几方面。

#### (一)肺功能障碍

术后因疼痛、麻醉药肌松药及镇痛药等的影响,一次通气量减少,呼吸加快,通气效果差,二氧化碳潴留,肺功能下降。

#### (二)耗氧量增加

术后疼痛使肌张力增高、肺不张,肺切除、腹部胀气等使胸廓和肺顺应性下降;分泌物潴留等使气道阻力增大;炎症、发热等使代谢亢进;通气运动增加等使通气运动工作量增大,耗氧量增加。

#### (三)血氧分压降低

与肺容量下降、不均等通气量增大有关,随年龄增大而加重。以术后数日至1周左右最明显,在胸腹联合手术后2周也恢复不到术前水平。

#### (四)咳嗽咳痰障碍

在气管插管时咳嗽引起的胸腔内压上升幅度明显下降,即使拔管后,术侧也低于健侧,最大呼气流量术后1周内也几乎不能恢复到术前水平。胸痛、咳嗽无力,咳嗽咳痰障碍使气道分泌物潴留。气道分泌物潴留,阻塞气道,闭塞远端末梢的肺内气体被吸收而萎陷,而形成肺不张。

#### (五)肩关节活动障碍

胸廓肩胛关节是支持肩关节圆滑运动的重要功能关节。胸廓成形术或累及局部诸组织的其他手术可破坏这种正常的关系。如不及时进行肩胛带和肩关节的活动,则以后可出现肩关节活动受限。

### 四、康复评定

#### (一)一般情况

了解患者的年龄、文化程度、婚姻状况、职业情况、生命体征、精神、睡眠、皮肤、疾病史、家族史、遗传史、过敏史等。此外,还应了解患者手术及用药情况。

#### (二)专科护理评定

对患者的呼吸模式、胸腹部的呼吸、肩关节活动度、痰量、患者的姿势以及患者的自觉症状,如呼吸困难、疼痛及疲劳感等进行评估,了解患者的功能障碍情况。

#### (三)心理社会评定

评估患者对疾病的了解程度。评估患者的心理状态人际关系与环境适应能力,了解有无抑郁、焦虑、恐惧等心理障碍。评估患者的社会支持系统是否健全有效。

#### (四)专科检查

(1)X线检查:有 $5\%\sim10\%$ 的肺癌患者可无任何症状,单凭胸部X线片检查可发现肺部病灶。需注意的是肺癌的X线检查,必须是同时行胸部正位片和胸部侧位片检查,加做胸部侧位片,肺癌的检出率增加了 $7\%$ 。

(2)纤维支气管镜检查:可帮助诊断、分期和检查病变以外的气管和支气管。

(3)经胸壁穿刺活组织检查:对不能接受剖胸探查、怀疑为非小细胞肺癌的肺部肿块的患者可考虑经胸壁穿刺活组织检查。但这种检查可致气胸、血胸及癌细胞沿针道播散。

（4）CT 与 MRI 检查：两者分辨率比普通 X 线高，特别有助于观察普通 X 线检查不易发现的隐蔽区如肺尖膈上、脊柱旁、心脏后、纵隔等处。

（5）肺功能检测。

## 五、康复治疗

### （一）肺癌术后患者的康复目标

（1）充分发挥残存的呼吸功能，维持改善通气能力、胸廓的可动性，防止胸膜粘连，把限制性通气功能障碍降至最低水平。

（2）使患者回归家庭和社会生活。主要措施包括：①呼吸训练，包括全身放松、腹式呼吸、缓慢呼气与缩唇呼气、呼吸肌训练、纠正异常姿势、进行胸廓及颈肩部关节活动度训练以及胸式呼吸训练（上部胸式呼吸、下部胸式呼吸及部分呼吸）等；②咳嗽排痰；③运动疗法、呼吸体操与吸氧疗法。

（3）促进患者早期离床，改善体力活动能力，防止失用。

（4）对患者及家属的教育与日常生活指导，并进行相应的心理治疗，改善心理状态。

### （二）预防术后并发症

为了预防术后并发症，并为术后训练做准备，术前要进行有关知识的宣教，让患者学会放松正确的咳嗽、姿势矫正、肩关节活动度训练和下肢主动运动等方法，并进行呼吸训练，改善肺功能。

### （三）早期康复训练

术后肺康复应在麻醉苏醒后尽早开始。呼吸训练在手术后当日每一至数小时进行 1 次，每次 10～30 分钟；第 2 天进行 3～4 次，以后据情况逐渐减少。于术后 1～2 天内在卧位、半卧位下开始进行肩颈部的关节活动度训练姿势矫正训练和下肢主动运动。手术 1～3 天后据情况开始取坐位、站位，并逐渐开始躯干活动、步行、上下楼梯、肌力训练和耐力训练。

1.呼吸训练

2.协助呼吸法

（1）呼吸协助手法：治疗者双手分别置于患者两侧前胸部，指尖（向上）达锁骨水平，在患者呼气时用力向下压迫胸壁，或双手分别置于患者两侧下胸部前侧方，在患者呼气时用力向内下方压迫胸壁。本方法可使呼气量增大，使随后的吸气量增加，从而改善通气，并有防止分泌物潴留、肺不张及改善胸廓柔软性的作用。

（2）呼气时的揉捏法：在进行呼吸协助手法时，双手压迫的力量交替地强弱变换，使胸廓旋转那样地促进呼气。本方法可更有效地增加呼气量。

（3）吸气时的振动法、抖动法和间断压迫：这三种手法施加于吸气时的胸廓，可增加吸气量。振动手法与排痰时用的呼气时振动法相同。抖动法比振动法振幅大、频率低，其方法是患者取仰卧位，治疗者一只手按着床，另一只手从患者背下插入，手指跨过脊柱至对侧，抬起患者的胸部后抖动，其对改善双肺后部的通气非常有效。间断压迫法是指在患者吸气过程中，治疗者用置于胸壁的双手（同呼吸协助手法）间断快速地对正在扩张的胸廓瞬间轻轻地压迫。

(4)使胸廓急剧扩张的手法:首先用呼吸协助手法尽可能地挤压胸廓,然后在呼气移行至吸气的瞬间,迅速地解除压迫,此时胸廓急剧地反弹、扩张,使空气到达肺泡。本手法对肺不张很有效。

(5)横膈刺激法:用于上腹部手术后因膈肌活动差肺下叶通气不良者。治疗者把手置于患者上腹部近剑突下位置,在呼气时手指轻轻向后上方加压,在转入吸气的瞬间,迅速地向上方(头侧)加压刺激膈肌,随后在吸气时间段快速地刺激膈肌。

以上手法关键的是注意手全面接触胸壁、刺激的方向和时限。各手法可组合起来应用,也可仅用于上胸部(上部胸式呼吸)、下胸部(下部胸式呼吸)和单侧(部分呼吸)。

3.排痰方法

首先确定痰的部位,在可能的范围内取排痰体位。若痰位于末梢部难以咳出,在进行强呼气和轻轻的连续咳嗽的同时,应用如下的手法。

(1)呼气时的振动法:其是使气道内分泌物离开气道壁并移动的方法。在局部排痰时用单手,排痰范围大时用双手,手与胸壁密切接触并与胸廓的活动一致。在呼气时治疗者使自己的上肢紧张产生颤动,并由手传导至患者胸部。

(2)叩打法:协助患者取坐位,五指并拢,呈扣匙状,以脊柱为中线,避开脊柱及刀口,自下而上,由外向内拍击背部3～5次,用力要适度,通过振动作用,使痰液排出。咳嗽时帮助患者按压固定刀口,减轻刀口疼痛,嘱患者先行深呼吸3～5次,然后轻咳2～3次将痰咳至咽部后,再用力将痰咳出。

(3)体位疗法:在有胸腔积液时,易形成肋膈角粘连而影响膈肌的运动。可采取下述3种体位预防,即术侧在上的侧卧位、术侧在上的半俯卧位和术侧在上的半仰卧位。每日尽可能地采取上述体位,至少每种体位20分钟。在术后不适减轻后,可在腰下垫枕头,呈轻度头低位,使积液向肺尖部移动。可配合进行下胸式呼吸和腹式呼吸。

4.增强腹肌肌力练习

因手术和体质差,患者常伴有腹肌无力。增强腹肌肌力练习时患者取仰卧位,两下肢屈膝,可使两膝尽量接近胸部,然后慢慢上抬两下肢,还原,反复进行。为减少产生闭气效应,可行呼气时用力挺腹的练习。

5.鼓励进行上肢练习

由于上肢肩部很多肌群既为上肢活动肌,又为辅助呼吸肌群,如胸大肌胸小肌、背阔肌、前斜方肌等均起自肩,止于胸背部。患者由于活动上肢时,气短气促,从而对上肢活动不能耐受,甚至惧怕进行上肢活动。但 ADL 活动均离不开上肢运动,为提高对上肢活动的耐受性,宜进行上肢功能练习。用体操做高度超过肩部水平的各个方向的活动,或做高过头的上肢套圈练习等,还可做手持重物,开始 0.5kg,以后渐增至 2～3kg,活动 1～2 分钟,2 次/d。每次练习后以出现轻微的呼吸短促为度。

6.肩颈部的关节活动度训练

胸部手术常损伤与肩关节活动有关的肌肉。肩关节运动因牵拉切口部会引起疼痛,甚至会引起切口裂开。在进行关节活动度训练时要加以注意。一般在术后3～4天内,以主动或主动加协助运动为原则,拆线后从不超过前一天的活动度开始,在观察切口部位的同时逐渐增加关节活动度。颈部的运动以主动加协助运动为主。

**7.下肢的主动运动**

为防止深静脉血栓形成,进行下肢,尤其是踝关节的主动运动非常重要,至少在开始步行之前应反复地进行。

**8.促进术侧胸腔积液吸收**

术侧胸腔可因渗液而出现积液,如吸收过慢,则常因渗液中富含蛋白而形成胸膜粘连和肥厚,可出现继发性限制性肺功能减退。为促进渗液吸收,宜在去除引流管后及早开始呼吸练习。通常可取侧卧位,即健侧在下,患侧在上,局部加压做对抗压力的诱导呼吸,也可在深吸气时同时做患臂外展、抱头动作,呼气时还原。该动作有助于增加患侧胸壁的活动度,改善壁层胸膜淋巴循环,从而加速渗液吸收。

## 六、康复护理

### (一)康复护理目标

(1)使患者保持较好的心理状态。

(2)保持患者呼吸道通畅。

(3)减少患者疼痛等不适症状。

(4)避免并发症的发生。

### (二)康复护理

**1.心理康复护理**

肺癌患者特有的心理障碍是术后胸部切口大、切口痛,对呼吸、咳嗽的顾虑较大,影响呼吸道分泌物的排出和肺功能的恢复。故术前就应告诉患者术后呼吸与咳嗽的重要性,使之相信有控制的呼吸与咳嗽不会使伤口裂开,并教会其呼吸、咳嗽的动作。患者精神放松,就可能很好地配合术后康复。

**2.呼吸康复指导**

(1)为患者创造良好的康复环境,手术前后都应注意保持室内空气新鲜、湿润,没有烟酒等刺激气味,不吃刺激性食物,防止呼吸道感染。

(2)肺癌术后,患者要积极进行呼吸康复锻炼,防止肺不张及呼吸系统感染。护士指导并协助患者深呼吸、有效咳嗽,具体的做法如下。①护士协助患者采取坐位或患侧朝上的侧卧位,五指并拢,掌指关节屈曲,有节律地由下至上、由外至内叩拍患者胸背部。叩拍时用力适度,避免在肋骨、伤口、乳房等处拍打,以免引起患者损伤或剧烈疼痛。②扶持前胸后背:护士站在患者非手术侧,从前、后胸壁夹扶住患者手术侧胸廓,轻压伤口,以不限制胸廓膨胀为宜。让患者跟着自己做深吸气,然后嘱患者用力咳嗽,咳嗽时压紧肋骨,助其排痰,同时帮助患者轻轻拍背。反复数次,直至患者将痰液全部咳出为止。③腹部加压:护士站在手术侧,双手扶住患者的左上腹,在患者咳嗽的同时辅以压力,可增加膈肌作用力,促进排痰。

(3)体位引流:对痰量多的患者,在病情允许的情况下可采用体位引流的方法,使患侧肺朝上,引流支气管开口朝下,2～3次/d,每次5～10分钟,同时鼓励患者深呼吸及有效咳嗽,减少肺部并发症的发生。

(4)吸入疗法:可使用气雾器或超声雾化器等,将祛痰药、支气管扩张剂抗生素、糖皮质激素及水分等雾化,吸入气道,起到消炎、解痉湿润和稀释痰液的作用,可与体位排痰结合起来应用。

3.疼痛的康复护理

胸部手术后各种管道的刺激及胸壁伤口的牵拉刺激等可导致患者的疼痛。

(1)向患者及家属解释疼痛的原因、持续时间和治疗护理措施,解除患者的顾虑,稳定其情绪。

(2)协助患者采取舒适卧位,并定时调整,协助患者进行呼吸训练和有效咳嗽。

(3)避免外界不良刺激,为患者提供舒适的休息、睡眠环境。

(4)妥善固定胸腔闭式引流管,防止牵拉引起疼痛,患者有明显刺激疼痛时,应及时调整其位置。

(5)做各项治疗护理操作时,动作要轻柔,避免牵拉伤口引起疼痛。

(6)鼓励患者描述疼痛的部位、性质、程度、范围和自我耐受力,观察患者疼痛情况,正确评估疼痛,必要时遵医嘱应用镇静或止痛药物。

(7)教会并指导患者及家属正确使用分散注意力的方法来降低患者对疼痛的敏感性。

4.日常生活指导

日常生活活动的项目与强度应根据呼吸困难程度、肌力和日常生活动作的能量消耗等而定。一般活动后5分钟内气短改善、心率恢复安静时水平,说明活动方式和活动量适当。至少应让患者步行。白天适当的运动有利于睡眠。痰多者睡前先排痰。催眠药物有呼吸抑制作用,尽量少用。戒烟、避免进入有烟雾或刺激性气体的环境。室内温湿度要适宜。防治呼吸道感染。食物要高热量,易消化,一次进食量宜少,水分摄入量要充足。可少量饮酒,防止肥胖。

5.患者与家属的教育

康复训练多要求患者自己完成。为进行有效的康复需对患者和家属进行教育,介绍呼吸系统的解剖、病理生理、康复的目的和方法等。患者因呼吸困难、咳嗽、咳痰等,自觉非常痛苦,可产生烦躁、绝望、抑郁等心理障碍,需进行针对性的心理治疗及健康教育。

## 七、社区家庭康复指导

### (一)饮食指导

嘱患者进食高热量、高蛋白、高维生素、易消化食物。鼓励患者多饮水。戒烟、酒,调整食物种类,鼓励患者加强营养,促进刀口愈合。

(1)术后饮食总的原则宜清淡、细软、容易消化吸收为主,在食物选择与进补时,不要急于求成,可从流质饮食开始,无明显不适反应时,再过渡到半流食、普食。选择饮食时,还应注意各种营养平衡,以利于术后机体的康复。

(2)要注意多吃新鲜蔬菜和水果,如绿、黄、红蔬菜以及黑木耳、杏仁露、荸荠、芦笋、柠檬、红枣、大蒜等,因果蔬中含有丰富的维生素C,是抑癌物质,能够阻断癌细胞的生成。

(3)可选用能增强机体免疫力、有助于药物抑制癌细胞作用的食品,如甲鱼、黄鱼、甜杏仁核桃,大枣、香菇等。

(4)根据其症状表现的不同,有针对性地选用有止咳、退热、止血、顺气、宽胸、止痛作用的食品,以减轻痛苦,并增强治疗信心。

(5)不吃或少吃刺激性食品,包括油炸食品;避免进食虾、螃蟹等容易引起过敏的食物。养成良好的生活习惯和饮食习惯。

### (二)养成良好的习惯

不吸烟,不酗酒,注意口腔卫生。

### (三)坚持功能锻炼

练习腹式呼吸、深呼吸及有效咳嗽、可减轻疼痛,促进肺扩张,增加肺通气量。练习吹气球,促进肺复张。进行抬肩抬臂,手达对侧肩部,举手过头或拉床活动,可预防术侧肩关节强直,有利于血循环,防止血栓形成。

### (四)预防感冒

防止受凉感冒,加强室外锻炼,增强呼吸道对冷空气的耐受力,预防肺部疾患发生。

### (五)化疗指导

按医嘱定期来院化疗,在治疗过程中应注意血常规变化,定期复查血细胞和肝功能等。

### (六)定期复查

定期体格检查,及时诊断和治疗。出院 1 个月后来院复查,若有发热、胸闷、憋气等不适,及时来院就诊。

# 第八章　老年病的康复护理

## 第一节　概　述

世界卫生组织对老年人年龄划分有两个标准：在发达国家将 65 岁以上的人群定义为老年人，而在发展中国家则将 60 岁以上人群称为老年人。

中国人口迅速老龄化，平均年增长 3%，老年人慢性病多，残疾率高，据有关统计，在 65 岁以上的老年人中有 40%～50% 的人有不同程度的功能障碍或活动受限，85 岁以上者则高达 80%。解决病（伤）而不残、残而不废，提高老年人的生活质量是目前康复医学的主要任务之一。康复护理是康复医学领域中的一部分，是除治疗护理手段外，采用与日常生活活动密切相关的运动治疗、作业治疗的方法，帮助残疾者自理生活的护理方法。

### 一、老年人生理、心理特点

老人随着年龄的增长，机体各系统组织器官的生理功能衰退，导致机体调节功能下降，适应能力减退，抗病能力低下，易患各种老年人的常见病、多发病。其中威胁他们健康的主要内科病有脑血管病、心血管病、慢支、肺气肿、糖尿病癌症等；另外，老年痴呆抑郁等大大降低了老年人的生活质量。

老年人工作了几十年，从不同的岗位上退下来，由于生活环境、社会地位、经济条件的变化，导致心理状态复杂。他们中绝大部分人患有老年慢性病，甚至合并两种以上疾病，有些老人还经受丧偶的沉重打击，往往使他们产生生活情绪低落、悲观恐惧、孤独、紧张、易激动、固执、任性等各种各样的心理状态。

### 二、老年康复护理内容

#### (一)心理护理

老年人社会阅历、生活经验丰富，自尊心很强，希望得到别人的尊重。护士应根据患者的经历、文化素质、生活习惯、业余爱好的不同，采取不同的交谈方式，了解其病情、思想顾虑以及心理需求。做到面带微笑，称呼适当，服务周到，体贴、热切。交谈中要耐心，说话声音要大而慢，让老人有机会说话，在他们叙述过去时，要认真倾听，让他们在回忆过去中产生一种满足感和自豪感，让患者感到自己存在的价值。应主动、热情地与患者打招呼，看见患者行走不便应主动上前搀扶；当患者大小便污染床单时，应主动承认自己工作不周到，并及时给予更换清洁床单，从而减轻患者的心理负担。在医源性疾病中语言是既治病又致病，因此我们在工作中避免生、冷、硬、顶、推的现象，对患者提出的问题，不要以不知道而告终，避免使用那些刺激性暗示性的语言，不要强制责难，如同亲人一样尊重他们。通过护士的行为、言语、表情和姿势等方法去影响和改变患者的心理状态和行为，使他们很自然地感受到尊重和重视，从心理上得到满足和温暖。

康复训练需坚强的意志、持之以恒的精神,老年患者原本心理较为脆弱,容易对疾病的恢复或残疾的训练丧失信心,又因康复短期效果不够明显,常导致老年患者不愿参加康复治疗。护士应该及时、正确发现老年患者的心理变化,进行心理护理与老年患者及其家属一起冷静全面分析康复的意义、目前的困难、共同努力的方向,减轻其压力,消除其烦恼,从而愉快地接受治疗和护理,并适当鼓励家属陪伴患者。

在条件许可的情况下,适当地安排一些适合老年患者的活动,比如散步、下棋、聊天、看电视等,以丰富患者的生活,调整他们的情绪,使其保持良好的精神状态,尽可能早地摆脱疾病的困扰。

### (二)病情观察

老年人多患有两种以上的疾病,多脏器的病理改变,导致病情复杂多变。同时他们神经系统功能低下,感觉迟钝,常自觉症状轻微,临床表现不典型,主诉又不确切,容易发生误诊、漏诊、延误治疗。因此护士应具备高度的责任心和临床经验,在工作中视听结合,即要耐心听取患者主诉,善于观察,去假存真,及时发现病情变化,早治疗,早康复。

### (三)饮食护理

老年人消化功能减弱,胃肠功能常发生紊乱,加上咀嚼不好,对饮食有特殊要求。要做到"三高、一低、四少",即高蛋白、高维生素、高纤维素低脂肪,少盐、少油、少糖、少辛辣调味品。食物种类要多样化,选用适合老年人食用的新鲜、营养丰富、易消化吸收的食物。饮食要荤素搭配,以素为主,粗细搭配,干稀搭配,生热搭配,适量生食。尽可能做到色香味美、多样性。吃饭要有规律,细嚼慢咽,或少食多餐,戒烟酒,不暴饮暴食。老年人肠蠕动减慢常有便秘,保证足够的饮水量,并养成定时排便的习惯。

### (四)皮肤护理

有长期卧床和不能自主活动的老人,由于局部皮肤长期受压极易发生压疮,因此要定时为老人翻身拍背,可使用气垫床,在膝关节、外踝部放置柔软小枕,同时保持床单平整、无皱褶、无渣屑。大小便失禁的患者要及时擦洗会阴部,保持会阴部清洁干燥。

### (五)睡眠护理

老年人易激动或睡前过度思考问题,同时对外界的光、声、冷、热等较敏感,身体的某些不适都直接影响睡眠。为保证老年人的睡眠,要为老年人制订科学的作息时间,创建一个良好的睡眠环境,室温在 20~22℃,湿度 50%~60%,协助患者舒适体位,关闭走廊的顶灯、开地灯,减少噪声。对睡前用镇静药的患者应遵医嘱协助患者服药。

### (六)运动护理

鼓励老年患者参加适当的体育锻炼和智力活动。指导老年患者活动应遵守安全第一的原则,根据老人的健康状况,体力基础,心理素质等个人特点选择适当的锻炼项目,有目的、有步骤地进行科学锻炼。如散步、慢跑、气功、保健操等,运动量要从小到大,循序渐进。告诉老人锻炼身体时要进行自我监测,自我监测的内容包括主观感觉和客观检查(脉搏、呼吸、体重等)。运动量的适宜标志一般是:锻炼后微微出汗,轻松愉快,食欲和睡眠良好,虽然稍感疲乏,肌肉酸痛,但休息后可以消失,次日感觉体力充沛,有运动欲望,表明运动量适当。

老年患者除体育锻炼外,还可以收听广播、观看电视、欣赏音乐、下棋等。组织同病室或同病区的老年或者相互交流信息,促进交往,丰富文化生活。

### (七)安全护理

有些老年人不服老或不愿意麻烦别人,在病房或家中易发生意外,例如跌倒、误吸、坠床等,常可引起外伤、骨折、窒息、诱发脑血管意外等,甚至可危及生命。护士在护理这部分患者时,要加强主动服务意识,加强观察和护理力度,了解和掌握哪些患者易发生意外,提醒他们注意环境中的危险因素,纠正其错误的生活习惯,防患于未然。在安全护理过程中,应该加强老年病房及老年居室的设施配套,例如浴室、厕所、楼道墙壁上安设扶手,卫生间配备坐式便器,室内外地面保持平坦,铺设防滑地毯或地砖,洗手间及床头配备报警装置,夜间保持地灯照明。提醒患者要着合体的衣服,以穿平底鞋为好,并有一定的防滑功能,穿脱衣服时宜坐位进行,平时动作宜慢,迈步要稳,特别是体位变化时防止跌伤,不能自理的老年患者要有人协助行走和进食。食物要少而精,软而易消化。护士和家人都应该加强巡视,防止发生各种意外,保证老年患者的安全。

### (八)用药护理

老年人各脏器功能衰退,免疫力也逐渐降低,这对药物在体内的吸收、分布、代谢和排泄均有影响。故在护理工作中,应做到安全给药,严格定时发放口服药,并监督服下,必要时给患者喂下。如餐前餐中口服的药用不同颜色的药碗盛放;特殊用药如利尿剂、激素类药物等单独放置,并设有显著标识。切勿将口服药整盒发给患者自行服用,以免遗忘、漏服或多服。并注意药物的不良反应,如患者用药后有不适,应及时通知医生进行处理,以降低药物不良反应的发生率。

### (九)情感护理

针对老年患者不同情志表现,给予相应的护理对策。

#### 1.孤独抑郁型心理护理

患者离开温暖的家,来到医院这个陌生的地方,生活和环境发生了变化,再加上疾病的折磨,使其心理也发生了变化。患者容易自怜、自卑、郁闷、孤独等负性情绪,不易接触。护理人员应态度和蔼,服务热心,以关心、帮助为主,主动与患者谈心,在取得患者的信任后诱导其说出苦闷,再施以相应护理。同时联系家属,让他们多探望患者,让其感到与家一样温暖,消除其孤独感,保持愉快的心理状态。

#### 2.焦虑型心理护理

患者表现为坐卧不安、食欲缺乏、失眠,反复询问与疾病有关的情况,絮絮叨叨,关注护理人员的表情和对话。对于这类患者,护理方法是护士与患者谈话时语气要温柔、平和,要有极大的耐心听取患者的诉说,然后给予解释,消除其焦虑心理。讲解治疗的目的、药物的作用、不良反应及注意事项,使患者保持健康的情绪,积极配合医生的治疗。忌粗声回答、一句话结束谈话或搪塞患者,以免加重其焦虑心情。

#### 3.恐惧型心理护理

部分患者因经常或常年输液致血管不好扎而害怕输液,尤其对腰穿、骨穿、抽血等创伤性诊断、治疗有恐惧感。这部分患者既想诊断清楚,又害怕疼痛。因此,护理人员要鼓励患者勇敢地面对疾病及痛苦,从而战胜疾病,争取早日康复。另外,护士在执行操作时,要熟练、准确,取得患者的信任,建立良好的医患关系,使其主动配合治疗。

4.狂躁型心理护理

慢性阻塞性肺疾病、帕金森病患者在刚入院或病情加重时心情非常烦躁,出言不逊,不服从医嘱,不配合治疗,甚至把护士当出气筒。遇到这种患者,护士不能急躁。要耐心解释种种治疗护理的重要性,先让患者说,然后见缝插针,给其实施治疗,当其感觉舒服以后会很顺从地配合治疗。

5.悲观失望型心理护理

患者多为慢性阻塞性肺疾病、哮喘、糖尿病、血液病或癌症晚期等慢性病,由于疾病久治不愈、长期服药、反复住院、生活质量没保障,使其产生自责,十分悲观失望,对生活失去信心,有的甚至绝食,企图自杀。对这类患者,护理人员应严密观察患者的言行、举止,有无异常表现;加倍关心患者,帮助其解决生活中遇到的困难,鼓励其面对现实,战胜疾病,让患者多听些优美的音乐或看画报等,激发他们求生的欲望,使其感受到生活的美好。并让其家属抽时间多来关心患者,使其感受到亲人的爱护和关怀,以利于患者积极配合康复治疗。

### (十)康复训练

康复训练包括基本活动训练和日常生活训练。在病情允许的情况下,老年患者的康复训练措施要尽早开始,目的是缩短病期,减少后遗症,防止或减轻可能发生的功能障碍,让患者做到部分或全部生活自理。如胃溃疡愈合期的老年患者,为防止长期卧床休息引起的肢体功能下降,可在跑步器上运动,或打太极拳等;为防止肌肉萎缩和关节僵直对患者进行的被动运动和按摩;对肺气肿患者进行腹式呼吸训练,重建生理性的腹式呼吸;对偏瘫患者从训练手的抓、握及腿的伸、屈功能到穿衣、整理卫生、如厕等一系列训练。护士可先训练其简单的动作,在由简单向复杂过渡,循序渐进。

### (十一)康复健康教育

护士应具备丰富的医学知识和其他相关学科的综合知识,向患者解释病情,以提高对疾病的认识。对患者提出的有关身心健康问题,要用简单易懂的语言给予科学的解释,宣传控制病程发展、预防并发症的知识康复知识。如糖尿病的好发人群,糖尿病患者监测血糖、控制血糖的意义,糖尿病的治疗原则,糖尿病并发症的预防等。

## 三、老年康复护理特殊性

### (一)重视康复护理评估

评估时需系统、全面、抓重点,并注意动态变化及内在联系。特别要注意心血管与呼吸系统的功能状态。

### (二)关注心理与社会因素对康复的影响

老年人既担心自己有不测,又容易患病受伤,如没有他人的关怀鼓励,老年人常会采取消极的态度对待康复训练,成为永久性功能障碍者。因此在康复训练时,护士必须关心老年患者的心理状态及社会环境,采取有效措施,改变其抑郁的心理,让其在良好的心理、社会环境中开展康复训练。

### (三)解释退行性病症对老年患者的困扰

由于老化老年人常有腰酸背痛、关节痛、行动不便、头晕、乏力、易疲倦等,应向老年人解释清楚这些病症常会出现,让老年人以乐观的心态对待。必要时在医生的指导下给予治疗护理。

**（四）注意老年人的生活情形**

老年人的生活情形各有其特殊性，有的喜欢独处，有的喜欢有人陪伴；有的在生活上依赖别人，有的特别好强；有的经济上有一定的实力就医行为强烈，有的经济实力差，需依赖别人，可能只在家里接受简单的康复治疗。因此老年康复护理存在着许多难点。

**（五）确定老年人康复的基本目标**

以解决老年人独立生活能力（或稍加帮助）为主，使其能进行某些娱乐活动，丰富其精神生活。

**（六）尽早、有序开展康复护理**

无论是肌肉、骨骼、关节功能的恢复，还是脏器功能的康复都应该尽早开始、循序渐进，并且要做到坚持不懈。特别是回到家里，更应自觉进行，家属要做好督促工作。

## 四、老年康复护理原则

**（一）预防为主、持之以恒**

康复的意义在于不但使丧失的功能尽可能恢复，更重要的是不能让现存的功能丧失。另外，康复训练是一个长期的综合性治疗，患者、家属均要做好思想准备，坚持治疗的积极性。

**（二）尽早开始康复训练**

康复和急救同步进行，并贯彻治疗全过程。当病情稳定时进行被动活动关节 $1\sim2$ 次/d，$5\sim15$min/次，每个关节 $5\sim10$ 次，等病情好转，嘱患者自己主动活动。

**（三）循序渐进，逐步增加活动量，以防引起直立性低血压**

如由平卧位逐步抬高头部，从 $30°$ 到 $45°$ 再到 $90°$，从半卧位到坐位，时间 $5\sim15$ 分钟。

**（四）重视心理支持**

帮助老年人调整心态、消除抑郁、树立信心，理解康复治疗的重要性，主动配合康复训练。

**（五）选择合适的训练内容**

如对偏瘫和截瘫者要依据神经生理学原理进行康复训练，根据疾病的不同类型选择不同的方法。

**（六）老年康复护理应注意的问题**

（1）重视健康老人的概念，在追求老年人寿命长度的同时，更要重视寿命的质量。

（2）能否保持生活独立和社会参与的能力，与是否患有疾病和残疾同等重要，应提高老年患者的自我照顾能力，切勿以替代方式来训练。

（3）家庭也是非常重要的因素，在有些时候起着决定作用。医护人员还要进行家属的健康教育，以确定出院后康复治疗的连续性，辅助指导日常的生活行动。家庭要根据实际情况进行改造，目的是提高患者生活自理能力，减少护理量。

（4）在实施康复训练的时候也要考虑到患者的生理和心理因素，生活方式和个人习惯，以及患者的个人健康潜能，也要考虑患者所处环境。

（5）由于老年人机体老化所带来的改变，使他们在保护自己免受伤害方面的能力降低，增加了日常生活中的不安全因素，如外伤、窒息、误吸、皮肤受损脱水、营养失调等。要特别关注其安全问题，并且在饮食、心理、用药、病情变化等方面也要予以密切关注。

# 第二节　老年痴呆的康复护理

## 一、概述

老年痴呆是一种脑部疾病,由于脑功能障碍而产生的获得性和持续性智能障碍综合征,是老年期出现的慢性渐进性精神衰退疾病,是患者在意识清醒状态下出现的持久的、全面的智能衰退。由于脑部功能逐渐衰退,患者会日益健忘、智力退化、自我照顾能力降低,甚至性格改变。患者多为 65 岁以上人士,年纪越大,患病机会也越大。每 10 名 65 岁以上的老人中,就约有一名患上老年痴呆。

### (一)流行病学

Deborah 等报道社区中 65 岁以上的美国老人中 6％～8％发现老年性痴呆;85 岁以上的老人中老年性痴呆为 15％～20％;随着年龄的增长,每 5 年其发病率增长 1 倍,平均患病时间为 10 年,而大于 65 岁日本老人老年性痴呆患病率为 2％～11％。我国老年性痴呆患病率较日本、欧美国家稍低,北京为 1.8％,上海为 4.1％。我国 65 岁以上人群的老年性痴呆患病率为 4％～6％,80 岁以上老人的患病率为 20％。

### (二)病因

病因流行病学调查发现老年痴呆患者一级亲属有极大的患病危险性。分子生物学研究证明在第 21、19、14 和 1 号染色体上得到老年痴呆的标志,提出老年痴呆与遗传有关,但研究表面仅 40％老年痴呆患者可能与遗传有关。另外老年痴呆患者有乙酰胆碱和单胺系统、氨基酸类及神经肽类等递质改变,这些递质改变对学习和记忆等有特殊的作用。老年痴呆患者发病可能与自身免疫饮食、运动、修养、吸烟和饮酒嗜好等有关。

### (三)分类

老年痴呆的病因各有不同,主要分为三大类。

1.阿尔茨海默病(AD)

亦称老年性痴呆,是一种以临床和病理为特征的进行性退行性神经病,主要临床表现为痴呆综合征。阿尔茨海默病性痴呆的病因至今未明,有学者认为与衰老过程、代谢障碍、内分泌功能减退、机体解毒功能减弱有关。新近丧偶、单身独居者患本病较多,提示心理因素可能是引起本病的诱因。最近几年的大量研究资料又提出了病毒感染、免疫功能紊乱、遗传、中毒、加速衰老等几种假说。

2.血管性痴呆(VD)

是指由于脑血管病,包括缺血性脑血管病,出血性脑血管病以及急性和慢性缺氧性脑血管病引起的痴呆,临床常见的 VD 类型和病因主要如下。

(1)多发性脑梗死痴呆(MID):为常见类型,是由多发的较大的脑动脉梗死引起的脑内较大面积梗死,常可同时累及大脑皮质和皮质下组织。

(2)单一脑梗死引起的痴呆:常见于角回梗死、大脑后动脉梗死、大脑前动脉梗死、双侧颈动脉梗死、丘脑旁通动脉梗死以及分水岭梗死。

（3）脑动脉病变合并痴呆：包括多发性腔隙性梗死以及 Binswanger 病（又称脑白质疏松症）等引起的痴呆。

（4）脑低灌流综合征引起的痴呆：如心搏骤停或持续性严重低血压所致的全脑缺血、缺氧引起的痴呆。

（5）出血性脑血管病合并痴呆：包括慢性硬膜下血肿、蛛网膜下隙出血、脑内血肿等引起的痴呆。

3.其他

其他导致痴呆的原因还有情绪抑郁、营养不良、甲状腺分泌失调、药物中毒等。

## 二、临床表现

AD 主要表现在记忆力衰退、计算力衰退、情感行为障碍、独立生活和工作能力丧失等。老年痴呆病情、临床表现分为 3 个阶段。

### （一）早期阶段

丧失近期记忆，变得健忘，"丢三落四""说完就忘"；找不到自己的房间，不知道哪个床是自己的。在日常生活中有明显穿衣困难，不能判断衣服的上下左右和前后。日常起居生活、自我照顾能力减退。

### （二）中期阶段

判断力差，注意力分散：出现判断力差概括能力丧失、注意力分散、失认和意志不集中，表现为不能正确处理工作、生活中的问题，大事被忽略，小事却纠缠不清，工作能力下降。书写困难，患者甚至不认识自己的名字，也写不出自己的名字。失去大部分认识能力，如学习、判断及思考能力，日常起居生活需要家人协助。

### （三）后期阶段

完全丧失认知能力，起居生活完全依赖家人照顾。患者一改以往的生活习惯，痴呆晚期很容易诊断，但早期难以发现，因此，当老年人出现记忆力下降及情感改变后，应及早去医院检查，以免贻误治疗时机。

## 三、主要功能障碍

### （一）记忆障碍

记忆力下降，同一问题反复提问。

### （二）视空间技能障碍

思考及接受新资讯有困难；对时间及方向感觉混乱。

### （三）语言障碍

词汇量减少，谈话中因找词困难而突然中断，逐渐所说的话不能使人理解，也不能理解他人提出的问题，不能参与交谈，最后只能发出别人不能理解的声音，甚至缄默。

### （四）失用和失认

面容认知不能者，不认识亲人和熟悉朋友的面容。自我认知受损可能产生镜子征，患者坐在镜子前与镜子中自己的影像说话，甚至问自己的影像是谁。

### （五）计算障碍

严重者连简单的加减法也不会计算，甚至不认识数字和算术符号，也不能回答检查者伸出几个手指。

### (六)精神功能性精神障碍

表现为坐立不安、多疑、易激动,淡漠、焦虑、抑郁,可出现妄想、错觉、幻觉、伤人毁物行为。

### (七)运动障碍

表现为过度活动和不安,如无目的地在室内来回走动,或半夜起床到处乱摸、开门、关门、搬东西等。随之本能活动丧失,大小便失禁,生活不能自理。

## 四、康复评定

### (一)神经心理学测验

对一个可疑痴呆患者,首先要评定有无认知障碍,障碍累及了哪些功能,以及障碍的严重程度,这就要进行神经心理学测验。它包括注意与集中、定向、记忆、计算、语言、抽象思维、空间知觉、结构能力、运用、认知灵活性和速度等,此外还包括社会适应能力、人际关系和生活能力以及个性上的改变即所谓行为评定。心理学测验就是对这些心理现象所表现出的行为样本进行客观的标准测量,它把心理现象进行数量化的描述,是采取一套严格设计的问题或作业(即标准程序)由被试者回答或完成,然后对回答的情况进行评定。其优点是资料的收集与解释是标准的,使得有可能提高诊断的准确性,同时对不同来源的资料可以比较借鉴,是确定痴呆必不可少的工具。

### (二)评定量表

(1)哈金斯缺血指数(HIS):可区分两种主要类型 AD 和 MID 的痴呆。总分 18 分;>7 分,考虑 MID;<4 分考虑 AD;4~7 分考虑混合型痴呆。

(2)临床痴呆评定量表(CDR)。

(3)认知功能评定。

中文修订版 HDS 采用视觉实物记忆更为国内被试者接受、更少受教育程度影响,适合东方人使用,敏感性和特异性比较高,文献报道 HDS 敏感性91.73%,特异性为 87.73%。作为老年性痴呆的检查量表,亦为当今世界上使用最广泛的老年性痴呆初筛工具之一,适合东方民族老年人群使用,主要可用于群体的老年人调查。

(4)精神行为评定:简明精神病量表(BPRS)。

### (三)影像学检查

(1)CT、MR。

(2)脑功能性检查:PET,SPECT。

### (四)辅助检查

(1)脑电图。

(2)P300 的测量。

## 五、康复治疗

老年性痴呆康复的目的不是回归社会,而是控制症状和延缓发展进程,最大限度地维持功能,延长生命,提高 AD 患者的生活质量。

### (一)药物治疗

(1)目前临床上治疗老年痴呆的药物有胆碱酯酶抑制剂——多奈哌齐。通过临床使用,对早期患者作用很好,但价格贵,增加患者经济负担;脑循环代谢改善药物:扩张动脉和毛细血管增加脑循环,保护脑细胞不受损害,促进神经元 ATP 的合成。

(2)目前常用的药物较多。多奈哌齐为中枢性乙酰胆碱酯酶抑制剂,药效强,疗效高,安全性高,几乎没有肝毒性,口服吸收良好,且不受食物以及服药时间的影响,在阿尔茨海默病治疗药物中处于领先地位。

(3)卡巴拉汀是氨基酸甲酸类选择性胆碱酯酶抑制剂,对轻、中度早老性痴呆症耐受性较好,同时具有抑制脑内丁酰胆碱酯酶的作用。加兰他敏具有双重作用机制,能较好地抑制乙酰胆碱酯酶,且能调节脑内的烟碱受体位点,可显著改善轻、中度早老性痴呆患者的认知功能,延缓脑细胞功能减退的进程。

(4)吡拉西坦可直接作用于大脑皮质,增强神经信号传递,并具有激活和修复神经细胞的作用,可推迟缺氧性记忆障碍的产生,促进大脑对氨基酸、磷脂、葡萄糖和氧的利用,促进蛋白质的合成,增加患者的反应性和兴奋性。

老年痴呆的药物治疗目前尚处于探索阶段,因此其康复治疗在延缓疾病进展中具有举足轻重的作用。针对不同的症状、病情分期进行各种组合的康复治疗,对于改善老年痴呆患者的生活能力有很大帮助。此外,早期发现、早期诊治对于预后十分重要。

**(二)康复治疗**

1.心理康复

医护人员加强与患者的沟通,让患者对自我认识、评价、思维、情感和行为等重新建立认知,同时对患者家属进行针对性心理指导,使其对患者的疾病有正确的态度,积极配合治疗。

2.康复训练

加强语言训练。老年痴呆患者均有不同程度的语言功能障碍,医护人员主动与患者交流,态度温和,语速适中,吐字清楚。鼓励患者读书、看报、听广播、看电视,接受来自外界的各种刺激,以防止智力进一步衰退。

3.作业治疗

针对患者的功能障碍,选出一些患者感兴趣、能帮助其恢复功能和技能的作业,让患者按要求进行训练,以逐步恢复其功能,例如刺绣、书法、绘画等手工操作,目的是使患者集中精神,增强注意力和记忆力,重建对生活信心。

4.运动疗法

可徒手或借助器械,如双杠内步行训练或拄拐步行训练等,让患者进行各种改善运动功能的锻炼,预防和治疗肌肉萎缩。目前 AD 尚无法彻底治愈方法,但通过积极康复治疗特别是药物治疗,可延缓甚至停止 AD 的继续发展。

**六、康复护理**

老年痴呆患者的康复护理,一般是围绕着记忆训练、注意力训练以及其他认知功能的训练等环节进行的,采用有趣的活动或游戏的方式集体进行的效果更佳,可实行以下康复护理的训练。

**(一)心理护理**

护理人员要关心爱护患者,尊重患者的人格,加强与患者的沟通,同时对患者家属进行针对性的心理指导,关心安慰患者家属,向家属解释患者病情,使患者家属对患者疾病有积极、正确的态度,积极配合治疗。医护人员及家属要经常与患者对话、交流思想,促进提高患者的语言能力和思维能力,对于不善言辞或语言障碍者可言行并用,语速缓和,态度和蔼,让患者感到亲切,打消顾虑,用真诚赢得患者的信任。当患者对陌生的环境产生恐惧、不安全的心理,出现不稳定情绪与紊乱行为时,护理人员应以耐心、亲切的态度,通过语言、动作、情景等信息交流手段给予患者鼓励与安慰,满足其合理要求,使患者接受并改变原有的观念、认识,使其感受到关爱,尽快适应环境。当患者语言、行为出现错误时,护士应仔细听取患者的诉说,观察其行为,并表示理解,认真给予解释,同时分析并找出诱因,制订应对措施,以防发生相同事件。也可以用转变话题的方法,分散其注意力。对患者的进步要及时加以肯定和鼓励,增强其战胜疾病的信心。

### (二)饮食护理

痴呆患者一日三餐应定时定量,保持患者平时的饮食习惯,餐具要安全,不要用刀叉之类餐具,食物要简单方便,软滑一点比较合适,多吃水果、蔬菜,多食富含卵磷脂食物(主要有大豆、蛋黄、动物肝脏、鱼类、芝麻等)。卵磷脂可以改善思维能力,提高记忆力,对那些缺乏食欲进食少甚至拒食的患者要选择营养丰富、清淡宜口的食物,荤素搭配,温度适中,无刺、无骨、易咀嚼消化。每次吞咽后嘱患者反复做几次空咽运动,确保食物全部咽下,以防噎食及呛咳。对少数食欲亢进者,要适当限制食量,以防止因消化吸收不良而出现呕吐、腹泻。进食时必须有人照看,以免呛入气管而窒息死亡。

### (三)生活护理

#### 1.制订合理的生活计划以改善患者的睡眠状态

白天适当增加活动时间,鼓励患者做有意义有趣的手工,各种治疗尽可能集中在白天,以免打扰患者睡眠。对精神兴奋型或狂躁患者,适当给予小剂量安眠药或镇静剂,以保证其睡眠时间。同时,保证病室通风良好,灯光柔和,室温以 22～25℃,湿度 50%～60% 为宜,为患者制造安静、舒适的睡眠环境。

#### 2.认真做好口腔护理和压疮护理

由于老年痴呆患者定向力、记忆力、抵抗力低导致其自理能力存在缺陷。我们应加强病房巡视,经常检查患者身体各部位血液循环、排泄等情况,保持患者皮肤清洁。对卧床患者,要求使用气垫床。同时,注意定期给患者翻身拍背,预防压疮和吸入性肺炎的发生。根据患者身体自理程度,让他们力所能及地发挥自身能力,如刷牙、洗脸、更衣等。

### (四)安全护理

老年痴呆症患者感觉迟钝,行动不便,故平时要防止烫伤、跌伤、砸伤等意外伤害,也要预防自伤的发生,保证患者安全。

#### 1.进食

餐具最好选择不易破损的不锈钢制品,自己能进食的,最好把几种菜肴放到一个托盘里,食鱼肉时要把骨刺提前剔除。不要让老人用尖锐的刀、叉进食。如患者视力较差,要把餐桌放在明亮显眼的地方,进食食物要切成小块,方便患者入口。不要让患者吃黏性食品,液体和固体食物也要分开。盛有过烫食物的器皿一定要远离患者,以免烫伤。

2.居住

居室要宽敞、整洁,设施简单,光线充足,室内无障碍如门槛等,以免绊倒患者。地面要防滑,床边有护栏,刀、剪、药品、杀虫剂等要收藏好,煤气、电源等开关要有安全装置,不要让患者随意打开。

3.衣着

为患者准备的衣服质地要好,同时衣服要宽松,外衣最好选用无须熨烫的面料,尽量不使用拉链,最好用按扣或布带代替拉链,防止拉链划伤患者。

4.行为

对病情重者做到 24 小时有人陪伴,对轻者在其活动最多的时间里加强看护。嘱患者不要单独外出,以免迷路走失。给患者口袋里放一张有患者和家属姓名、年龄、家庭住址、联系电话以及患者所患疾病的安全卡,防止意外发生。

**(五)临床用药护理**

老年痴呆患者由于各种原因引起脑部功能损害,记忆力减退、健忘,其恢复主要取决于药物治疗,应保证足够的疗程和药物剂量。患者静脉输液时,穿刺处针头应妥善固定,防止脱落。患者的口服药要护士妥善保管,送药到口,看着服下,并告知其家属,证明药已服下,并注意观察药物不良反应,以便及时与医生取得联系,调整其用药。

**(六)情感护理**

针对痴呆患者不同症状,给予相应的护理对策。

1.焦虑

痴呆患者易出现失落和不安全感,症状有坐立不安、反复挑选衣服、不停地搓手、到处吼叫或来回走动、甚至拒绝进食与治疗等。对策:给患者足够的照明,保证居室安静,安排有趣的活动,放一段轻松的音乐。

2.抑郁

具体表现为呆滞、退缩、食欲减退、心烦、睡眠障碍、疲倦等。对策:耐心倾听患者的叙述,不强迫患者做不情愿的事,鼓励参加运动,散步为宜。

3.激越

情感不稳定,常为小事发火,逃避顽固、不合作。对策:分析产生激越的具体原因,安慰患者,避免刺激性语言,鼓励规律性的锻炼,以达到放松的目的。

4.欣快

常表现出满足感,易怀旧,自得其乐,话语增多,面部表情给人以幼稚、愚蠢的感觉。对策:尊重患者,增加活动,如下棋、读报、打太极拳等。

5.淡漠

表现为退缩、孤独、回避与人交往,对环境缺乏兴趣。对策:增加照明度,室内摆放患者喜欢的物品,如日历、时钟、照片、收音机等,向患者说一些关爱的语言,建立信赖的关系,鼓励患者做有意义的事情。

### (七)康复训练护理

#### 1.记忆障碍康复护理

应反复训练患者记忆居住的环境、物品的放置、周围的人和事物。指导患者制订生活作息时间表,让其主动关心日期、时间的变化。每日活动安排由简单到复杂,组织患者看电视、玩扑克、下跳棋、玩智力拼图或给患者一些数字卡,训练患者从小到大排列等,以锻炼患者的记忆和思维能力。为了减慢记忆功能丧失进程,每日要多次训练,以刺激患者记忆,如让患者说出看护者的姓名、住址、认识标记等。充分利用看电视、听音乐、看报纸、读杂志的机会,给予视听方面的外界刺激;经常有意识地让患者回忆、判断来锻炼患者大脑思维活动的能力。

#### 2.定向力障碍康复护理

包括对时间、地点及人物认知训练,诱导患者产生正向的行为改变,尽可能随时纠正或提醒患者产生正确的人、时间、地点的概念,使患者减少因定向力错误而引起的恐慌和不安。在医院患者的房间内应有大而明显的标志,如在患者床单位放置个人熟悉的所有用物,如被褥、日用品家庭照片等,让患者自己确认自己的床单位。大指针的时钟可有助于患者对时间定向力的认识,以日期为分页的日历也有助于对时间定向力训练。经常读报纸可刺激患者对新近事件的兴趣,使患者对现实生活有正确认识。

#### 3.思维障碍康复护理

充分利用残存脑力,如数字排序训练、物品分类训练、计算能力训练等,训练患者的综合分析、判断、推理和计算能力。

#### 4.情感障碍康复护理

对情感障碍的患者多给予信息及语言刺激训练,对患者关心、体贴,多与其交谈沟通,寻找患者感兴趣的话题,对思维活跃及紊乱的患者,改变话题,分散注意力,转移思路,保持情绪平稳,使思维恢复至正常状态。对有妄想的患者,护士与患者交谈时,注意谈话技巧,不可贸然触及患者的妄想内容。对幻听幻视的患者,要稳定情绪,分散注意力,尽快将其引导到正常的情境中来。

#### 5.语言障碍康复护理

语言障碍康复护理训练方法有多种,如口语对话、唇及口型运动、物品名称的命名、词句和书写法、计算法、刺激大脑增强记忆法等。对不同原因引起的语言障碍采用不同的训练方式,如对运动性失语患者,护士应着重给患者示范口形,面对面地教,从简单到复杂,循序渐进,反复练习。对命名性失语患者,护理人员应有意识地反复说出有关事物的名称,强化记忆,坚持听、说、读、写并重。

#### 6.肢体功能障碍康复护理

培养生活情趣,在日常生活中,适当让他们做一些洗碗、扫地、递东西、买东西等简单家务,使他们在头脑中建立新的条件反射,以维持各种功能。经常陪同患者去散步,呼吸室外新鲜空气,练习打太极拳,观赏盆景花鸟,并根据患者的兴趣爱好,安排听音乐、看电视、下象棋等。对早期痴呆患者要尽可能帮助其保持日常生活习惯和卫生习惯,如起居、穿衣、刷牙、洗脸等,即使做得不规范,也要尽可能让他自己去做。对后期病情较重的患者,在限制其活动的同时,要根据病情做好肢体的被动运动,保持肢体的正常功能,防止关节畸形和肌肉萎缩。

7.精神症状的康复护理

(1)改善患者的住院环境:颜色的布局上要采取中性色。卫生间、饭厅、活动室要有醒目的标记,日夜间也要有标记。尽可能选派一位与其熟悉的护工或家人。

(2)了解并尊重患者既往的生活方式:对重症患者避免强烈的视听刺激,以免产生幻觉,加强安全措施,消除不安全因素,窗户外面要加防护档,地面干燥不滑,床铺低且加用床档;掌握患者精神障碍并对其做出正确的评估。

(3)对抑郁患者组织其参加无竞争性且又适合自身速度的集体活动,如简单认图、折纸插花等活动,对其点滴进步给予及时的肯定,此项活动时间不要太长、太难,以免增加患者的挫折感,而加重抑郁。

(4)兴奋型患者:创造安静的环境,避免刺激性言语和行动,做些原来喜欢的轻微的家务劳动,转移其注意力,降低患者的过分欲望。

(5)加强日常生活活动训练:使患者保持基本的生活能力,如督促每日按时洗漱、梳头、如厕、洗脚等。

**(八)痴呆相关康复护理技术**

1.现实环境向导

"现实环境向导"是一种特别的康复技巧,美国人福尔瑟姆(Folsom)于1958年首创,现已广泛地应用于照顾老年人及老年精神病患者,特别是老年痴呆患者。此技巧之目的是使那些因年老、长期住院或其他脑病而引致记忆力及认知能力衰退的人,重新学习掌握某些有切身关系的资料及信息,从而改善其对周围环境及事务的认知和处理方法,使其能更有信心及独立地进行各种日常活动。运用一些特别的技巧和方法,帮助者重新认知及掌握有关日期、时间、地点、人物等资料,使者的日常的活动能力及行为得到改善。而持续地提供各种刺激和鼓励社会接触,亦有助增加与外界的沟通,避免与现实脱节。

"现实环境向导"大致可分为"24小时现实向导"和"现实环境导向小组"。前者是利用一些特别的环境设计,如大标志及指示等,再配合与老者的接触,整天不间断地提供"环境导向"的资料,去协助患者熟悉现在的居住环境,让他们不会因感到迷茫而惶恐不安;后者则以小组形式,集合一些认知能力相似的患者针对他们的问题做适当训练。要达到最佳效果,应双管齐下,且要持续不断实行。有研究报告显示,现实环境导向小组可以改善患者的认知能力。

2.缅怀治疗

"缅怀"是一种在老人精神科及老人可广泛采用的康复护理媒介,且适用于治疗老年痴呆症及老年抑郁症。

缅怀可以不同形式进行,包括个别回想、与人面谈、小组分享、展览及话剧等。而对象亦不局限于同龄人士,老友共聚也是一个选择。由于其多元化和易于融合于日常生活与交谈中,很多医院及服务老年人的机构都乐于采用。

随着痴呆患者的近期记忆衰退,加上患者在判断能力、语言、思维、运算及理解能力的减退,患者会渐渐与现实脱节,以致与人沟通有障碍。缅怀治疗是利用患者所拥有的记忆做媒介,去鼓励患者与人沟通及交往。由于远期记忆是一些实在的材料,患者可以在没有压力下抒发自己的意见及情感。在分享过往光辉岁月及成就的时候,患者的个人尊严得以维护,且有助于他们重新肯定自己。与此同时,患者会感到被接纳和谅解,而朋友的分享也给予一个学习和认同的机会,使患者得到更大的支持去面对目前或将来的挑战。

一般缅怀活动会糅合开心和不快的回忆。因为过分着眼于开心的回忆会造成逃避现实;只侧重于不快往事却又会令患者情绪低落。故此,护理人员应抱着谨慎态度。一些研究也显示,合适的缅怀活动有助于增进患者的生活满足感,减低抑郁及改善生活质量。

### 3.音乐治疗

是指有计划地运用音乐去改善一些在智能、身体及社会方面有欠缺的人士在其生活环境的适应能力。对某些人是工作,但对其他人却可能是文娱活动。它的多元化和力量涉及不同的层面,已包括功能、感官认知、社交和情绪。不少文献指出音乐对身心都有正面的影响,如促进情绪改变、增强情感上的反应,促进情绪健康及改善社会技巧。对某些人来说,甚至可以加强人、物和地方的认知。若配合一些身体活动,亦有助促进健康。再者,对一些有暴躁行为的痴呆症患者,音乐亦有安定和缓和的作用。

音乐活动的种类繁多,可包括听音乐、唱歌、敲击乐器、音乐体操等,且可融于日常生活,在不同时间播放不同的音乐,有助于增强患者对时间的认知。

### 4.美术治疗

是以美术活动作为沟通媒介,通过治疗关系去满足参加者情绪社交及发展的需要,治疗对象甚为广泛,包括长期病患者、痴呆症患者及抑郁症患者等。常用于医院、康复中心、学校,甚至监狱。不少学者也认为参与美术及手工艺小组能建立自尊、增强大小肌肉的协调、增加能力及能耐、改善认知能力、促进创意表达、促进兴趣及社交、改善决断力和避免退化。

美术治疗着重过程多于结果。通过不同形式的活动,参与者更能明白自己的需要和了解潜意识的想法。由于它糅合了情感、认知及人生经历,对参与者来说是一种独特的活动。而且,美术能实现幻想,鼓励情感流露,亦给予身体各项感官刺激。此外,美术活动亦加插了社交的元素,所以,一项精心编排的美术活动能减低冷漠及抑郁。

### 5.感官刺激

是指通过个别或小组活动去感知有缺欠的人,有系统地提供有意义及熟悉的感官经验,包括嗅觉、触觉、视觉、听觉及味觉。"多感官刺激"此种治疗环境旨在提供一个既轻松又愉快的经历,让参与者在没有压力的气氛下自由自在地去探索四周的环境,使精神及身体得到松弛,且能刺激其基本的感官。均衡的感官刺激能令脑部正常操作及保持警醒。

由于痴呆症的患者在智能和记忆方面的缺欠,加上对感官的认知能力衰退,使患者难以适应其周围环境,有如置身于一个既陌生又毫无意义的环境中。感官刺激并不局限于任何模式,且应融于日常生活。在环境方面,可避免在墙壁和地面选取一些容易令患者混淆的图案;在简单的家居摆设加入不同色彩;妥善地控制环境的噪声。此外,若能在规律化的生活中增加少许变化,亦可打破沉闷的气氛,为生活添上色彩。

### (九)沟通的策略和方法

与老年痴呆症患者的沟通是别具挑战性的,护理人员要留意与患者沟通的策略和方法,如果能够掌握有效的沟通方法,照顾老年痴呆症患者便会显得更轻松。

1.沟通策略

(1)谅解患者的沟通能力:老年痴呆症患者的沟通和表达能力会逐渐减退。在患病的初期,患者会忘记词汇;中期时,理解和与人沟通会更显困难,例如:称"锁匙"为"开门的东西",而费尽心思也不能说出物件在日常生活中真正的名称;到了后期,患者可能会重复别人的说话,说一些人们听不懂的话或发出一些别人都不明白的声音。护理人员要明白和理解现有的有限的沟通能力。

(2)选择较安静的环境:护理人员要选择安静的环境与患者交谈,简单的布置,也有助于促进护理者与患者的沟通。嘈杂或四周有太多感官刺激的环境会影响患者注意力的集中和与他人之间的沟通。

(3)确保患者已戴上辅助器具:老年长者的视力和听力会随着年龄的增长而减退。沟通时,护理人员要替患者佩戴合适的眼镜和助听器。另外,如患者的牙齿已脱落,最好为患者佩戴义齿,以使他们发音或说话变得更清晰,有助于沟通。

(4)简单/重复的信息:说话时应选用简短、浅易和熟悉的句子。患者的近期记忆较差,所以护理人员每句话要清楚地带出一个信息。每次只问一个问题,也可利用选择题或"是""非"问题,并给予充足时间去理解和回应。如果患者仍然听不明白,护理人员可重复重要的信息。

(5)善用聆听技巧:耐心地聆听患者的说话,除用言语外,并以身体语言(包括面部表情、手势和动作等)去辅助沟通。注意患者的语气和姿势,谅解他的情绪。说话速度要减慢或留意音调的高低。

(6)积极的态度和赞赏患者:护理人员应抱积极的态度及弹性处理与患者之间的沟通问题。牢记患者是成年人,在沟通上切勿当他是孩童。当患者用错了字或想不出要说的字时应给予帮助,切忌强迫患者说话或喝骂患者。患者近期记忆较差,有时会忘记东西放置的地方而误以为别人拿走了东西。当患者有幻觉或妄想的行为时,应避免与他争辩事情的真实性,反而要接纳及安抚他的情绪。此外,适当的赞赏可以鼓励患者积极地与人沟通。

2.简易沟通方法

(1)开始谈话时,先称呼他的名字,并介绍自己来引起他的注意。牢记接触患者时,应该在他的前面或视线范围内。

(2)应与患者保持目光的接触。

(3)交谈时,说话要慢一点,可用身体语言来传达信息(微笑、脸部表情或轻触长者的肩膀)。例如:配合语言的沟通,一边说"穿衣",一边拿衣服。

## 七、社区家庭康复指导

目前老年痴呆尚无根治办法,针对这些特殊患者群体,只有通过社区康复护理才能改善患者的生活质量和预防高危行为发生。我国大多数老年痴呆患者是居家生活的。其生活范围基本局限在社区内,对于社区康复护理工作尚处于起步阶段。无论从临床实践还是护理研究方面与发达国家相比还存在差距。因此,预防和控制老年痴呆是为满足人民群众日益增强的健康保健意识的需要,也是促进社区康复护理发展的需求。

### (一)社区康复护理

指导社区医护人员对患者实施药物、心理行为等一系列综合的社区康复护理。

（1）配置1名有丰富社区工作经验的专职护士。经规范培训后担任老年痴呆患者护理及家属培训指导工作。时间为每周1次的家庭访视、随时的电话随访、每季度1次的咨询培训。

（2）通过对患者家属讲解老年痴呆相关知识和照顾技巧。指导家属如何与患者沟通，使家属从了解、熟悉到掌握对老年痴呆患者的照顾技巧，让他们用理解、宽容、诚恳的态度对待患者，尽量满足其合理需求。

### （二）社区家庭康复护理指导内容

**1.指导老年痴呆照顾者建立患者治疗、护理档案**

在医护人员的指导下结合患者情况制订治疗护理档案，包括姓名、性别、年龄、体重、病情、生活方式和联系方式，家庭成员和照顾者与患者的关系等。专职人员定期随访。

**2.生活护理**

指导家属家具摆放要简单化，不要经常更换位置，利用鲜明、悦目、暖色对卧室、厨房和卫生间做出标志，便于老人识别。地板要防滑。避免反光和几何图形装饰。在患者穿的衣物上标明姓名、年龄、地址、联系电话。

**3.指导老年痴呆照顾者训练患者的生活自理能力**

对轻度老年痴呆患者，照顾者应按照患者的生活习性督促患者自己学会生活自理，如买菜、烧饭、整理房间和清洁个人卫生，鼓励患者多参加一些社会活动，抽时间看报刊和电视，使患者尽快适应周围环境；对中、重度老年痴呆患者，照顾者要花时间帮助和训练患者基本生活自理能力，并合理安排患者作息时间，使患者生活有规律。照顾者应陪伴其外出、认路和认家门，指导患者做家务。

**4.指导照顾者督促患者加强身体锻炼**

保持老年痴呆患者良好的生理平衡，身体锻炼对老年痴呆患者的身心是有利的，他不仅可使患者保持情绪平稳，而且能延长患者的睡眠时间，提高睡眠质量，有益于他们生理平衡。如：散步、活动手指等，每日运动量的增加要循序渐进。鼓励患者参加娱乐活动：下棋、垂钓、看报、绘画，可强化大脑的思维活动。带老年痴呆患者参加一些活动，使其保持良好状态，不断地为患者找新的活动方式。

**5.指导照顾者做好患者的安全工作**

对中、重度患者要处处留意其安全，随时有人陪护，不要使其单独外出，以防走失，进食时必须有人照看，要防止误吸、误服、跌倒。对家居要定期管理，确保舒适安全，物品放置标志要醒目，让照顾者帮助患者熟悉环境，反复辨认常走的地方，如厕所、饭厅等。

**6.指导照顾者注意饮食调理，加强营养**

日常饮食中多注意老年痴呆患者的膳食平衡，补充些粗制粮食，常食豆腐，多吃鱼、大豆、核桃、花生、杏仁、松子以及含卵磷脂钙、铁、B族维生素、维生素E、植物性脂肪的食物。食不过饱，并保证进食有规律。

**7.定期随访**

注意全身情况，如有并发症，尽早诊断和治疗，定期去医院复诊。

# 第三节　老年抑郁的康复护理

## 一、概述

老年抑郁症是一种以持久(至少 2 周)的情绪低落或抑郁心境为主要临床表现的精神障碍,又称情感障碍。老年抑郁症泛指存在于老年期(≥60 岁)这一特定人群的抑郁症,是老年人常见的精神疾病之一。对老年抑郁应予高度重视,给予积极的综合干预,除药物治疗外,应重视功能康复治疗和心理康复治疗,提高生活质量,降低病死率,以减少疾病给患者本人及家庭带来的不幸。

### (一)流行病学

我国老年人抑郁症患病率北京约为 1.57%,上海约为 5.28%,并随老龄化社会的进展日趋上升。相关研究发现,老年人的自杀和自杀企图有 50%~70%继发于抑郁症。Denihan 等随访研究了 127 例老年抑郁症患者 3 年的预后,其中 10.4%痊愈,34.9%仍有抑郁症状,24.5%有其他精神障碍。由此可见,对老年抑郁症的积极有效的康复治疗有重要意义。

### (二)病因

#### 1.患者自身原因

(1)生理功能的退化:脑功能的退化、血管疾病、下丘脑一垂体肾上腺皮质轴调节功能削弱、正常睡眠和生物周期紊乱、调节情绪的中枢神经递质改变等都与老年抑郁症的产生密切相关。

(2)躯体疾病与功能障碍:一些躯体慢性疾病如高血压病、冠心病、糖尿病及癌症等与躯体功能障碍,不但给老年患者带来了身心痛苦,高额的医疗费用也给老年患者带来了经济上的负担,使患者产生焦虑、担忧悲观、抑郁等不良反应,在没能得到及时诊治的情况下,便可患抑郁症。其中,躯体功能障碍和因疾病而导致的残疾与老年抑郁症关系更为密切,可能与老年人自理能力下降有关。

#### 2.心理因素

(1)病前神经质人格、人际交往困难、婚姻质量差、负性生活事件、终身治疗性疾病造成的经济负担、缺乏社会支持、失语后言语交流障碍、丧偶、独居等诸多原因作用于人体,而产生应激性的心理反应,表现为焦虑、紧张、压抑,如果没有得到及时排遣和心理疏导,可出现抑郁症状。受传统观念的影响,老年人很少去求助于心理医生,久之抑郁症状加重。

(2)老年人的抑郁情绪还与消极的认知应对方式如自责、回避、幻想等有关,老年人退休后对于角色转变在心理上的不适应也会导致抑郁情绪的产生。

(3)性格也会影响老年人抑郁症的发生,良好的内在控制可以防止女性产生抑郁情绪,对于男性来说,具有神经质的人比较容易发生抑郁症。

(4)此外,患者往往只注意治疗躯体疾病,并没有意识到自己所患的是精神障碍性疾病。因此,未能及时到医院诊治。

### 3.家庭因素

人在进入老年后,很希望有一个和睦、愉快的家庭环境,但由于各种原因,夫妻争吵、离异、儿女远行、亲人分别,后辈不理解、不孝顺等因素都可导致抑郁症,进一步的研究表明,丧偶是抑郁症的一个重要影响因素。

### 4.医疗诊治原因

综合性医院非精神科医生往往只重视躯体疾病的诊治,忽视患者的神症状,缺乏对抑郁症的分析和识别;尤其是抑郁症以躯体不适为主要表现的类型,更易被医生忽视而漏诊、漏治,使轻、中度老年抑郁症的患者得不到及时诊治,发展为重度抑郁症。

### 5.社会因素

(1)与朋友缺乏联系、交际圈子变窄、人际互动减少、缺乏家庭和社会的情感支持不仅会导致老年人抑郁情绪的产生,而且在老年抑郁情绪的维持上起着重要作用。

(2)婚姻状况、经济状况、医疗保健方式以及居住条件对老年人的抑郁情绪的产生也起着重要作用。

(3)此外,社会对老年人的医疗保健工作偏重于防治躯体疾病,如心、脑血管疾病等的防治力度较大,而对精神疾病的防治宣传力度较小,使人们对老年抑郁症缺乏认识和防治意识。社会医疗和养老制度的不健全,使有些老年人在医疗及经济上无保障或低保障,也影响了老年人及时就医。

### 6.社会角色的转换失落

与孤独感在离退休之后的 1 年内最常见,多数老年人尤其是身体健康的老人,突然离开工作岗位,由于生活节奏的变化、收入减少及生活困难等问题,导致心理上的不适应,易产生失落、自卑和孤独感,常可导致抑郁症的发生。

## (三)分类

### 1.原发性抑郁

以持久的抑郁心境为主要临床特征,其主要表现为情绪低落、焦虑、迟滞和躯体不适等,且不能归于躯体疾病和脑器质性病变。

### 2.继发性抑郁

具有缓解和复发的倾向,缓解期间精神活动保持良好,一般不残留人格缺损,也无精神衰退指征,部分病例预后不良,可发展为难治性抑郁症。

## 二、临床表现

老年抑郁早期表现为神经衰弱症状,后期表现为抑郁心境,主要症状为:情感低落、思维迟缓、意志消沉。

### (一)抑郁心境

情绪低落、兴趣缺乏、乐趣丧失是抑郁发作的核心症状。重度抑郁障碍的老年人的症状一般晨重夜轻。

### (二)思维迟缓和妄想症状

表现为主动言语减少,语速减慢,反应迟钝,部分患者可出现妄想或幻觉,看见或听见不存在的东西;认为自己犯下了不可饶恕的罪恶,听见有声音控诉自己的不良行为或谴责自己,让自己去死。由于缺乏安全感和无价值感,患者认为自己已被监视和迫害。

激越性抑郁症最常见于老年人:表现为焦虑恐惧,终日担心自己和家庭将遭遇不幸,大祸临头,搓手顿足,坐卧不安,惶惶不可终日,夜晚失眠。

### (三)意志消沉

抑郁性木僵表现为行为阻滞,通常以随意运动缺乏和缓慢为特点,肢体活动减少,面部表情减少,思维迟缓、内容贫乏、言语阻滞。患者大部分时间处于缄默状态,行为迟缓,重则双目凝视,情感淡漠,对外界动向无动于衷。

### (四)常见的躯体症状

睡眠障碍、食欲下降、体重减轻、胃肠道不适、便秘、颈背部疼痛、心血管症状等,情绪低落不太明显,因此极易造成误诊。

隐匿性抑郁症:常见于老年人,躯体症状较突出,查不出相应的阳性体征,服用抗抑郁药可缓解、消失。

### (五)自杀观念和行为

自杀是抑郁症最危险的症状。抑郁症患者由于情绪低落、悲观厌世,严重时很容易产生自杀念头。由于患者思维逻辑基本正常,实施自杀的成功率也较高。据研究,抑郁症患者的自杀率比一般人群高 20 倍。

### (六)抑郁症性假性痴呆

80％患者记忆力减退,类似痴呆表现的占 10％～15％。

## 三、主要功能障碍

(1)思维迟钝、言语减少交流障碍。

(2)生活自理障碍。

(3)焦虑、恐惧,坐卧不安,失眠,睡眠障碍。

(4)情绪低落、悲观厌世,有自杀观念和行为。

## 四、康复评定

### (一)抑郁自评表(简称 SDS)

一种患者自己进行的抑郁自我评定量表(详见康复评定章节总抑郁自评量表)。

(1)此量表简短,一般在 10 分钟之内就可以完成,不用任何仪器设备,方法简单。此表由 20 个问题组成,每一个问题代表着抑郁症的一个症状特点,通过此表可以判断出抑郁的轻重的不同程度及有没有抑郁症状。由于可以判定抑郁的程度的轻重,因此,其不仅用来进行辅助诊断,还可以用来观察用药后的疗效、是否好转,以及好转的程度,是不是已经恢复正常。

(2)此量表 20 个题目中有 10 个题目的问题是按症状的有无来提问的,如"我夜间睡眠不好"。评分时,从无、有时、经常到持续共 4 个等级,评分从 1 分到 4 分,逐渐加重,"无"代表没有失眠(1 分);"有时"代表一周之内有 1～2 天有失眠(2 分);"经常"代表一周之内有 3～4 天失眠(3 分);"持续"代表天天失眠(4 分)。

(3)另 10 个题目的问题,是与症状相反提问的,如"我吃饭像平时一样多"。实际上,抑郁患者有食欲下降的症状,但问题却是反向的,在评分时,有无、有时、经常、持续 4 个等级评分。

"无"代表不是和平时一样多,而是天天都吃得比平时少,为 4 分。

"有时"代表有时,一周内 1～2 天吃得和平时一样多(3 分)。

"经常"一周内 3～4 天吃得和平时一样多(2 分)。

"持续"天天吃得和平时一样多,无食欲下降的症状(1 分)。

(4)此量表最后结果的计算方法如下:先把 20 个题目综合相加,得出总分,再转换成百分指数,方法见公式:指数计算公式:指数=总分(得分)/总分满分(80)×100%。

(5)他评量表:汉密尔顿抑郁量表(HRSD)。指数与抑郁症状的严重程度的关系如下:指数在 50% 以下:正常范围(无抑郁症状);指数在 50%～59%:轻度抑郁;指数在 60%～69%:中度抑郁;指数在 70% 及以上为重度至严重抑郁。

**(二)躯体症状评定**

(1)失眠 90% 患者有睡眠障碍。

(2)心境低落,兴趣缺乏。

(3)精力减退,食欲下降,体重减轻。

(4)有自杀倾向。

## 五、康复治疗

对老年抑郁症的最佳治疗方案是药物治疗结合康复治疗。

**(一)药物治疗**

药物治疗对抑郁症有良好的效果,如三环类抗抑郁药(TCA),但此类药物对心脏有一定的毒性作用,一定要在医师严格指导下应用。老年抑郁症应首选不良反应较小的 5-HT 再摄取抑制剂(SSRI)和去甲肾上腺素多巴胺再摄取抑制剂(NDRI)等较新型抗抑郁药物,且用药一定要从小剂量开始,逐渐加量。临床实践表明,中医中药有良好的治疗效果。除药物治疗外,要特别关注老年抑郁的康复治疗,使老年患者得到更好的恢复。

**(二)康复治疗**

1.心理康复治疗

在有效的药物治疗及积极的功能康复治疗的同时进行心理治疗对患者的康复有积极作用。患者大多行动、言语缓慢,反应迟钝,医务人员要耐心倾听患者的诉说,不可有嫌弃甚至厌恶的表情,要给患者以宣泄的机会,让患者感到得到了尊重,多用安慰性语言及激励性语言,帮助患者建立战胜疾病的信心。

2.认识自己的生存价值

对悲观厌世、有自杀倾向的患者,要耐心疏导,帮助其认识自己的生存价值,建立自信心,完善自我,健全人格,把心理状态调节到最佳状态。Shen 等调查发现,心理学治疗、乐观的态度和社会支持可以减少抑郁症的发生。

3.家庭和社会支持

家庭和社会应给予患者极大的帮助,给予患者更多情感上的支持,帮助患者建立良好舒适的家庭环境,可经常播放一些舒缓的音乐,以帮助患者心绪安宁,缓解抑郁症状。

## 六、康复护理

**(一)安全护理**

(1)老年抑郁症自杀的危险性比其他年龄组大得多。老年人中自杀和有自杀企图者有

50％～70％继发于抑郁症。老年抑郁症患者睡眠障碍,易早醒,清晨是抑郁情绪最严重的时刻,此时最易发生自杀行为,所以护士要掌握患者情绪变化的规律,尽早识别,采取严格的防范措施,保障患者安全至关重要。

(2)对危险物品,如刀、剪、玻璃器皿等,要求严格管理,不要让患者单独使用。

(3)严格执行护理巡视制度,要多巡视患者,观察入睡情况,每次服药后检查口腔,防止患者积藏大量药物后一次吞服自杀。

(4)要善于观察患者言语,行为中发现他们的内心活动,预防危险因素的发生。

(5)同时应保持室内整洁、地面干燥不留水迹,病房地面装修以木质地板为好,改善医院内部条件,提供安全、舒适的休养环境,患者穿防滑布鞋,以减少外伤的发生。

**(二)心理康复护理**

抑郁康复的重点是心理康复,心理状态的状况与其康复是不可分割的,有着相互制约的作用,要让患者正确认识抑郁症,它是可以治愈的,不同于精神病;让患者减轻心理压力,积极配合治疗,尤其是受到精神打击的抑郁症患者更应注意心理护理,只有患者处于健康的心理状态,才能承受和适应外来的各种精神刺激,以保证患者的康复;进行自我心理调适,如过好退休关,要在退休前做好思想准备,尽快适应退休后的生活。

**(三)饮食护理**

老年抑郁症患者大多脾胃不健,故饮食应清淡而富于营养,忌油腻及辛辣刺激之品。要让老人膳食平衡,多食一些特异性食物,如核桃、花生、杏仁、腰果、松子仁等,及富含卵磷脂、钙、铁、维生素类、植物性脂肪的食物,并保证老年人进食有规律。护理人员应引导和帮助患者养成良好的饮食规律,饮食有节,冷热适度,软硬适宜,让患者认识到饮食护理对治疗老年抑郁症的重要性。

**(四)严密观察患者的精神状态及生命体征**

老年患者被动交谈、接触差,多数无主诉能力,问话时只知点头或摇头表示,患有躯体疾病时很容易被精神症状掩盖;服用抗精神病药后,药物的镇静安定作用使患者的自我感知觉迟钝,不能正确主诉病情,容易导致工作人员忽视。每日应观测生命体征,如患者精神软弱时应仔细进行体格检查,发现异常及时通知医生,以便早期治疗。

**(五)行为指导护理**

采用阳性强化法对患者进行生活自理社交能力等方面的训练,可根据患者的表现和成绩予以物质奖励及表扬,提高患者生活自理能力,改善患者被动依赖的状态,并通过劳动价值的创造提高患者的自身价值观念,提高患者的自尊心和自信心,为患者重返社会奠定良好的基础。改善单调的生活方式,提高患者主、被动接触能力;改善患者情感淡漠行为衰退的被动状态,激发患者的情感,使患者长期处于良好的情感体验中。

**(六)工娱疗法**

工娱疗法是一种重要的治疗措施,可在患者症状稳定后或康复期进行。因老年抑郁症患者情绪长期处于孤独、退缩、忧郁等不良状态,对外界环境常常缺乏兴趣,因此,工娱疗法前护士应以极大的耐心采取各种方式鼓励他们,并选择适合老年人参加的文娱活动,如下棋、打麻将、听古典音乐、糊纸袋、栽花种草等,工娱治疗后还要做好观察记录,如患者在治疗过程中的表现、态度、主动性、持久性以及他人接触情况,以便在以后的治疗过程中,根据情况采取相应和有效的治疗措施。

### (七)用药护理

老年抑郁症的患者应积极采用药物治疗,严格按照医生的要求用药,在此基础上要对患者及家庭进行有关疾病的知识宣教,家属应做好药品保管和监督服药的工作,保证患者康复治疗。

药物治疗的注意事项:①老年人常服用多种药物,应注意老人对抗抑郁药物不良反应敏感性的增高和药物的相互作用;②对肝、肾、心血管、神经系统不良反应较大的药物,在治疗期间,应常规观察生命体征;③老人对药物不良反应的感觉迟钝,不能主动诉说,治疗中应严密观察;④同时还应把药物不良反应告诉患者及照料者,以及时尽早发现不良反应;⑤老年人服药的依从性较差,影响疗效,必要时应由照料者监管药物,按时给患者服药。

### (八)建立良好的护患关系,满足患者心理需求

#### 1.爱护和尊重患者

老年抑郁症患者多表现有人格极端化倾向,心理承受能力差,受不了刺激。因此,护理人员要言行礼貌、举止文雅,对患者的称呼要礼貌恰当,爱护和尊重他们,对于一些积极和乐观的言行举动要及时给予表扬和鼓励。老年患者多怕孤独,要增加与他们的接触与交谈,并动员家属子女经常来院探视,并带些他们喜欢吃的食品。

#### 2.合理选择话题与患者交流

老年抑郁症患者病程一般较长,感觉自己拖累了家庭和子女,会产生悲观、失望情绪,对治疗丧失信心,甚至自暴自弃,出现轻生的念头。在了解病情的基础上,要有针对性地选择患者感兴趣的话题与之交流,讲解有关疾病的治疗及预防知识,消除其对疾病的恐惧心理,并安慰、鼓励患者增强战胜疾病的信心和勇气,让已康复的患者进行现身说法。要让患者认识到自我生存的价值,重振精神,积极配合治疗与护理。

#### 3.建立有效的沟通

①护理人员要选择安静的环境与患者交谈,简单的布置,也有助于促进护老者与患者的沟通。否则,嘈杂或四周有太多感官刺激的环境会影响患者注意力的集中和与他人之间的沟通。②抑郁患者思维迟钝、言语减少和缓慢,生活不能自理。因此,沟通过程着重鼓励患者抒发自己的感受。要耐心倾听患者的诉说,不可表现出不耐烦、冷漠,甚至嫌弃患者的表情和行为。③护士应满足患者家属了解有关患者信息的要求,在交谈中,应避免简单、生硬的语言和一副无所谓的表情,更不能斥责、指责,以免加重患者的自卑感。④与患者语言交流时,医务人员通过眼神、手势等肢体语言传递对患者的关心支持,拍一拍患者的肩,拉一拉患者的手,使患者心理情绪放松,体会到医务人员的温暖可亲,起到很好的安抚作用。

### (九)开放式护理管理及预防

#### 1.实行开放式护理管理

开放护理管理的含义是指平时不把患者禁锢起来,让他们参加各项活动,允许患者在病区

内自由活动,相互接触交往,使病房社会化,允许家属随时探望。在患者的病情平稳时,护士可组织患者进行环境疗法,其优点如下。

(1)改变患者心理状态,对治疗疾病起着良好的辅助治疗作用。

(2)使患者能适应外界环境,加速患者的康复。

(3)家庭教育:患者的亲属对患者态度及关心程度,都会影响老人的康复,如患者入院后家人不来探望,病情好转不接出院等。护士应及时了解情况,对有嫌弃老人的家属耐心进行说服教育,使其家属关心老人病情变化,让老人感到家庭的温暖,减少不良的刺激因素,防止病情的复发。

2.预防

由于老年抑郁症经常具有其他生理疾病的背景,甚至是其直接的病因。

(1)要尽量把已有的身体疾病治疗好,对不可治愈的疾病也应设法减轻其痛苦。

(2)要调理好离退休后的心理状态,克服自身的性格缺陷,保持一种积极向上的精神生活,培养兴趣和爱好,扩大人际交往,多参加一些社会活动。

(3)改善家庭环境也是非常重要的,丧偶的老人如条件允许的可以考虑再婚,再婚对缓解老年人的抑郁心理有较大的帮助,子女、晚辈对老年人也应给予充分的关心和照顾。

## 七、社区家庭康复指导

广泛、有力的社区支持体系可加快患者的康复过程,要加强宣传卫生知识,提高对抑郁症危险性的认识,使患者在康复过程中充满信心,最大限度地控制自己的潜能,从而达到较理想的康复效果,真正的回归社会。

### (一)心理护理指导

由于抑郁症的患者具有自卑感,对一切事物都失去兴趣,悲观失望,甚至绝望。社区护士应经常走访,留心观察老人的思想活动,发现问题及时与之沟通,帮助抑郁症的老人树立战胜疾病的信心,交谈中要有耐心,并尽量地满足患者的合理要求。使患者主动倾诉内心的烦恼。了解自己的病情,鼓励他们勇敢地去面对,懂得抑郁症可以治愈。配合医疗护理人员及早地达到康复的目的。

### (二)生活护理指导

社区抑郁症的老人由于多种原因造成了空巢,角色的改变、家庭经济条件等造成了诸多生活上的不便,护士在走访过程中,主动地与其家属联系,帮助其家属了解老人的病情,说明需要护理的重要性。同时鼓励患者生活有规律,适当地参加一些有益的户外活动,以及打球、唱歌、下棋等娱乐活动,加强身体的锻炼,促进康复。经常询问患者的睡眠情况,是否多梦、早醒。采取促进睡眠的各种方法,使患者改善睡眠状态。

### (三)饮食指导

抑郁症的患者因情绪低落,食欲减退,要做好饮食调护督促。帮助老人或其家属合理安排饮食,注意营养素的搭配,根据老人的喜好,尽量做到合理科学,保证各种营养素的均衡,鼓励患者克服自己不良的饮食嗜好,有规律地用餐,不暴饮暴食,同时防止患者呛咳、噎食,发生意外。

### (四)防止意外的发生

久病的老人,因为疾病的折磨,饱受痛苦,会产生轻生的念头,有自杀的倾向。指导家属在与老人沟通的过程中,要仔细地倾听老人的话语,细心观察老人情绪的改变,观察老人有无异常的言行举动,并注意尽量不要让老人独处。随时有人陪伴,防止患者自杀、自伤。督促其家属加强对危险物品的保管,如药品刀具、绳索、玻璃等物品。

### (五)治疗用药指导

老人身居于家,容易忽略按时吃药,甚至随意的增减药量。应严格的执行医嘱,督促老人及其家属按医嘱吃药,并定期的进行检查,注意药物的不良反应,防止不良反应的发生。严防老人私自藏匿药物,积攒药物而发生自杀的动机。不能放松警惕性。力争每次服药后检查口腔,并协助医生对患者进行血药浓度的检测。

### (六)定期随访

注意全身情况,定期去医院复诊。

# 第四节　老年慢性前列腺肥大的康复护理

## 一、概述

良性前列腺增生症(BPH)是男性老年人的常见病,也是下尿路梗阻的常见原因之一,诱发本病的先决条件是年龄老化。有资料显示,60岁男性约有50%有BPH,到80岁时其发病率几乎达100%。BPH可引起尿路梗阻,其症状常为尿频、排尿困难和夜尿增多等,严重影响老年男性的身心健康、睡眠质量和生活质量。

前列腺位于膀胱下方,包绕尿道起始部,由髂内动脉的分支膀胱下动脉供应丰富的血液,但其静脉血回流阻力较大,须经前列腺静脉丛和膀胱静脉丛后才汇入髂内静脉,加上老年人动脉硬化,增强回流阻力,故前列腺极易出现慢性瘀血状态。前列腺增生的部位主要是围绕尿道的尿道周边腺体,引起前列腺段尿道弯曲、伸长和狭窄,继而出现梗阻。长期严重梗阻可引起膀胱逼尿肌增厚、收缩乏力,膀胱黏膜可出现小梁,甚至形成膀胱憩室,此外,还可使输尿管末端丧失其活瓣作用,使尿液反流,引起肾积水和不可逆性肾功能的损害。

随着我国老年人平均寿命的逐渐延长,本病的发患者数也相应增加。大多数发病的年龄在50～70岁之间,在50岁以前虽然可以发生,但较少见。

### (一)病因

前列腺增生症的病因,迄今未能了解清楚。专家认为前列腺增生与过度性生活、情欲放纵、生活散漫、后尿道炎未能彻底治疗、尿道梗阻、睾丸功能异常、饮酒等有关。前列腺分内、外两层,内层围绕尿道,可分为前叶,左、右两侧叶,中叶和后叶五部分,常见的病变在两侧叶和中叶。增生的前列腺使后尿道狭窄、弯曲、伸长,造成排尿困难。

前列腺肥大的病因,至今尚不完全清楚。但目前公认的有两个因素,就是前列腺肥大与年老及睾丸分泌的雄性激素(睾酮)水平有密切关系。人到了50岁以后一旦进入男性更年期,睾丸开始变化,睾酮的水平随着睾丸的变化忽高忽低,失去平衡,而前列腺不断地受到刺激,特别是睾酮于前列腺内在还原酶的催化下,会转变为作用大 5 倍的双氢睾酮,对前列腺刺激更大。随之出现广泛增生,这就是老年人易患前列腺肥大症的原因。

**(二)发病机制**

在 BPH 的发病机制中,除由于前列腺中双氢睾酮的含量增高外,还与前列腺腺体的慢性瘀血有关。长期瘀血可致一些有害物质聚积在前列腺腺体中而不能及时排出,这些有害物质可长期刺激前列腺,使之增生,引起梗阻。BPH 患者的一些症状,如尿频、尿急和夜尿增多等,除与 BPH 引起尿道狭窄有关外,还与继发性膀胱逼尿肌和尿道括约肌的收缩乏力密切相关。

## 二、临床表现

慢性前列腺肥大的病程发展缓慢,早期可以无症状。而是随着梗阻程度加重、病变发展速度加快、合并感染及膀胱结石,症状才逐渐出现并加重。

如果前列腺肥大向尿道周围发展,可以只是轻微的,甚至没有症状;但若突向膀胱颈部,即使增生的程度不大,也会引起程度不同的尿路梗阻。所以它的肥大程度,并不与临床表现成正比。一般来讲,最初症状都较轻,患者并不感觉排尿困难,常表现为排尿次数增加,夜里更为明显;也有的人只是排尿时需等待较长的时间方能排出,排尿终了后仍有尿液滴出,每次排尿需分几段排出。久之,可导致膀胱颈部充血、水肿,使排尿困难逐渐加重,排尿时很费力,尿的射程偏短,尿线变细、分叉,有时尿不成线,滴沥而出,使每次排尿所需时间甚长。

**(一)尿频尿急**

早期的症状是前列腺充血刺激膀胱逼尿肌所致。50%～80%的患者伴有尿急或急迫性尿失禁,为膀胱不稳定性的表现。随着下尿路梗阻逐步加重,膀胱内残余尿增多,逼尿肌代偿功能减退,膀胱有效容量缩小,每次排尿不能将膀胱内尿液排空,因此尿频更为显著,首先是夜尿次数增多,尤其在入睡前和失眠时尿频,但每次尿量都不多,随着病情的发展,尿频加重。

**(二)排尿困难**

排尿困难为慢性前列腺肥大的主要症状,一般发展比较缓慢,常不能说出开始出现排尿困难的准确时间,有的可长达数年至十余年。排尿开始慢,想排却不能立即排出,排尿后有排不干净的感觉,但初时不一定有残余尿。进一步发展,需要增加腹压才能排尿,同时可以出现尿线无力,尿流变细,进而尿流不能成线,呈淋漓点滴并有中断。排尿后仍有尿意,膀胱内有残余尿存在。约 30%发生急性尿潴留在排尿困难的基础上,可因气候变化、劳累或饮酒等因素,使前列腺局部和膀胱颈部发生充血、水肿,引起急性的完全梗阻,膀胱内尿液不能排出,产生急性尿潴留,患者的膀胱膨胀,下腹部疼痛。

**(三)泌尿系感染、膀胱结石、血尿**

由于下尿路梗阻,造成膀胱内残余尿量增多,为细菌生长繁殖提供了良好的环境,因此易诱发膀胱炎。也可以沉积的晶体小颗粒、细菌菌落为核心,形成膀胱结石。由于膀胱颈部的充血或并发炎症、结石等,可以出现不同程度的显微镜下血尿或肉眼血尿。如果腺体表面的血管发生破裂,就可产生大量出血,并且有血块充满膀胱,在膀胱区产生疼痛。

**(四)尿失禁**

随着前列腺的进一步增生肥大,梗阻症状的逐步加重,膀胱内的残余尿量也随之增加,当残余尿量达到膀胱容量时,因为夜间熟睡盆底骨骼肌松弛,尿液可自行流出,发生遗尿。当残余尿充满膀胱而尿液仍不断由肾脏排到膀胱,膀胱内尿液的压力经常超过尿道内的阻力时,尿液可以经常不断地从尿道外口溢出,引起充溢性尿失禁,是假性尿失禁。少数患者因增生的腺体而影响膀胱括约肌功能可产生真性尿失禁。

### (五)后期症状

到了后期,由于梗阻的程度加重及时间较长,可造成肾衰竭、酸中毒,引起一系列胃肠道、心血管和精神症状等。为克服膀胱颈部的阻力而增加腹压时,可引起痔疮、脱肛及下肢静脉曲张等并发症。

## 三、主要功能障碍

### (一)睡眠障碍

夜尿次数增多,影响患者睡眠。

### (二)泌尿系统下尿路功能障碍

尿频、尿急、尿线变细、尿不尽感及不能憋尿等下尿路症状。

### (三)参与社会活动障碍

影响参与日常活动及各种社会活动。

### (四)身心障碍

导致抑郁、焦虑等心理问题,带来身心障碍。

## 四、康复评定

(1)发病条件有关因素评定:年龄、过去有无动脉硬化、炎症、生活环境、饮食习惯、遗传、饮酒、劳累等诱发因素。

(2)一般情况评定:对慢性前列腺肥大患者进行生理、精神心理、交流、认知、ADL、营养、排泄和社区环境评定。

(3)直肠指检评定:患者前列腺的界限、大小、质地、中央沟的深浅,有无硬结及触痛。

(4)B超、影像学评定。

(5)排尿障碍的程度评定:检测评定患者的残余尿量及尿流动力学检查情况。

(6)国际前列腺症状评分表评定:排尿症状的 7 个问题(分轻、中、重 3 个类型),包括感觉、自主、以往经历、社会参与、死亡观、与伴侣亲密关系 6 个领域,得分越高,其生存质量越好。

## 五、康复治疗

康复治疗目的:在于促使前列腺和膀胱的静脉回流,增强膀胱逼尿肌和尿道括约肌的收缩能力,从而改善 BPH 的症状。

### (一)一般措施

戒烟戒酒,多喝水,多吃新鲜蔬菜和水果,忌辛辣刺激性及高脂肪食物,作息有规律;不要久坐,避免过度劳累,防止受凉等。

### (二)康复运动

根据患者身体健康状况,选择以下 1～3 种运动方法。

(1)步行:80～100m/min,持续 30 分钟,每日 2 次。

(2)慢跑:120～150m/min,持续 20 分钟,每日 2 次。

（3）太极拳：24～48 式简化太极拳,每日 1～2 次。

运动可增强人体抵抗力。老年人可选择太极拳、五禽戏、八段锦和气功等运动项目。通过这些运动能通经络,流通气血,利于本病康复。

### (三)按摩腹股沟

伸直手指,用手小鱼际侧按摩两侧腹股沟,以局部发热为准(约 50 下),每日 1 次。

### (四)按摩足底

每晚睡前热水泡脚 5 分钟,然后用拇指或中指指腹从跟骨内侧,到足底中心涌泉穴,再到第三跖趾关节,来回按摩 30 次。

### (五)尿液扩张法

每次排尿前,用拇指、示指和中指上下压迫阴茎根部,使尿液滞留在膀胱至被压迫的尿道之间,使之产生内压,10 秒后突然放开手指,使尿冲出。

### (六)盆底肌肉功能锻炼法

医护人员戴一次性手套,示指涂液状石蜡,轻插患者肛门,嘱患者做肛门收缩运动,感觉肛门收缩强劲有力,且每次收缩 30 次以上为有效。

### (七)收缩肛门括约肌

指导患者仿排尿时突然中断排尿样收缩肛门括约肌,并保持腹肌松弛,每次 20 下,每日 3～5 次。

### (八)手术治疗

有手术指征时,应采用手术治疗。

## 六、康复护理

康复护理主要指导有前列腺肥大的老年人,平时不要憋尿,一有尿意,应立即去排尿,以免增加排尿的困难。特别是伴有便秘者,要及时给予解决,因长期便秘会压迫膀胱颈部,导致该处充血水肿,不利排尿。要保持情绪乐观,避免心理压力过大。不要过度劳累,尤其不宜久坐、久立、久蹲不动或长时间骑自行车,以免妨碍前列腺部位血流通畅。注意会阴部保暖,勿受寒、受湿,以减少前列腺的肿胀。

### (一)指导督促康复治疗

指导督促完成每日康复治疗内容,持之以恒,坚持康复训练。指导患者坚持做收腹提肛操(方法:吸气时收小腹缩肛门,呼气时放松,连续做 100 次,每日坚持做 2 次),可使会阴血液循环得到改善,防止前列腺进一步肥大。

### (二)心理康复护理

(1)良性前列腺增生症患者病程较长,而且不易治愈,严重影响生活质量,如睡眠外出、卫生等,患者痛苦难言,长时间可引起心情忧郁或性格改变。对患者进行发病机制及康复训练的教育指导,消除紧张心理,树立康复的信心。

(2)慢性前列腺肥大是老年性疾病,其危害性不仅在于产生的症状给患者带来痛苦,而且还有下尿路梗阻后所产生的全身性病理、生理改变。老年患者伴有心、肺、内分泌等疾病,带给前列腺肥大症的治疗带来困难。做好心理康复护理,使老年人保持愉快的心情,树立正确的人生观,正确对待疾病。

### (三)日常生活指导

多吃新鲜蔬菜水果、大豆制品和粗粮,适量饮水,绝对忌酒、咖啡及浓茶,忌食辛辣刺激性食品,不可憋尿,不可过劳,避免久坐,防止受寒,预防感冒,保持大便通畅,安排适当的户外活动,坚持康复运动,规律作息,勤换内裤。注意保暖,预防受凉感冒,以防引起尿道黏膜水肿而加重病情。注意适当休息,劳逸结合,避免过度劳累,过度的劳累易引起精神紧张影响疾病的康复。

### (四)手术治疗康复护理

经药物等治疗后不能改善症状造成尿频、尿急、排尿困难、急性尿潴留、尿失禁、血尿等,须手术治疗。做好术前、术后康复护理。

1.术前护理

(1)指导患者适当休息,避免过度劳累及有太大的情绪波动而影响疾病的康复,戒酒以免诱发急性尿潴留,戒烟以免术后咳嗽,防止发生肺不张和肺炎,不吃刺激性食物,食清淡、易消化的食物,防止便秘。

(2)注意保暖,预防感冒,增加抵抗力,以改善手术的耐受性。

(3)训练在床上大小便,其目的是使患者有一个适应习惯的过程,有利于术后的早期康复。其方法是首先定时让患者在床上进行大小便的意念训练,然后在医务人员的协助及听流水声的诱导下在床上进行排尿与排便。

2.术后护理

(1)按前列腺术后的常规进行护理,保持切口清洁,严密观察病情变化及生命体征的监测,前列腺电切除术后拔除导尿管1～2天和2周左右也有继发大出血的可能。保持引流导尿管的固定通畅,用0.02%呋喃西林液进行膀胱冲洗,2次/d,应严格无菌操作,检查气囊有无漏水破裂,防止导尿管脱出。同时观察引流液的颜色。

(2)膀胱功能训练:为了继续维持膀胱正常的收缩和舒张的功能,对术后留置导尿管的定期开放导尿管,让膀胱适当地充盈和排空,方法:每2～3小时开放导尿管1次,开放时嘱患者作排尿动作,主动增加腹压或用手按压下腹部,使尿液排出,睡眠后导尿管持续开放。同时需对患者隔10～15天进行膀胱功能评估,及时拔除导尿管,以减少留置导尿管的并发症。

(3)关节活动度维持:由于老年人手术后多处在高凝状态,术后卧床制动时间比较长,易诱发压疮、深静脉血栓形成等。翻身拍背,保持床单整洁。指导患者四肢关节运动,以促进血液循环,防止大关节僵直及肌肉萎缩。

(4)肠道护理:卧床患者最早出现的症状是便秘,因为腹肌膈肌、括约肌无力或力量减弱。首先指导患者选择适当的排便时间,制造有利于排便的周围环境;嘱患者或家属以脐部为中心做环形按摩,方向:由右下腹→右上腹→左上腹→左下腹,以增加肠道内压力促进排便;鼓励患者早期下床活动及腹部运动;多饮水,多吃含纤维素较多的食物,蔬菜、水果及块状食物等。

**(五)尿失禁康复护理**

1.心理康复护理

尿失禁可损伤患者的自尊。患者不愿到公共场合,表现为性格孤僻和抑郁,缺乏食欲。针对老年人的特点,反复、耐心、细致地进行安慰、解释工作,讲明导尿管拔除后尿失禁为暂时现象,是能够恢复的、解除其思想顾虑,使其树立治愈的信心。

2.保证液体摄入量

尿失禁患者对饮水有顾虑,会减少液体摄入量,从而导致尿道感染,加重尿失禁。解释饮水与排尿的关系,说明水分刺激排尿反射的必要性。解除其思想顾虑,增加液体摄入量。保证每日在2000~3000mL,在日间完成摄入计划,夜间则相对限制饮水。

3.外部引流

防止漏尿滴沥于衣物上,引起不洁和异味。保证日常活动,采用带阴茎套的一次性使用引流袋,每日更换引流袋;每日温水清洗会阴3次;0.5%碘附尿道口消毒2次。

4.肛提肌训练

术前早期进行肛提肌训练,预防尿失禁的发生。每次收缩30秒,每次连续缩肛100下,每日早、中、晚训练3次。

5.盆底肌训练

加强盆底肌力量,从而改变尿道括约肌功能。有意识地收缩盆底肌肉20~30次,每次3~5秒,每日3遍。

**(六)康复健康教育**

在康复健康教育中,重点在于指导、督促患者完成训练计划,掌握各种方法的要领和注意事项,要求患者克服畏难情绪,做到持之以恒,循序渐进。BPH的康复是一个艰苦漫长的过程,康复教育人员必须有强烈的责任心、耐心和细心,不断鼓励患者,明确指出患者细微的进步,树立患者康复的信心。

(1)日常生活须知教育:吸烟、饮酒、久坐、劳累和进食辛辣、高脂肪食物等,可使前列腺瘀血加重,要求患者戒烟、戒酒。作息有规律,避免过度劳累,不要久坐,防止受凉,多吃新鲜蔬菜和水果。鼓励患者坚持长期康复锻炼,以达到康复的效果。

(2)卫生康复教育:保持会阴部清洁,勤换内裤,以避免皮肤和尿路感染。不要憋尿,如有尿意应及时排尿,憋尿会造成膀胱过度充盈,使膀胱逼尿肌张力减弱,导致排尿困难,容易引起急性尿潴留。如发生急性尿潴留,应及时去医院检查,必要时予间歇导尿或自己清洁导尿。

(3)在整个康复程序中,要指导、督促患者完成训练计划。这是一项较长期、艰苦的工作,要求患者出院后仍坚持康复训练,持之以恒,循序渐进。

(4)教育患者步行、慢跑、跳绳和按摩两侧腹股沟等,都有助于促使前列腺静脉回流,增强膀胱逼尿肌和尿道括约肌的收缩能力;按摩足底可反射性地增强泌尿系统各脏器的自我调节功能;尿液扩张法可改善尿路梗阻症状,重在坚持。

## 七、社区家庭康复指导

**(一)前列腺切除术后的出院指导**

要指导前列腺肥大可能出现病症的处理方法,出院后要经常自查,定期到医院进行复查,防止复发性前列腺增生肥大。

### (二)指导尿失禁的自我护理

因为老年人尿道括约肌松弛,在用力咳嗽、打喷嚏或提重物时,腹压突然增加,致使尿液外溢,更增加了患者的心理负担。指导和鼓励患者积极进行功能锻炼。

**1.患者要坚持做盆底肌群的训练**

每晚睡前做床上抬腿运动,仰卧,双腿同时上抬 90°,做肛门括约肌收缩运动(腹部、会阴、肛门同时在吸气时收缩),运动可以促进膀胱基底的松弛和尿道筋膜张力增加。

**2.膀胱功能训练**

在下腹膀胱区适度地拍打,再用手加压,同时嘱咐患者作腹部加压,指导患者自行排尿。

**3.生活指导**

睡前要限制进水量,定时用尿壶接尿,可用阴茎套尿袋接体外引流,每日要定时取下阴茎套尿袋,彻底清洗阴茎并暴露于空气中,避免尿液长期浸湿皮肤,刺激皮肤,出现皮疹;保持清洁干燥,勤换衣、裤、床单;保持会阴部皮肤清洁,每日 1～2 次用温水擦洗会阴及阴茎,局部皮肤可外涂油膏以保护皮肤;晚上睡觉时用尿不湿。

### (三)指导尿潴留患者的自我护理

(1)指导患者思想放松,采取适当的体位,热敷,建立排尿反射,如听流水声,温水冲洗会阴,采用针刺关元、中极、气海等穴位。

(2)嘱患者将手放在下腹部,轻推揉膀胱 10～20 次,使腹肌松弛,然后再用手掌自膀胱底向尿道方向推移按压,力量由轻到重,逐渐加压,切忌用力过猛损伤膀胱;另一手掌按压关元、中极穴,以促进排尿。如有尿液排出,就要等尿液排空后再放松按压,无尿液排出时可以重复此动作,但不能强行按压。按压"利尿穴",方法是拇指按压穴位后逐渐加压自尿排出到排尿结束。

(3)教会患者清洁导尿法操作前首先要清洁双手及会阴部皮肤,尤其是尿道口要彻底清洗,患者取坐位或半坐位,一手拿无菌或清洁导尿管,另外一只手提起阴茎约与皮肤成 60°角,将导尿管缓慢插入尿道 20～22cm,见尿后再插入 1～2cm,待尿排出后,再把导尿管慢慢拔出。

# 第九章　儿科疾病的康复护理

## 第一节　大脑性瘫痪的康复护理

### 一、概述

大脑性瘫痪(CP)简称脑瘫,是自受孕开始至婴儿期各种原因所致的非进行性脑损伤综合征,主要表现为运动障碍及姿势异常。随着新生儿急救医学的发展,早产儿、低出生体重儿成活率的提高以及社会、环境等因素,由于病因复杂、发病机制复杂、临床表现多样、可能伴有多种并发症等,使脑瘫的预防与康复治疗成为世界性的难题,多年来世界范围内脑瘫发病率和患病率没有明显下降趋势。

#### (一)流行病学

脑瘫的发病率在世界范围内为 1.5‰～4‰,平均约为 2‰。我国幅员辽阔,各地经济发展、生活水平及医疗条件差别很大。据文献报道,我国脑瘫发病率为1.8‰～4‰。从调查结果看,脑瘫发病率各国差别不大,城乡差别不大,男性略高于女性。近五十年来,由于产科技术、围生医学、新生儿医学的发展,新生儿病死率、死胎发生率均有明显下降,但脑瘫发病率并无减低,而重症脑瘫的比例有增多趋势。这种现象与当今 NICU 监护技术提高有关,使许多过去很难存活的早产儿和极低出生体重儿得以存活,而这些婴儿患脑瘫的机会明显高于足月儿和正常体重儿。

#### (二)病因

脑瘫的直接病因是在脑发育成熟前,脑损伤和(或)发育缺陷导致以运动障碍和姿势异常为主的综合征。造成脑瘫的病因按时间可划分为 3 个阶段,即出生前、围生期和出生后。

1.出生前

(1)母体因素。母亲孕期大量吸烟、酗酒、理化因素、妊娠期感染、先兆流产、用药、妊娠中毒症外伤、风湿病、糖尿病、弓形虫病、胎儿期的循环障碍母亲智力落后、母体营养障碍、重度贫血等。

(2)遗传因素。近年来研究认为,遗传因素对脑瘫的影响很重要,家族中已经有脑瘫患儿的再发生脑瘫的概率偏高。

2.围生期

(1)患脑瘫的危险性随着出生体重偏离同胎龄标准体重的程度增加而增加,低出生体重儿或巨大儿患脑瘫的概率可高于正常体重数十倍。

(2)早产是目前发现患脑瘫的主要因素之一。

(3)胎盘功能不全、缺氧缺血等被认为与脑瘫有关。

3.出生后

新生儿期惊厥、呼吸窘迫综合征吸入性肺炎、败血症、缺氧缺血性脑病颅内出血、脑积水、胆红素脑病以及颅内感染、低血糖症、脑外伤等都被认为是脑瘫的危险因素。

（三）分型

1.脑瘫按异常运动的特征

分为：①痉挛型；②不随意运动型；③强直型；④共济失调型；⑤肌张力低下型；⑥混合型。

2.按瘫痪部位

分为5型：①单瘫；②双瘫；③三肢瘫；④偏瘫；⑤四肢瘫。

## 二、临床表现

### （一）痉挛型

最常见，占脑瘫的60%～70%，主要损伤部位是锥体系。患儿肌张力增高姿势异常，被动屈伸肢体时有"折刀"样感觉。主要表现为上肢手指关节掌屈，拇指内收，腕关节屈曲，前臂旋前，肘关节屈曲，肩关节内收；坐位时出现拱背坐位、W状坐位；下肢髋关节屈曲、内收、内旋，膝关节屈曲或过伸展，足内外翻，尖足，行走时呈剪刀步态；由于关节活动受限，自主运动困难，严重者可出现肌肉痉挛和关节畸形。

### （二）不随意运动型

约占脑瘫的20%，损伤部位为锥体外系。表现为肌张力动摇不定，在紧张兴奋时肌张力增高，安静和睡眠时肌张力变化不明显，难以用意志控制头部、手、脚、上肢等部位的运动，动作不稳，走路摇晃，头部控制差，分离动作困难，当进行有意识有目的的运动时，不自主运动增多，安静时不随意运动消失。常伴有流涎、咀嚼吞咽困难、挤眉弄眼表情奇特等。原始反射持续存在并通常反应剧烈，尤其以非对称性紧张性颈反射（ATNR）姿势多见。本型可表现为手足徐动、舞蹈样动作、扭转痉挛等，也可同时具有上述几种表现。此型患儿易紧张、怕受刺激，护理人员应注意采取相应的护理措施避免刺激。

### （三）强直型

较为少见，由锥体外系损伤所致。表现为肢体僵硬、活动减少，被动运动时伸肌和屈肌持续抵抗，肌张力呈铅管状或齿轮状增高，无腱反射亢进，常伴有智力落后、情绪异常、语言障碍、癫痫、斜视、流涎等。此型一般临床症状较重，护理困难。

### （四）共济失调型

本型不多见，多与其他型混合，约占脑瘫的5%。主要损伤部位为小脑，表现为平衡障碍，肌张力低下，无不自主运动。本体感觉及平衡感觉丧失，不能保持稳定姿势。患儿步态不稳，走路呈醉酒步态，容易跌倒，步幅小，重心在足跟部，身体僵硬，方向不准确，过度动作或多余动作较多，动作呆板而机械。常伴手和头部轻度震颤，眼球震颤极为常见。语言缺少抑扬声调，而且徐缓。

### （五）肌张力低下型

表现为肌张力低下，肌力降低，四肢呈软瘫状，自主动作减少，仰卧位四肢外展外旋，似仰翻的青蛙，俯卧位不能抬头，四肢不能支撑，腹部贴床，由于肌张力低下，易发生吸吮吞咽困难和呼吸道堵塞，可伴有智力落后、癫痫等并发症。

（六）混合型

两种或几种类型的症状同时存在于一个患儿身上，以痉挛型和不随意运动型症状同时存在为多见。

### 三、主要功能障碍

（一）运动障碍

脑瘫患儿的运动发育一般不能达到同龄正常儿的发育水平，常表现为运动模式及姿势异常、原始反射延迟消失、肌张力异常等，不同类型的脑瘫患儿其运动功能障碍表现不同。①脑瘫患儿运动发育异常，翻、坐、爬、站、走等明显落后于正常儿童；②脑瘫患儿肌张力机制，受到损伤，可出现肌张力增高导致肢体僵硬；肌张力降低导致肢体松软，不能维持正常体位；肌张力波动导致肢体不随意运动；肌张力不协调导致共济失调；③脑瘫患儿神经反射异常，原始反射及病理反射不能如期消失。

（二）视觉障碍

视觉中枢或传导路损伤在脑瘫患儿中占一定比例，控制运动功能的眼部肌肉受累而导致斜视的脑瘫患儿几乎占半数。主要表现为内外斜视，视神经萎缩，动眼神经麻痹，眼球震颤及皮质盲。部分脑瘫可存在弱视。

（三）听力损害

脑瘫患儿可伴有听觉神经通路的损伤，易见于不随意运动型。由于是由耳至脑的部分神经损伤，因此称之为中枢性听力障碍，应与儿童常见的由感染所造成的传导性听力障碍相区别。中枢性听力障碍目前尚无有效方法修复损伤的神经，但应根据损伤的程度，尽早采取积极措施。

（四）言语障碍

部分脑瘫患儿控制语言和发音的肌肉受累，出现语言交流困难，表现为语言发育迟缓、构音不清、发音困难、不能成句说话、不能正确表达甚至完全失语。有 1/3～2/3 的脑瘫患儿存在不同程度的言语障碍，包括发音障碍、共鸣障碍及发音迟缓等。

（五）癫痫或惊厥

癫痫在脑瘫患儿中比较常见，大约 50% 的脑瘫患儿容易发生惊厥，有的发生新生儿惊厥，有的只是在儿童时期发生一两次而无严重的惊厥。发作时表现可为全身性阵挛、部分发作和继发性大发作。发作时一般以意识丧失和全身抽搐为特征，表现为上睑抬起、眼球上翻、口吐白沫、呼吸增快以及大小便失禁等。

（六）心理行为异常

脑瘫患儿可以出现行为异常，如自残行为、暴力倾向、睡眠障碍、性格异常等。脑瘫患儿对社会、家庭的适应性低于正常儿童，心理适应力低。其体质的安定度、个人的安定度低于正常儿童，呈现性格的不安定倾向及发展的不平衡特征。因此，要注意观察脑瘫患儿的行为，采取有效措施预防异常行为的发生，同时要积极矫治，避免症状加重。

（七）学习困难

大约一半脑瘫患儿伴有轻度或中度学习困难，他们的智商一般低于 70。有的脑瘫患儿看似没有大的问题，但可能存在阅读困难或计算困难。有的患儿阅读和计算非常好，但却难以建立形状的概念,从而画图的能力极差。严重的学习困难,更使脑瘫患儿对于走路、说话、活动等的学习十分缓慢。

### (八)生活功能障碍

由于运动发育落后和感觉障碍,患儿日常生活活动能力降低,如吞咽咀嚼困难、流涎易受伤、缺乏自理能力等。

### (九)智力障碍

以痉挛型脑瘫患儿多见,不随意运动型患儿多数智力正常。

### (十)其他

脑瘫患儿因肌张力增高可伴有进食困难和排泄困难,同时,免疫力降低,易发生呼吸系统、消化系统等疾病。

## 四、康复评定

### (一)整体发育水平的评定

常采用适合患儿年龄阶段的发育量表,如贝利婴幼儿发育量表、丹佛发育筛查测验、儿童社会适应量表等,用以判断患儿发育损害的范围和程度,确定是否存在智力低下、语言障碍和交往障碍等伴随障碍。同时也要了解患儿家属对疾病的知识和对治疗的要求和希望,以判断其对治疗的依从性和参与性。

### (二)运动功能评定

(1)运动功能发育评定:如 Peabody 运动发育量表和脑瘫儿童粗大运动功能评估。

(2)异常姿势和运动模式的评定:如观察仰卧位俯卧位、坐位、跪立位及立位行走的姿势和运动模式等。

(3)肌力评定:常用的肌力测定方法有徒手肌力检查(MMT)、简单器械的肌力测试、等速肌力测试。

(4)肌张力评定:常用修订的 Ashworth 痉挛评定量表对肌张力进行评定。

(5)关节活动度(ROM)评定:可选用不同的测量工具,如各种量角器、皮尺等,必要时也可用 X 线或摄像机拍摄后进行计算分析。临床上应用最普遍的是量角器。

(6)平衡与协调功能评定。

(7)步态分析。

## 五、康复治疗

脑瘫的康复是针对患儿存在的各种功能障碍进行全面的、多样化的康复治疗和护理,帮助患儿获得最大的运动、智力、语言和社会适应能力,以改善生活质量,适应家庭和社会生活。

### (一)物理治疗(PT)

物理治疗包括运动疗法及物理因子疗法。

运动疗法是小儿脑瘫康复治疗广泛采用的康复治疗技术,如:关节活动技术的主动运动、主动助力运动和被动运动;关节松动技术;软组织牵伸技术;肌力训练技术的主动助力运动、主动运动、抗阻力运动;牵引技术;神经生理治疗技术中最常应用的是神经发育疗法(NDT)。上述各类技术中,最为广泛采用的是 NDT。我国于 20 世纪 80 年代初期最早引入的是治疗小年龄组脑瘫的诱导疗法(Vojta 疗法)以及被广泛应用的神经发育学疗法(Bobath 疗法);Rood 技术、Brunnstrom 技术、本体感觉神经肌肉促进技术(PNF)、Temple Fay 技术、Domain 技术、运动再学习等被不同程度地应用。其他技术如强制性诱导疗法、减重步态训练、平衡功能训练等，以及借助于辅助器具的训练都有不同程度的开展。

**(二)作业治疗(OT)**

**1.保持正常姿势**

按照儿童发育的规律，通过包括游戏在内的各种作业活动训练，保持患儿的正常姿势。

**2.促进上肢功能的发育**

通过应用各种玩具，以游戏的形式促进患儿正常的上肢运动模式和视觉协调能力；通过使用木棒、鼓棒、拔起插棒等方法，促进患儿手的抓握能力；矫正患儿拇指内收。

**3.促进感觉、知觉运动功能的发育**

进行感觉统合训练，对于扩大患儿感知觉运动的领域，促进表面感觉和深部感觉的发育，正确判断方向、距离位置关系等都十分重要。

**4.促进日常生活动作能力**

作业疗法的最终目的是使患儿具有生活自理能力，如训练饮食动作时需要头的控制、手眼协调、手的功能、咀嚼、吞咽时相应部位的运动；训练更衣动作、洗漱动作、排泄动作、洗浴动作等。

**5.促进情绪的稳定和社会适应性**

从婴幼儿起，调整其社会环境，通过游戏集体活动来促进脑瘫患儿的社会性和情绪的稳定。

**(三)盲语治疗(ST)**

言语治疗包括：①日常生活交流能力的训练；②进食训练；③构音障碍训练；④语言发育迟缓训练；⑤利用语言交流辅助器具进行交流的能力训练等。

**(四)引导式教育**

引导式教育又称 Peto 疗法。不同年龄的脑瘫患儿，尤其是 3 岁以上的脑瘫患儿和不随意运动型脑瘫患儿效果最好。

**(五)其他疗法**

包括传统医学康复疗法、药物治疗、手术治疗、辅助器具及矫形器、水疗、马术治疗、多感官刺激游戏及文体治疗、音乐治疗等。

## 六、康复护理

**(一)环境指导**

康复机构治疗环境应设有特殊防护装置，如把手、护栏、防滑地毯等，以保证患儿活动安全。由于脑瘫患儿运动功能障碍及肌张力异常，应采取各种护理措施防止患儿发生意外。保持呼吸道通畅，进食、进水时防止呛入气道，防止分泌物及残存食物阻塞呼吸道，对卧床患儿加用床档等保护具避免坠床，将暖水瓶、热水袋等物品远离患儿，防止烫伤。

**(二)纠正异常姿势**

**1.适宜的卧位**

正确的体位摆放能使患儿保持正确姿势，从而纠正异常姿势、抑制异常运动模式。

(1)侧卧位,保持双上肢前伸,两手靠近,髋膝屈曲向前,以利于前臂及手的控制,促进双手正中指向,抑制异常反射。侧卧位有利于降低肌张力和促进动作的对称,是痉挛型患儿最佳床上卧位。

(2)俯卧位,可通过颜色、声音以及训练手法刺激促使患儿抬头,有利于训练小儿头控制能力。也可在其胸前放一低枕头,使其双臂向前伸出,当患儿能向前抬起或能转动时,可以抽去枕头。痉挛型屈曲严重的患儿可采取俯卧位,但有严重 TLR 姿势反射持续存在时,不宜长时间采取俯卧位。

(3)仰卧位,将患儿头及肩垫起,屈髋屈膝,以防身体挺直。也可将患儿放置在恰当的悬吊床内,悬吊床中间凹陷的特殊形状可以限制头背屈和四肢过度伸展,保持头部在中线位置。为避免患儿的视野狭窄和斜视,可在床上方悬挂一些玩具,吸引患儿的视线,同时,应将患儿双手放在胸前,以利于患儿手部功能的恢复。对于身体和四肢以伸展为主的脑瘫患儿,可采用仰卧位。

2.正确的抱姿

通过怀抱患儿可以刺激患儿的头部控制能力、纠正异常姿势。

(1)痉挛型脑瘫患儿的抱姿:此型患儿身体长期处于僵直状态,因此抱这类患儿时应先控制患儿于屈曲模式,与患儿对面而立抱起患儿,将患儿双腿先分开、屈曲,双手分开,略微低头,也可让患儿把头枕于抱者肩上。

(2)不随意运动型脑瘫患儿的抱姿:此型患儿不自主运动增多,头部控制能力差,因此抱这类患儿时应注意促进头部稳定和正中指向,使患儿的双手合在一起,双腿靠拢、屈曲,抱者站在患儿背面将患儿抱起,尽量贴近抱者胸部。

(3)其他抱姿:共济失调型脑瘫患儿合并有痉挛型或不随意运动型特点,故对这类患儿的抱法与前面基本相同,注意采取相应体位,抑制异常姿势。肌张力低下型脑瘫患儿,身体像“软面条”一样无力,当抱这类患儿时,除了帮助把双腿蜷起,头微微下垂外,最重要的是给他一个很好的依靠。混合型脑瘫患儿应根据其临床表现以哪一类型为主,采取相应抱姿。

3.睡姿调整

脑瘫患儿由于非对称性紧张性颈反射持续存在头偏向一侧,不能保持头的中立位,应时常调整患儿的睡姿,可采用侧卧位,睡眠时将患儿双手合拢放于胸前,使患儿双手趋近身体中心位缩短两上肢之间的距离,并抑制角弓反张及头部、躯干和四肢的非对称姿势,也可采用悬吊式软床上的仰卧位与侧卧位交替。

4.坐位体位

(1)椅或凳坐位:脑瘫患儿可通过坐椅子或凳子维持正确的坐位体位,进而使双下肢承重,提高整个身体的协调能力。痉挛型脑瘫患儿可选用不带靠背的凳子或小木箱练习坐姿,保持头颈与脊柱成一直线,同时髋关节屈曲,膝关节屈曲,全足底着地;不随意运动型脑瘫患儿,可选用高度适合的靠椅,令其髋、膝和踝关节均屈曲成90°,促进髋关节的屈曲,也可将其两腿分开,置于靠椅的两侧,令患儿骑跨在有靠背的椅子上,双手抓住靠背;肌张力低下型患儿坐在椅子上表现为脊柱不能竖直,不能抬头,可用两手扶持在患儿的两侧腰骶部,四指在外侧,拇指放于脊柱的两侧,轻轻向下推压,给患儿一个支点,促进患儿抬头与躯干伸直。

（2）床上坐位：痉挛型脑瘫患儿，操作者在患儿身后，用两上肢从患儿双腋下伸向大腿，扶住大腿内侧，将患儿拉向自己，使患儿躯干的重量负荷于他自己的坐位支撑面上，并要保持两下肢外展的姿势；不随意运动型的患儿，床上的最佳坐位应该屈曲患儿的双下肢，使患儿形成一种腹部紧贴大腿的坐位，然后握住患儿的双肩，缓慢加压的同时将两肩向前向内推压，使患儿将两手伸出，在前面支持身体或抓玩具。

5.站立体位

站立是行走的基础，正确的静态站立体位是两腿站直脚底踩平，头居中，躯干伸展，双肩与双髋分别处于水平位。动态的站立体位是指站立时头、躯干、四肢各部位可任意进行，适当活动而仍能保持平衡。患儿能保持坐位平衡后，可进行站立训练。

（1）扶站。①肌张力低下患儿：用身体支持患儿站立，操作者先固定患儿双足，然后一只手扶住其胸部，另一只手扶住其膝关节，若该患儿腰腹肌无力，脊柱不能充分伸展时，则用胸部给予支撑，令其站立。②痉挛型双瘫患儿：操作者首先鼓励其站立，在必要时，从其后面给予膝部一定的支撑，引导其向前、后、左、右进行慢慢地摆动；使身体保持平衡，并训练其在身体前屈时，足跟随之移动。③具有抓握能力的患儿：令患儿两手抓住栏杆，操作者固定其双脚后，双手扶住其膝关节并向后拉伸，同时，用上臂抵住其臀部，然后用语言诱导其双下肢节律性地用力向上起，此过程中，扶膝关节的手要一松一紧；或者令患儿站于平行杠之间，双手扶杠，若患儿不能很好地抓紧双杠，操作者可用手掌压在其手背上，固定其双上肢，并给予一定的扶持，使其习惯扶杠站。

（2）靠站：脑瘫患儿靠墙站立，操作者可帮助患儿把双手放置身体两侧，臀部、躯干靠墙，双足分开等于肩宽，并固定患儿的双足，平放于地面。对于脊柱前凸的患儿，操作者可用手轻轻地推顶其腹部，使其脊柱伸展或在腹部加用一定的重力，使患儿的重心垂直于地面，置于双足中间。对于腰腹肌无力的患儿，操作者用双手握持患儿双肩，达到能够靠墙站的目的之后，再固定其双足。为使患儿的平衡能力得到进一步提高，可使用左右移动其骨盆的办法来调节患儿的重心。

为使患儿膝关节得到很好的控制，可握住患儿双膝，使其处于一定角度的前屈位，对于膝关节呈前屈位的患儿，操作者可采用夹板和双手被动矫正，达到使其主动用力的目的后，解除夹板；对于膝关节过伸展的患儿，则采用膝关节固定，在其靠墙站时，双手握住双膝关节，使其处于一定角度的前屈位，使患儿膝关节得到很好的控制。

（3）独站：对于所有的脑瘫患儿来讲，学会正确的站立是学会正确行走的基础，逐渐减轻对患儿的扶持，直到能独站为止。正确的站立姿势为：头部保持在正中位，上身挺直，髋、膝伸展，双腿稍分开，脚掌平放在地面上，双足与肩同宽。操作者双手控制患儿肩部和腰部，双足置于其双足外缘并夹紧，将操作者的双足踩在患儿的足面上固定，然后根据情况，操作者的双手从半脱离到全脱离其身体的方法以训练其单独站能力，根据患儿在脱离帮助的情况下所表现的各种姿势进行调整及诱导，如让患儿的双手做向前伸或向后伸等动作来诱导患儿的保持性反应。同时，操作者应计算患儿站立的时间，用"一、二、三、四……"等来激发患儿的积极性，以配合各种训练动作能够完成，采用不固定双足的方法进行训练。

患儿能独站后，可进行立位平衡训练。患儿能保持静态站立平衡后，可进行动态站立平衡训练,例如:让患儿站立时,身体向前、后、左、右倾斜,使身体重心向两侧髋、膝部转移,或让患儿双下肢在一前一后情况下,倾斜身体,令其一侧下肢承重的情况下,控制另一侧下肢向前做小幅度的跨步动作,双下肢交替进行。当患儿能够支撑这一动作之后让患儿脱离帮助,自己站起并反复诱导,更好地提高患儿的平衡能力及头、躯干、下肢的协调能力。

(三)促进日常生活活动能力

1.进食护理

(1)进食姿势的选择:应以避免全身肌张力升高,避免不必要的不自主运动或异常运动模式出现,保持身体左右对称,促进正中指向为原则,可采用抱坐进食、面对面进食和坐姿矫正进食等方法。对于坐位困难的患儿可用靠垫等予以支撑身体,调整双手的位置靠近胸前正中,进而辅助进食;也可让患儿坐在固定的椅子上进食,通过固定坐姿矫正,维持有利的进食体位。

(2)辅助进食:对于咀嚼、吞咽困难的患儿,护理人员要积极进行辅助进食,将食物喂到患儿口内时,要立即用手托起小儿下颌,促使其闭嘴,若食物不能及时吞咽,可轻轻按摩患儿颌下舌根部,以促进吞咽动作的完成。

(3)进食注意事项:进食时保持颈部竖直,利于吞咽,避免呛咳,在喂食时,切勿在患儿牙齿紧咬的情况下,强行将食匙抽出,以防损伤牙齿及口腔黏膜,应待患儿自动松口时,将食匙迅速抽出,喂食时要使患儿保持坐位或半坐位,头处于中线位,避免患儿头后仰时导致异物吸入。同时,患儿进食时应创造良好的进食环境,避免精神刺激,鼓励较大年龄的患儿学习进食动作,完成独立进食。

2.穿脱衣物的护理

(1)衣服的穿脱:穿套头衫或背心时,先穿上患侧或功能较差侧袖子,再穿上健侧或功能较好侧袖子,然后以健手为主将衣服套入头部,拉下衣角;脱衣时,先以健侧或功能较好的手为主拉起衣角,将衣服从头上脱下,然后,健侧或功能较好的一侧先脱下衣袖,患侧或功能较差的一侧后脱。

穿对襟衣服时,可先将其下面的纽扣扣好,根据患儿的情况,留1~2个上面的纽扣不扣,然后按照套头衫的穿脱方法进行训练。

(2)裤子的穿脱:取坐位,先将患侧或功能较差的下肢套入裤筒,再穿另一侧,然后躺下,边蹬健足,边向上提拉裤子到腰部并系好。脱法与穿法相反。

脑瘫患儿应在坐、立、手的训练基础上积极鼓励进行更衣训练,采取合适的方法便于穿脱衣物。

3.洗漱护理

(1)洗脸、洗手:对于年龄较小、不能维持坐位、手功能极度低下的患儿,由他人帮助其取合理舒适的体位洗漱;对于能取长腿坐或坐位不稳的患儿进行洗脸、洗手时,鼓励患儿将双手放在一起,保持正中位;如果患儿双膝不能伸直可让患儿坐在凳子或矮椅子上进行洗脸、洗手;对能站立的患儿可让其一手有抓握物体做支撑,另一手进行洗脸,毛巾可做成手套,洗起来更加方便。

(2)辅助洗浴:对不同类型的脑瘫患儿,洗浴的方法也不相同。痉挛型:此型患儿在洗澡时应采取俯卧位,这样可抑制伸肌高度紧张,有效抑制异常反射的出现,对于这类患儿最好选择盆浴,水温要适度,避免淋浴和水温不适给患儿带来的不良刺激。

肌张力低下型:此型患儿在洗澡时应采取半坐位,可选择使用"沐浴床"进行训练,这样可给予头部、颈部、躯干足够的支持,有助于沐浴动作的完成。将"沐浴床"安装在配套使用的长圆形浴盆上,让患儿坐在浴盆中,水浸泡到患儿胸部为宜。

不随意运动型:此型患儿在洗澡时应采取坐位,并采取躯干加固定带的方法,这样有利于沐浴动作的顺利完成。

(3)独自洗浴训练:对于平衡能力和手功能尚可的患儿,可让他自己练习洗浴,从安全和提供方便的角度考虑,可在浴盆周围安装扶手及特殊装置。

患儿在浴盆中玩耍可以学习许多功能动作,可在水中放一些可漂浮的玩具,也可以让患儿看自己的手、足,从中学习抓握及认识自己身体的能力。同时,脑瘫患儿大多数皮肤感觉缺失,可通过用毛巾摩擦身体、涂抹肥皂等刺激皮肤,增强皮肤的感觉能力。

4.排泄护理

当患儿两岁以上,能自己示意大小便时,才适合排便训练,训练过早常见效甚慢或者失败。家长可以记录下患儿24小时内排便的次数和时间,一般选在患儿集中排便前的半个小时进行训练,定时令患儿在便器或痰盂上坐15分钟,让其养成坐便器上排便的习惯。

使用痰盂时,应把痰盂放在一个方形或圆形的痰盂盒中,可以增加稳定性,盒子的高度以患儿坐在其上,双脚能踏到地面为宜,这样患儿在解大小便时坐在上面比较有安全感。对较小的患儿可以放在护理者膝上,一方面可以支持患儿背部并稍向前倾,腿部弯曲,两腿分开,放坐在椅子便盆上。对稍大的患儿选择和设计合适的便桶很重要,可将便桶置于纸箱中,前面有横杆以利于支持,也可以将便桶放置在倒置的板凳中,四周有横杆提供更好的支持。

训练内容包括:脱下裤子→坐在便器上→站起→提好裤子的全部过程。如需取手纸,卫生纸必须置于患儿伸手可取的范围内。排泄训练实际是一项综合训练,包括穿脱裤子、坐位平衡、蹲起训练、手功能训练等。训练患儿养成定时大小便习惯,并掌握在便盆上排泄的方法,学习使用手纸和穿脱裤子。

5.语言功能训练

首先要保持正确的姿势,维持患儿头的正中位置,在面对患儿眼睛的高度与其交谈。积极提供语言刺激,激发患儿对语言的兴趣,树立患儿学说话的信心,要鼓励患儿发声,当患儿发声时要立刻答应并与其对话或点头示意,同时予以表扬及鼓励。语言训练是一项长期而艰苦的工作,需要极大的耐心与持之以恒。

**(四)心理康复护理**

护理人员应给予脑瘫患儿更多的爱心,给予患儿家长更多的理解,对其运动、语言、智力等方面的功能障碍不歧视、不嘲讽,对长期接受护理的患儿不厌其烦、态度和蔼,耐心细致地照顾患儿,让其感受到温暖和关爱。经常与患儿交流,包括眼神鼓励、语言沟通和身体爱抚,给患儿讲故事,组织集体游戏,创造良好的成长环境。

**七、家庭社区康复指导**

脑瘫的康复是一个长期的过程,所需费用高、耗时长、给家庭和社会带来极大的负担,因此,加强宣教,积极预防具有重要意义。

### (一)脑瘫的预防

结合母婴之间各种危险因素的联系,采取多种预防措施,告知家长预防脑瘫发生的知识和措施,从产前保健、围生期保健和出生后三个阶段进行预防,宣传优生优育,实行婚前保健,避免近亲结婚,阻断遗传病及先天缺陷;积极开展产前检查,防止感染性疾病发生;避免早产、低体重儿和巨大儿出生,预防窒息、颅内出血和核黄疸,出生后预防感染性疾病的发生,预防高热惊厥。

### (二)早发现、早治疗

婴儿出生后应定期到医疗机构进行体格检查,特别是母亲孕期出现不正常情况,难产、早产、新生儿窒息等情况者更应密切观察,对脑瘫做出早期诊断,早期加以综合干预治疗,避免错过康复治疗的关键时期。

### (三)指导家庭训练

家庭治疗是脑瘫康复的一个重要环节,患儿每日通过自身的日常生活动作的完成,来达到训练目的,因此,应教给家长、患儿日常生活活动训练的内容和方法,包括脑瘫患儿正确的卧床姿势、如何正确抱脑瘫患儿脑瘫患儿进食体位等,避免过分保护,应采用鼓励性和游戏化的训练方式。帮助家长树立起良好的心态和坚定的信念,最终使患儿学会生活的基本技能,适应环境,回归家庭,回归社会。

# 第二节　儿童孤独症的康复护理

## 一、概述

孤独症又称自闭症,是一组终生性、固定性、具有异常行为特征的广泛性发育障碍性疾病,以儿童自幼开始的社会交往障碍、言语发育障碍、兴趣范围狭窄和刻板重复的行为方式为基本临床特征,称之为 Kanner 三联症。本病男童多见,未经特殊教育和治疗多数儿童预后不佳,通常表现为终身智力残疾状态,对儿童健康影响极大。

### (一)流行病学

近几十年来,欧美各国在孤独症的流行病学方面做了大量工作,患病率报告不大一致,这可能与调查者诊断标准和调查不统一有关,但其患病率呈显著上升趋势却是相同的。到目前为止,我国还没有一个相关较为公认的全国范围内的流行病学调查。但有专家认为,由于我国人口基数大,估计全国约有 50 余万孤独症患儿,男女比例差异较大,一般为(4～7)∶1,但女性患儿症状往往较男性重,智力水平也较低。

### (二)病因

造成孤独症的病因和发病机制尚未阐明,在多项研究和实验室中发现,至少可以认为该病是多种生物学原因和社会心理因素引起的广泛性发育障碍所致的异常精神行为综合征。对于孤独症病因学研究,认为该病主要涉及以下几方面原因:①遗传因素;②神经生化代谢因素;③感染与免疫学因素;④中枢神经系统器质性变化和生理功能失调因素;⑤家庭和社会心理学因素。

孤独症中有较高的癫痫患病率,发生率约占全部病例的 1/3,可在儿童早期或青春期发作,在青春期前发病约为 11％,大多发作不频繁。一般认为 24～36 个月内就开始干预治疗,其预后较 4 岁后治疗好。

### 二、临床表现

孤独症是一个与神经生物学有密切关系的疾病,而社会心理因素、父母亲的养育方式和态度对疾病的过程及表现的严重程度产生一定的影响。该病一般在生后 36 个月内起病。多数患儿早期表现在婴幼儿期,至 12～30 个月症状明显。少数患儿出生后的前 10 个月表现极轻或完全正常,12～30 个月症状明显,出现语言功能退化,本来已会表达的少数词汇消失,并呈现典型孤独表现。

孤独症的基本临床特征为 Kanner 三联症,即主要表现为语言、非语言交往、想象活动及社会交往有质的障碍,往往伴有刻板动作。以兴趣范围狭窄,强迫保持生活环境和方式为特征。

### 三、主要功能障碍

#### (一)社会互动障碍

社会互动障碍是孤独症的核心特征之一,即与他人缺乏感情联系,极端孤僻与外界隔离(自闭)。这种征象在婴儿期就表现出缺乏与他人眼与眼的对视,缺少面部表情,对人缺乏兴趣。母亲将其抱着喂奶时,他不会将身体与母亲贴近,不会望着母亲微笑。6～7 个月还分不清亲人和陌生人,不会像正常小儿一样发出咿呀学语声,只是哭叫或显得特别安静。

有的患儿即使 1～2 岁发育正常或基本正常,但起病以后表现有饥饿疼痛或不舒服时,不会到父母亲身边寻求食物或安抚,或只是拉着父母亲的手去取东西,而不会以言语或姿势来表达。不会伸开双臂要人抱,有的患儿甚至拒绝别人的拥抱,或当抱起他时表现为僵硬或全身松软。当父母离开或返回时没有依恋的表示。和父母易于分离,跟随陌生人也很少有胆怯不安的反应。对亲人呼唤他们的名字时常无反应,以致使人怀疑他们是否有听力问题。

不与周围小朋友交往,更谈不上建立友谊,喜欢独自玩耍。

病情较轻的孤独症患儿社交障碍在 2 岁前不明显,5 岁以后患儿与父母同胞之间建立起一定的感情,但患儿仍极少主动进行接触,在与伙伴的活动中常充当被动角色,缺乏主动兴趣。他们青春期后仍缺乏社交技能,不能建立恋爱关系或结婚。

#### (二)语言沟通障碍

孤独症患儿语言发育障碍十分常见和严重,也是最早容易引起父母注意的症状,常为孤独症患儿的首诊原因。

孤独症的语言障碍是一种质的全面的损害,具体表现如下。

1.患儿语言发育延迟或不发育

约一半孤独症患儿终生沉默,仅以手势或其他形式表达他们的要求,或极少情况下使用极有限的语言。

2.语言内容、形式的异常

不主动与人交谈,不会提出话题或维持话题,他们常常是自顾自地说话,毫不在意对方听不听,也不顾及周围的环境或者别人正在谈话的主题。

### 3.刻板重复的语言或模仿语言

可为反复模仿别人说过的话,亦可是患儿重复提类似的问题或要对方回答一样的话,或重复自造的话,并渴望维持这种刻板重复语言和重复简单游戏活动不变,有的患儿则表现出无原因的反复的尖叫喊叫。

### 4.言语音调、节奏的障碍

语言缺乏声调,存在速度、节律、语调、重音等方面的问题,语言单调平淡或怪声怪调,缺乏抑扬顿挫,没有表情配合。

### 5.非语言性交流障碍

面部表情、手势或姿势语言缺乏,患儿很少用点头、摇头或摆手及其动作来表达其意愿,常以哭或尖叫表示他们的需要或不舒服。

### (三)兴趣狭窄、坚持同一性和仪式性等强迫性行为

#### 1.对环境倾向于要求固定不变或不正常反应

表现为对日常生活常规变化的拒绝,有的患儿每日要吃同样的饭或菜,数年不变,每日固定的排便时间、地点或便器,出门一定要走某条路线,若变动则表现为烦躁不安,吵闹或拒绝。

#### 2.兴趣狭窄和游戏方式奇特

表现为对某些物件或活动的特殊迷恋,患儿常对一般儿童所喜欢的玩具或游戏缺乏兴趣,尤其不会玩有想象力的游戏,而对某些特别的物件或活动表现为特别的兴趣和迷恋,比如圆的或可以旋转的物品,可达到着迷的程度。

#### 3.刻板、重复的行为和特殊的动作姿势

表现为来回踱步、自身旋转、转圈走、重复地蹦跳,最常见的姿势是将手置于胸前凝视,这种动作常在1~2岁时发生,随着年龄增长而减轻消失,还有扑打、摇动、敲击、撞击、旋转等动作,亦有破坏行为及自伤行为,如咬手撞头、以拳击墙等,这些行为往往在患儿无事可做时出现,有时则在其兴奋、烦躁时频繁出现。

### (四)感觉和动作障碍

大多数孤独症患儿存在对刺激感觉异常,包括对某些声音的反应特别迟钝,如一个突然的声响对于正常儿童会引起惊吓,而孤独症患儿则若无其事。在后面对他们讲话或呼叫他们时,他们似乎像聋人一样没有反应,但对某些刺激又会特别敏感,如当收音机或电视机播广告、天气预报时,音量即使放得很小,他们也会做出相应反应。有些患儿表现为对某些视觉图像恐惧;很多患儿不喜欢被人拥抱,触觉、痛觉异常也较常见。

### (五)智能和认知障碍

约3/4的患儿智力落后,但这些患儿可以在某些方面有较强能力,20%智力正常,约10%智力超常。多数患儿记忆力较好,尤其是在机械记忆方面有超常能力,如数字、人名、路线、车牌、年代和日期推算、速算的能力、音乐等。在应用操作、视觉空间技能、即时记忆的测验较优,而那些象征性、抽象思维和逻辑程序的测验上较差。

## 四、康复评定

### (一)一般情况

了解患儿人际交往能力、语言交流及行为特点。对患儿的出生史、生长发育史、母孕期情况也应详细了解。既往有无中枢神经系统感染、外伤、中毒等病史,有无发育迟缓及家族中有

无孤独症、认知缺陷、精神病等病史。

### (二)身体及功能评估

对于语言发育较好又合作的患儿,可采取面对面交谈,但对幼儿或低功能患儿则采用直接观察或参与游戏以了解其与人的交往、合作,模仿情况、运动水平,有无刻板、重复的动作,奇特姿势、行为以及他们的兴趣和注意力等。对学龄期功能水平较高的患儿可选用韦氏儿童智力量表,对语言发育障碍者可选用瑞文推理测验、绘人测验、图片词汇测验,对学龄前或婴幼儿可用 Bayley 婴幼儿发育量表、Gesell 智力量表等,对儿童不合作者可用社会适应量表。

### (三)孤独症评定量表

应用较广泛的儿童孤独症评定量表,有孤独症行为评定量表(ABC)儿童孤独症评定量表(CARS)、克氏孤独症行为量表(CBRS)等。

## 五、康复治疗

孤独症仍无根治的疗法,目前主要是依据学习原理和儿童发展原则,建立教育矫治的策略,在家长积极参与下,教育患儿学习适当的行为及消除不适当的行为。一般而言,药物治疗仅担任辅助性的角色。

### (一)特殊教育和强化训练

特殊教育治疗是目前世界各国公认的孤独症的主要治疗方法之一。教育的目标重点应该以生活技能训练、语言训练、交往能力训练为主,教会他们掌握基本生活技能、语言技能、学习技能和有用的社交技能,其中注视和注意力的训练是最基本和最重要的,要及早进行。特殊教育和强化训练由家长、儿科医生、心理医生、特教老师行为治疗师和语言治疗师共同完成,但应该以家庭为中心开展训练。因此,教给家长有关教育和训练知识特别重要,也可开办专门的日间训练机构开始训练。

### (二)行为治疗

治疗重点应放在促进孤独症儿童的社会化和语言发育上,尽量减少那些干扰患儿功能和与学习不协调的病态行为,如刻板、自伤、侵犯性行为。一般采用在高度结构化的环境中进行特殊行为矫正。亦有学者发明了动画交流训练的方法,主要通过各种变换的图片与患儿交流。对患儿进行干预训练,包括声音、姿势、模仿等,从利用简单的图标到利用组成句子,促使患儿建立和改善社交方式。

### (三)感觉统合治疗

感觉统合理论是由 Ayres 首先提出的,她认为只有通过感觉统合,神经系统的不同部分才能协调工作,使个体与环境接触顺利。该理论涉及脑功能发展、学习与学习障碍和治疗三部分,感觉统合治疗方法对孤独症儿童的动作协调性、注意力、情绪的稳定及触觉过分防御行为方面有改善,使其在语言词汇量和表达能力、与人交流方面也有不同程度的改进。Ayres 的感觉统合理论虽然有不完善之处,但它对儿童生理心理问题学习及行为问题的治疗提供了一个新的治疗手段。

### (四)药物治疗

目前药物治疗尚无法改变孤独症的病程,用药目的在于从某种程度上控制或改善某些行为症状,如减轻冲动、多动、破坏性行为,以便为教育训练提供条件。一般来说,多动、易怒在儿童早期较突出,到青少年期或成人期后变为少动与退缩;攻击、自伤在儿童晚期较突出;抑郁、强迫现象在青少年期和成人期较突出。使用的药物有抗精神病药、中枢神经兴奋剂、抗组织胺类药抗抑郁制剂、锂盐和维生素等,但疗效均无定论。

## 六、康复护理

### (一)环境指导

孤独症患儿所在的居室及活动场所应安全、整洁、简单,室内严禁存放危险物品,制止一切影响患儿安全的活动。

情感环境是重要的教育资源,应通过情感环境的创设、利用,有效地促进患儿的发展。患儿周围的人给予患儿一个表扬、一个鼓励对患儿都十分重要,要不放过任何一个微小的动作,努力去挖掘、放大他的优点,只要是行为意义积极的,都要给予口头肯定、鼓励,如"你真行""你真棒",也可给予适当的物质奖励,以此不断强化其积极向上的认同心理。

### (二)功能训练指导

#### 1.回合式试验教学法

由指令、反应和结果三个环节构成。护理人员在采用回合式试验教学法时,给孩子简单明确的指令,比如"给我积木"等,对孩子反应的要求十分清晰。每次"试验"时孩子必须做出反应,并根据反应的情况给予不同的结果。为了促使孩子对指令做出正确而及时的反应,可以使用提示(包括手把手练习、语言提示、手势和操作示范等提示)。回合试验强调任何一种行为变化都和它自身的结果有关联。如果一个孩子学叫了"老师",老师马上高兴地对他笑,并拥抱他(她),孩子可能因此会更多地叫老师。老师对孩子的态度强化了孩子的行为。

开始对孤独症孩子训练时,往往能够使用的只是初级强化物,包括食物、饮料等。在使用初级强化方式时,也要同时使用次级强化手段等,这样才可以逐渐引导孩子接受次级强化手段,如表扬、赞赏、拥抱等。在使用赞赏时,除了说"很好""真棒"以外,也应该明确地表明所强化、表扬的是什么行为。比如,在孩子进行对名词的理解训练时,指令是"把火车给我",孩子果真把火车拿给你了,结果(强化)可以这样说:"真听话,把火车给了老师。"

#### 2.图片交换交流系统

孤独症儿童缺乏必要的言语沟通能力,同时也缺乏必要的替代补偿系统(比如眼神、手势、身体、声音等)来辅助他们的人际沟通。图片交换交流系统就是针对孤独症儿童这一缺陷量身定做的干预和教学技术。护理人员对孤独症患儿护理时,要有效利用图片交换交流系统,它可以是一个需要物的简单集合体,或者表达需要和情感体验的一个图片式的句子,也可以是一个带有特定情境的复杂图片集来描述一个相关的事情或事件。图片交换交流系统可以完全不用语言,也可以用言语辅助其中的一部分。图片交换交流系统并不排斥语言的运用,也不会阻碍语言的发展。

#### 3.结构化教学法

护理人员在利用结构化教学法时,大量利用视觉线索使孤独症儿童了解其一天或一个时段内他(她)所要从事的活动内容,并结构化其活动的场所与内容,使得每一个场所都与所从事的某个特定活动内容相关。结构化教学法的区域可以分成若干工作区和休息区(自由活动区)。比如在他(她)已完成的活动图片(或其他同等意义的视觉线索上)打"√"或画"×",或将下一步活动的图片取下,放到相应的工作区。一旦孤独症儿童理解了这些视觉线索的意义,他(她)就会显示了明显的独立性和活动中的自主性。

4.设定康复护理目标,训练内容充分细化

护理人员与孤独症患儿交往,先要使患儿对护理人员感兴趣,双方能相互沟通,这一阶段往往是最困难的阶段。训练时不可操之过急,不能期望孩子在很短的时间内就能掌握一种或几种技能。需要把要求他们所学的技能分为若干个细小步骤,一小步一小步地朝着制定的目标靠近,直到患儿学会并固定下来。如对患儿进行排便训练时,要求分步骤实施—先带他去厕所跨上台阶、脱裤子、站起,最后提起裤子、下台阶、洗手。一个项目要反复多次进行训练,但训练时间不宜过长,一般在半小时左右,以免患儿烦躁而放弃学习,护理人员要有耐心,持之以恒,同时,要一边教做,一边鼓励。

5.做到动作—言语奖励有机结合

护理工作中要适时采用行为治疗中的"积极强化法",在教患儿某一技能时,要不断讲解每一步骤的意义,完成了便给患儿以言语鼓励,并适当的物质奖励或正性强化(强化物是喜欢吃的食物和玩具),以便增加孩子对训练的兴趣和减少不愉快情绪的发生。在教育时对孩子行为要宽容和理解,严禁体罚和责骂;还要积极改变对孤独症患儿表现的某一方面的能力,要善于发现、利用和转化。教育和训练强调个体化,训练前后的评估是制订个体化护理方案所必需的,这对治疗结果判断以及进一步治疗的方案制订有重要意义。

### (三)心理康复护理

护理人员要有爱心、耐心,正确对待孤独症患儿,有效掌握康复训练方法,与患儿接触中,有的放矢地抓住每个机会,通过与患儿一起游戏,如搭积木、玩玩具等,促进与患儿的感情交流。努力创造一个患儿与其他孩子一起生活游戏的正常环境,经常带患儿外出活动,增加与人群社会的接触,逐步改变患儿的孤僻性格,提高其社会适应能力。

对于患儿家长,要给予充分的理解和支持,了解他们的想法和要求,耐心解答他们提出的问题,减轻家长的焦虑心理,使他们树立信心,并积极配合和参与对患儿的康复训练,为患儿的康复治疗创造一个良好的氛围。

## 七、家庭社区康复指导

孤独症的矫治、康复、重归社会是一个艰难复杂的过程,因此对孤独症患儿的教育培训必须持之以恒,循序渐进。

### (一)教育训练中要特别注意父母所起的作用

在教育训练中父母不仅作为教师和训练人员出现,而且作为一个"人"。通过训练使孤独症患儿对父母对人感兴趣,并且学会交往技能和技巧,以及不同的交往方式。患儿不宜长期住院,有条件可让其父母与患儿同时住院,目的在于让父母学会训练的方法。以家庭为中心的早期训练教育应是孤独症患儿训练的首推方案。

### (二)对家长的教育

家长得知患儿有孤独症后,会出现焦虑、恐慌和内疚等不健康情绪,将会给患儿的治疗带来严重困难,所以要给家长讲述孤独症患儿的主要问题是什么,并说明孤独症的病因至今仍不明确,与家庭环境和养育方式无关,消除内疚情况,如能早期进行有计划的医疗和矫治教育,并能长期坚持,可取得一定治疗效果,从而使家长由消极、被动转为积极主动参与。

### (三)合理使用药物治疗

选择药物时必须掌握好剂量,由小剂量开始,缓慢加量,要注意所选药物的适应证、禁忌证和不良反应。

### (四)正确对待孤独症预后

孤独症预后的好坏与病情、婴幼儿时期语言发育状况、智商高低、病因及训练教育状况等有关。大约 2/3 的孤独症预后较差,相关研究认为,仅 10% 的可上班工作,40% 的可在指导下工作,50% 的需要养护。孤独症由于存在明显的社会适应不良,需要长期照管。因其没有独立社交能力,不能学会任何独立的生存本领,无法独立生活。在 5 岁以前已发展了功能性语言者,预后较好,孤独症中高功能患儿多在最初 1~2 年发育正常或基本正常,仍保持简单的认知和语言交流功能,与父母和周围人也保持一定的情感联系,无癫痫发作脑部器质性病变,以后出现的孤独症表现也较轻;而低功能患儿则反之。重度病例中大约有半数在青春期症状恶化,表现为活动过度,攻击、自伤、伤人或行为刻板,仪式性或行为不可预测性,继之失去言语技能及缓慢的智力倒退,女童较男童更易恶化。

# 第三节 注意缺陷障碍伴多动的康复护理

## 一、概述

注意缺陷障碍伴多动(ADHD)是指以注意力不集中、活动过度、冲动、任性和伴有学习困难为特征的一组综合征。

### (一)流行病学

国外报告发病率占学龄儿童的 3%~10%,国内报告为 1.5%~12%。14 岁以下儿童的患病率为 7%~9%,半数患儿 4 岁以下起病,男女比例为(4~6):1。1/3 以上患儿伴有学习困难和心理异常。

### (二)病因

注意缺陷障碍伴多动的病因和发病机制尚不确定。

**1.遗传因素**

对本病家系、双胎及寄养儿等的研究证实 ADHD 有遗传倾向。Silver 发现 40% 的 ADHD 患儿的父母、同胞和亲属也患有该症。ADHD 一级亲属中伴有反社会行为、情绪冲动及焦虑者明显高于正常儿童家庭。单卵双胎同时患 ADHD 几乎为 100%,而双卵双胎儿同时患病只有 10%~20%。近亲中同时患病的家庭聚集现象也提示 ADHD 与遗传因素有关。

**2.神经生化因素**

ADHD 患儿单胺类中枢神经递质如多巴胺(DA)与去甲肾上腺素(NE)两者之间存在不平衡。研究认为单胺类神经递质代谢紊乱可能是活动过度的起源。神经递质功能的改变可对心境内外、警觉、活动度、认知和很多外观行为起作用。有学者认为 ADHD 患儿存在儿茶酚胺

(CA)水平不足,以致脑抑制功能不足,对进入的无关刺激起不到过滤作用,导致患儿对各种刺激不加选择地做出反应,从而影响注意力集中并引起过多的活动。

**3.轻度脑损伤和脑发育迟缓**

母孕期营养不良、疾病接受 X 线照射、难产、缺氧窒息、早产高热惊厥、中毒等均可造成脑损伤,尤其是额叶皮质受损可出现 ADHD 症状。但有许多患儿并无脑损伤病史,也无神经系统异常的表现,故又认为是轻度脑功能失调,但尚缺乏充分的根据。

**4.铅与其他化学物质的影响**

儿童神经系统处于快速发育完善阶段,轻微的铅负荷增高即可引起神经生理过程的损害,导致多动、注意力不集中、易激惹等。有学者认为 ADHD 与铅过量摄入及其他化学物质污染有关。

**5.社会生理因素**

社会生理因素虽未必是 ADHD 的直接病因,但可成为一些 ADHD 易感素质儿童的发病诱因,并且会影响该病的发展和预后。

## 二、临床表现

ADHD 症状多种多样,并常因年龄、所处环境和周围人对待其态度的不同而有所不同。ADHD 的临床表现可出现很早,如自幼即睡眠不安、喂养困难、脾气不好等。但在患儿进入幼儿园、学前班或小学时,症状更趋明显,如常发现小儿喜欢激惹周围的小朋友、上课时坐立不安、注意力分散、不能听从教导和作业完成不好等。主要表现为活动过度和注意缺陷,常伴有学习困难和情感行为异常。神经系统检查基本正常,IQ 基本正常。

## 三、主要功能障碍

### (一)活动过度

**1.与年龄不相称的活动水平过高**

在婴幼儿期和学龄前期即会出现,部分患儿在婴幼儿期就开始有过度活动,表现为多哭闹、易激惹、手足不停地舞动、兴奋少眠、喂食困难、难以养成定时大小便规律;除了睡眠外,患儿难有安静的时刻;过早从摇篮或小车里向外爬;好喧闹捣乱、翻箱倒柜、喜好破坏等;进幼儿园后不遵守纪律、吵闹,玩耍也无常性,一个玩具玩一会儿就更换。

**2.多动症状无明确的目的性**

行为动作多有始无终、缺乏连贯性而显得支离破碎。如上课时小动作多,坐不稳,不停地扭动;喧闹、敲桌子、骚扰周围的同学;室外活动时喜欢奔跑攀爬、冒险、惹人注意,犹如启动的机器一样不知疲倦。做事虎头蛇尾,难以善始善终。

**3.冲动任性**

由于缺乏自控能力,常对一些不愉快刺激做出过分反应,以致在冲动之下伤人或破坏东西,易发生意外事故。如参加游戏活动不能耐心等待轮换,要么抢先插队,要么弃而不做;要什么必须立刻满足,否则吵闹或破坏东西;对别人开的玩笑做出过激反应;对玩具、文具等任意拆散丢失,毫不爱惜,满不在乎;喜欢翻越栏杆,在行驶的车辆前会突然横穿马路;不会游泳却任意下水等。

### (二)注意力集中困难

1.主动注意不足，被动注意占优势

上课时注意力不集中，有意注意涣散，选择注意短暂，多有"听而不闻，视而不见"的现象；对课堂讲授和布置的作业很少注意，以致答非所问，丢三落四，遗漏作业，胡乱应付，成绩不良。

2.注意强度弱、维持时间短

易受环境影响而注意力分散，注意时间短暂。如 10～12 岁学生应能保持 40 分钟的专心听课时间，但 ADHD 患儿却难以做到，极易疲劳和注意分散。

3.注意范围狭窄、注意分配能力差

不善于抓住注意对象的要点和重点，注意范围狭窄，注意分配能力差。如做作业容易漏题、串行、马虎潦草、计算出现不应有的低级错误难以按时完成作业等。

### (三)学习困难

ADHD 患儿智力水平大都正常或接近正常，然而由于以上症状，仍给学习带来一定困难。部分患儿存在综合分析、空间定位等知觉障碍。如临摹图画时，往往分不清主体与背景关系，不能分析图形的组合，也不能将图形中各部分综合成一个整体（综合分析障碍）；有些患儿将"6"读成"9"，或把"d"读成"b"，甚至分不清左右（空间定位障碍）。还可有诵读、拼音或语言表达困难。ADHD 儿童的学习困难有以下特点。

(1)学习成绩的波动性在老师、家长的严格帮助下，成绩能提高，但稍一放松学习成绩又会明显下降，成绩不稳定，好坏相差悬殊。

(2)学习随升入高年级而逐渐下降在低年级时学习成绩尚可，学习困难症状不明显。当升入高年级后，学习内容难度加大，由于症状的持续存在就难以收到好的学习效果，成绩会逐渐下降，并涉及所有科目。

(3)学习或考试时常出现如前描述的不应出现的低级错误。

(4)药物与心理行为治疗可提高学习成绩。

## 四、康复评定

目前常用的评定量表有：①Conners 父母症状问卷(PSQ)；②教师评定量表(TRS)；③学习障碍筛查量表学生评等量表(PRS)；④Achenbach 儿童行为检核表(CBCL)。

必须注意的是，要由受过专门训练的心理测量专业人员进行各种心理测试，并应遵守心理测验基本原则，慎重解释结果，避免用结果直接给儿童贴"标签"。

## 五、康复治疗

### (一)非药物治疗

1.感觉统合训练

感觉统合失调是指进入大脑的各种感觉刺激信息不能在中枢神经系统内形成有效的组合而产生的一种缺陷。ADHD 多与感觉统合失调相互伴随。针对 ADHD 患儿的感觉统合失调，如前庭功能不全、触觉防御不当、本体感不足以致整个身体协调不良等进行感觉统合强化训练，是建立及恢复其健康和正常的运动模式的较好方法。

2.行为矫正疗法

利用学习原理，在训练中合适行为出现时，就给予奖励，以求保持并继续改进；当不合适行为出现时,就加以漠视。

**3.认知训练**

训练 ADHD 患儿的自我控制、自我制导、多加思考和提高解决问题的能力。训练目的在于患儿养成"三思而后行"及在活动中养成"停下来,看一看,听一听,想一想"的习惯,加强自我调节。Douglas 提供的训练方法是由成人指导患儿装配一架玩具飞机,要求认真按步骤做,并且每做一动作就大声讲出来,训练患儿按图纸操作,按部就班,耐心操作。通过语言的自我指导,自我奖赏和自我表扬的方法,改善和矫正了患儿行为问题。一般 10～15 次为一疗程,每次1 小时。

**4.特殊教育项目**

目的是要解决患儿在学校较易发生的沮丧和缺少学习动机问题。特殊教育并不是给患儿贴上落后或学习迟滞的标签,而是使其教育环境和方法适于患儿;合并用一些药物,促使患儿在学业中发掘自己的潜力,帮助他们提高学习成绩,使其学业水平与其智力水平保持一致。

**5.疏泄疗法**

让患儿将不满情绪或对事物的不满全讲出来,对的加以肯定,错的加以指导纠正,使患儿心情舒畅,能同大人融洽相处和相互合作。利用适当机会让患儿多做户外活动,使部分旺盛精力宣泄出来,再回到课堂或做作业就会安静许多。

**(二)药物治疗**

通过药物治疗,可促进患儿思考,改善对冲动行为的控制;减少烦躁不安;改善社会交往的技术;改善认知行为;改善精细共济运动。

目前治疗 ADHD 的药物有下列几类可供选择。

**1.神经兴奋剂**

最有效,可首选哌甲酯。使用原则是从小剂量开始,可从每日 0.3mg/kg 开始,每日早晨上课前半小时服 1 次。如 2 周后症状无改善,可加至每早 0.5～0.7mg/kg,服一次;必要时,如下午症状加重,可在早上服药后 3 小时再用 2.5～5mg。2 周后若仍无进步,应全面检查小儿并考虑换药。为减少不良反应和耐药性的产生,通常仅在学校开学期间使用,周末、寒暑假及节假日停用;学龄前期儿童、青春期后的年长儿原则上不用药。有癫痫、高血压、心脏患儿童宜慎用或禁用。

**2.α受体激动剂**

如可乐定,与哌甲酯合用对治疗顽固性 ADHD 和 ADHD 伴有抽动的患儿较适宜。开始剂量为每日 0.05mg(半片),以后缓慢加量至每日 0.15～0.3mg,分 3 次服。可有低血压、嗜睡、头昏、腹痛等不良反应。需定时监测血压,长期服药不可突然停药,以防血压反跳。

**3.三环类抗抑郁药**

如丙米嗪和地昔帕明。丙米嗪适用于合并有焦虑和抑郁的 ADHD 患儿。剂量开始每日早晚各 12.5mg,如疗效不明显可逐渐加至早晚各 25mg,每日总量不超过 50mg。不良反应有嗜睡、口干、头晕、便秘、震颤等。地昔帕明半衰期较丙米嗪长,作用时间也长。上述两种药物在年长儿和成人中应用不良反应较儿童应用相对安全。儿童服用因易出现心血管方面的不良反应而需谨慎。

4.其他

新研制的药物有安非他酮、去甲替林等,对治疗 ADHD 也有一定疗效。但观察时间尚短,有待进一步积累临床经验。

药物结合行为矫治疗效比单独应用药物的效果显著。

## 六、康复护理

### (一)功能训练指导

1.感觉统合训练

(1)触觉与身体协调训练。

仰卧大笼球:目的是强化固有感觉和本体感觉。护理要点:①让患儿仰卧于大笼球上,握住患儿的下肢或腰部,作前后、左右、快慢的滚动;②做此训练前,一定要先做好俯卧大笼球训练,让患儿熟悉大笼球的重力感后再进行此活动,比较不会受到排斥;③注意提醒患儿留意全身关节和肌肉的感觉,协助患儿控制自己身体平衡,对患儿运动能力的提高帮助较大。

倾斜垫上滚动:目的是增强触觉、前庭感觉及固有感觉的同时输入,提高平衡能力。

护理要点:①将软垫铺成约 20 角倾斜即可,以免危险;②患儿以平躺横向滚动姿态,顺差坡度自己滚下来;③提醒患儿意识滚下时手、足、头的配合;④注意观察患儿滚下时的姿势和身体各部位协调情况。

(2)前庭感觉训练。

平衡台平躺训练:目的是强化大脑和脑干的知觉功能。护理要点:①患儿躺在平衡台上,注意手脚要能自然伸展;②左右倾斜摇晃,要维持一定的韵律感,使策略感觉可以唤起脑干的觉醒;③速度加快时,要注意患儿姿势和表情的反应。

平衡台跪坐或静坐摇晃训练:护理要点:①由于重心较高,平衡感不易掌握,因此必须提醒患儿坐好,自己尝试运用可以自由移动的双手来保持平衡;②观察患儿双手的姿势,以及头部倾斜的情况,了解患儿在倾斜时如何处理不安感。可以睁眼练习 10 分钟,再闭眼练习 10 分钟,感觉两种不同的平衡感。视觉常会使前庭系统功能有完全不同的感觉反应。

平衡台互相扶持训练:目的是强化身体协调,触觉感,前庭系统的功能。护理要点:①训练者与患儿共同站上平衡台,两人双手紧握,互相保持平衡;②由于取站姿时,策略感通常较不稳定,两人配合的动作对相互合作关系的建立颇有帮助;③观察患儿在动作时,头、手、足及躯干的适当反应;④摇晃时可以先练习由训练者带动患儿,再由两人在同一速度上,配合彼此摇动的韵律。

平衡台站立摇动训练:护理要点如下。①让患儿站在平衡台上,由训练者在台下缓慢摇动平衡台;②观察患儿头、躯干、手、足为保持平衡所做的伸展姿势;③患儿为求平衡所做的姿势调整,对前庭感觉、固有感觉和视觉统合的调整有较大的帮助。

坐在旋转浴盆中的训练:护理要点如下。①患儿平坐在浴盆中,由训练者在外帮助他旋转,速度约每 2 秒 1 转;②不宜旋转太快,并注意患儿可能的反应;③回转后完全不眩晕,或眼震持续时间很短,或完全没有的表示前庭系统的严重迟钝。

趴或半跪在旋转浴盆中的训练:护理要点如下。①患儿趴卧或半跪在浴盆中,由训练者在外帮助他旋转;②旋转速度可以由慢逐步加快,但时间不宜连续太长,中间最好有中断休息;

③要让患儿睁开眼睛,手脚紧贴在浴盆上面;④身体不要屈曲,否则转动时很容易掉下来。

旋转浴盆＋投圈球训练:目的是强化前庭视觉间的协调,对身体位置、视觉空间及眼球转动控制帮助较大,并可以有效养成高度运动企划能力。护理要点:①训练中,训练者可以变化旋转的速度及投球目标的位置;②做此训练时,旋转速度仍不宜过快,并注意患儿对活动兴趣的反应;越努力想达到目标时,运动企划能力越能提高;③当患儿在寻找目标时,观察患儿有无过多的眼球运动。

在毛巾中坐飞机训练:护理要点如下。①将患儿包在大毛巾中,俯卧位,由训练者两人各拉毛巾一边,前后甩动;②患儿也可以仰卧位,增加趣味性和不同的感觉;③注意患儿觉得不舒服和害怕时,应立刻停止。

空中升降机训练:护理要点如下。①由训练者两人,一人抓住患儿的脚,另一人抓住手,抬高后进行左右和上下摇动;②患儿可以分别在仰卧位和俯卧位练习;③注意患儿肌肉紧张的情况,不宜勉强进行训练。

滚圈训练:护理要点如下。①用 3 个游泳圈或轮胎,也可以用圆形滚筒代替;②患儿横卧于滚圈或滚筒内,由训练者协助作滚动;③可随时变化滚动的速度,滚动时也可兼做左右滚动或变化角度。

活动滚筒训练:护理要点如下。①对害怕做此训练的患儿,可从左右轻微摇动开始,然后再做滚动;②旋转时注意患儿身体和颈部的肌肉反应,以观察是否害怕。

圆筒吊缆加手眼协调训练:目的是促进姿势运动协调、平衡能力及运动企划能力的提高。护理要点:①患儿进行圆筒吊缆训练的同时,做投套圈圈的训练,可同时给患儿 10 个圈圈,观察患儿投掷的方法和准确度;②上吊缆时非常容易后仰跌倒,训练者应在旁边看护,在地上铺上软垫,避免患儿受伤。

(3)滑板训练。

大滑板的手眼协调训练:护理要点:①患儿自行俯卧于小滑板上,由大滑板上滑下时,身体可以穿过预先设计好的一个小隧道;②患儿滑下来的同时,可以伸手去拿放置在旁边的小球,也可以反过来将小球投入固定的木箱或纸箱中;③患儿在滑下来时可以用手中木棒或纸棒击打置于旁边的标志物或玩具(最好是打不坏的)。

滑板过河训练:目的是促进身体双侧协调,提高运动企划能力。护理要点:①患儿俯卧于滑索上,靠着预先架设好的绳子,双手交互攀着绳索逐步前进;②患儿仰卧在滑板上,以手足交互夹住绳索,逐步前进。

2.行为矫正疗法

(1)正性强化法:通过表扬赞许、奖赏等方式使小儿良好的行为得以持续。应用此方法前先确定要求小儿应改变的靶行为(不良行为)和需建立的适宜行为。当患儿出现这种良好行为时立即给予正性强化,使患儿感到欣快和满足,如带患儿进入公共场所之前要告诉小儿不该出现哪些不良行为和应遵守的行为规则。当出现不良行为前兆时应立即予以制止,对规范的行为立即给予赞许、表扬和奖励。

(2)消退法:治疗前需确定何种因素对患儿不良行为起着强化作用,再对其进行消退,如老师对小儿上课时坐不住,不停扭动身体的行为过于关注,就会使这一行为动作得以加强,出现次数增多。在不影响训练的情况下,如老师予以漠视,久之因失去注意而得不到巩固就会逐渐消失。

(3)处罚法:有助于减少或消除患儿的不良行为。但对于患儿的不良行为要避免开始就进行严厉的处罚,要坚持先鼓励后处罚的原则。处罚可采用暂时隔离法,使其明白行为的不适宜性,轻微处罚应与鼓励相结合。

### (二)心理康复护理

#### 1.提供心理咨询

帮助父母认识 ADHD 是一种病,改变将患儿当作"坏孩子,不可救药"的看法,告知父母和老师一味地惩罚教育不但无效,甚至可起反作用。

#### 2.重视强化教育

以多理解和鼓励为主,鼓励患儿参加有规则的活动,按时作息,保证充足睡眠和合理营养。

## 七、家庭社区康复指导

ADHD 的治疗应采取综合康复才能收到良好的治疗效果。

### (一)早发现,早治疗

大多数 ADHD 儿童症状较轻,经治疗随年龄增长、自控能力增强,成年后可表现正常,或遗有注意力不集中、冲动、固执社会适应能力和人际关系差等表现。而未经治疗的 ADHD 儿童随年龄增大无目的性的多动症状有所好转,但仍可有注意力不集中、学习低下、冲动、甚至品行障碍、青少年犯罪。因此,ADHD 儿童坚持及时有效的治疗是非常必要的。

### (二)正确合理用药

当 ADHD 儿童症状明显时,在进行心理和行为矫正的同时要给予药物治疗。治疗 ADHD 的药物不同程度地具有不良反应,患儿家属要正确掌握服用药物的剂量、时间、方法及注意事项。

### (三)定期进行家长培训

可经常组织小型家长学习班,家长之间可互相交流心得,同时有机会宣泄心中的郁闷,改正不良的教养态度与方法。

# 第四节　小儿癫痫发作和癫痫的康复护理

## 一、概述

癫痫发作是发作性皮质功能异常而造成的一组症状,即由大脑神经元异常放电所引起的发作性脑功能异常现象,发作时间多较短暂且呈自限性。两次及以上甚至长期、反复地出现癫痫发作的疾病过程称之为癫痫。临床上表现为意识、运动、感觉、情感及认知等方面短暂异常的一组慢性脑功能障碍综合征。若为一组症状和体征总是集合在一起表现出来的癫痫性疾病则称为癫痫综合征。

**(一)流行病学**

我国人群癫痫患病率在农村为 25/10 万,城市为 35/10 万,男性癫痫发病率高于女性,半数以上在 10 岁以内起病。

**(二)病因**

癫痫的发病与多种因素有关。根据病因将癫痫分为 3 大类。

*1.特发性癫痫*

又称原发性癫痫,指未发现任何致病因素的癫痫,可能与遗传因素有关。

*2.症状性癫痫*

又称继发性癫痫,是指具有明确导致脑功能受损的病因者。①脑发育异常;②脑血管疾病;③各种原因导致的脑损伤、病毒或细菌感染、颅外伤、缺氧缺血、药物或化学物质中毒、水电解质紊乱、内分泌紊乱及维生素缺乏等;④颅内占位病变。

*3.症状性癫痫*

又称隐源性癫痫,即尚未发现确切病因,但考虑为症状性癫痫者。

## 二、临床表现

**(一)癫痫发作**

*1.局灶性发作*

(1)单纯局灶性发作:以局灶性运动发作多见,表现为面部或四肢某部分的抽动,头、眼持续向相同方向偏斜,无意识丧失,发作时间在 10~20 秒,发作后无不适情况。

(2)复杂局灶性发作:多数患儿表现为在意识部分丧失的情况下,精神行为异常,如吞咽、咀嚼、摸索、自语等,多见于颞叶、部分额叶的癫痫发作。

*2.全部性发作*

(1)强直—阵挛发作:临床最常见,又称为大发作。发作时突然意识丧失,全身骨骼肌出现剧烈的强直性收缩,呼吸肌的强直收缩将肺内空气压出,发出尖叫声,呼吸暂停,发绀,常有舌咬伤、尿失禁发生。强直症状持续数秒至数十秒出现较长时间反复的阵挛,即全身肌肉节律性抽搐,口吐白沫,持续 1~5 分钟后逐渐停止。发作后常有深睡,醒后出现头痛、嗜睡、乏力等现象。

(2)失神发作:意识丧失,双眼凝视,正在进行的活动突然停止,持续数秒钟后即恢复,对所发生的情况并无记忆。

(3)肌阵挛发作:广泛性脑损害的患儿多见。表现为全身或局部骨骼肌突然短暂收缩,如突然点头身体前倾、两臂抬起等,严重者可致跌倒。

(4)失张力发作:发作时肌肉突然短暂性丧失,同时伴有意识障碍。若累及全身肌肉,则患儿突然跌倒,伤及头部。

(5)痉挛:主要见于婴儿,表现为点头、伸臂、屈腿等。

**(二)癫痫综合征**

*1.良性癫痫*

2~14 岁小儿多见,其中 9~10 岁为发病高峰。多数患儿于入睡后或觉醒前呈局灶性发作,从口面部开始,如喉头发声、唾液增多、面部抽搐等,很快发展至全身强直-阵挛发作,意识丧失。小儿智力发育正常,体格检查无异常发现。常有家族史。本病用药物控制效果良好,一般在小儿 15~19 岁前停止发作,可能继续癫痫发作的病例占 2%

### 2.失神癫痫

3~13 岁小儿多见,以 6~7 岁为发作高峰。其中女孩多于男孩。表现为每日数次甚至数十次频繁失神发作,每次发作数秒,意识障碍突然发生、突然恢复,故体位改变不明显。发作后患儿对此无记忆、无头痛等症状。体格检查无异常。预后多良好,用药容易控制。常因过度换气、情绪及注意力改变而诱发。

### 3.婴儿痉挛

1 岁前的婴儿多见,生后 4~8 个月为高峰。表现为屈曲性、伸展性及混合性 3 种。其中以屈曲性及混合性发作为多。屈曲性发作时婴儿呈点头、屈腿状;伸展性发作呈角弓反张样,肢体频繁颤动,在入睡不久和刚醒时加重。若患儿病前已有明确脑损伤,精神运动发育异常,则治疗效果差,多数患儿可能遗留智力障碍;患儿病前无明显脑损伤者,早期接受治疗后,约40%的患儿智力与运动发育可基本正常。

### (三)癫痫(或惊厥)持续状态

癫痫(或惊厥)一次发作持续 30 分钟以上,或两次发作间歇期意识不能完全恢复者,称为癫痫(或惊厥)持续状态。临床多见强直_阵挛持续状态,颅内外急性疾病均可引起,为儿科急症。

## 三、主要功能障碍

### (一)癫痫持续状态

全身强直-阵挛发作,意识丧失。

### (二)精神行为异常

在意识部分丧失的情况下,精神行为异常,如吞咽、咀嚼、摸索、自语等。

### (三)抽搐、痉挛

发作时点头、屈腿状;角弓反张样,肢体频繁颤动,意识障碍。

### (四)脑损伤

精神运动发育异常,患儿可遗留智力障碍。

## 四、康复评定

一般认为患儿有 2 次以上(包括 2 次)非诱发性发作可以诊断为癫痫。诊断癫痫要明确 4 个问题:①是否确定癫痫诊断;②明确癫痫发作类型及综合征类型;③尽可能明确病因;④对神经系统功能进行评价,并明确其他并发症的诊断。

首先详细了解相关病史,特别是发作史,与脑损伤相关的个人与过去史及癫痫、精神病、遗传代谢病家族史。并重点询问癫痫发作的详细情况、治疗情况,全面体格检查除全面查体外应包括神经系统、小儿智力发育及社会适应能力等检查,注意与脑部疾患相关的阳性体征,如头围、智力低下、瘫痪、运动发育落后、颅脑疾病与外伤史等。其次进行必要的辅助检查,阳性结果对诊断至关重要,但有部分病例很难检查到阳性结果,诊断较为困难。

### 五、康复治疗

#### (一)用药

早期合理的药物治疗,能够完全或大部分控制多数患儿的癫痫发作。因此,要根据发作类型选择一种药或联合用药及早治疗,一般先一种药物,从小剂量开始直至完全控制发作。需增加新的药物时也需先从小剂量开始。用药期间应定期复查,以观察用药效果及不良反应。一般在服药后2~4年完全不发作,再经3~6个月的逐渐减量过程后方可停药。常用抗癫痫药有丙戊酸钠(VPA)、氯硝西泮(CZP)等。

当患儿出现癫痫(或惊厥)持续状态时,要立即处理,及时控制,保持呼吸道通畅,静脉注射有效而足量的地西泮(安定),可于1~2分钟内止惊,必要时0.5~1小时后重复使用。用药同时采取支持疗法,维持正常生命功能。发作停止后,立即开始长期抗癫痫治疗。

#### (二)手术

对经抗癫痫药物治疗无效的难治性癫痫患儿,可在充分进行术前评估的前提下实施手术治疗。如颞叶病灶切除等,可完全治愈或不同程度的改善症状。但伴有进行性大脑疾病、严重精神智能障碍等患儿禁忌手术。

### 六、康复护理

#### (一)发作处理

发作时应立即使患儿平卧,头偏向一侧,松解衣领,有舌后坠者可用舌钳将舌拉出,防止窒息;在患儿上、下白齿之间放置牙垫或厚纱布包裹的压舌板,以防舌咬伤;保持呼吸道通畅,必要时用吸引器吸出痰液,准备好开口器和气管插管物品;给予低流量持续吸氧,注意患儿安全,防止坠床和意外发生。

#### (二)安全防护

癫痫发作时要注意患儿的安全,移开患儿周围可能导致受伤的物品。保护患儿肢体,防止抽搐时碰撞造成皮肤破损、骨折或脱臼。拉牢床档,专人守护。意识恢复后要加强保护措施,以防因身体衰弱或精神恍惚发生意外事故。平时安排好患儿日常生活,适当活动与休息,避免情绪紧张、受凉或中暑、感染等。注意安全,避免各种危险活动。

#### (三)综合康复

癫痫患儿的康复内容应包括医疗康复、心理康复、教育康复职业康复和社会康复等,康复方案的制订应有小儿神经科医护专家、心身医学专家、行为医学专家和社会医学专家参与,同时邀请患儿和患儿家属、学校教师、社区医生等参加协作,根据癫痫患儿具体的临床特点及生活质量状况,依据药物或手术治疗、心理分析、认知疗法、行为矫正、社会学等方法的原理,制订医生、护士患儿、家属、社会共同参与的综合性个体化康复方案。

### 七、家庭社区康复指导

(1)指导加强围生期保健:去除导致癫痫发作及癫痫发生的各种因素,如胎儿宫内窘迫等。积极治疗、预防颅内感染等与癫痫发作及癫痫有关的原发疾病。

(2)指导家长合理安排患儿的生活与学习:保证患儿充足的睡眠时间,避免情绪激动、受寒、感染,禁止游泳或登高等运动。

(3)指导合理用药,教会家长癫痫发作时的紧急护理。

(4)有效沟通与交流：在癫痫儿童的社会环境中,老师起着关键作用,老师的理解和关怀不仅能帮助患儿,还对其他儿童产生良好影响,因此,应加强老师、家长和医生之间的沟通与交流。

(5)减轻患儿心理障碍：结合不同年龄患儿的心理状态,有针对性地进行心理疏导,改变社会对癫痫患儿的态度,给予关怀、爱护。帮助他们建立信心,克服自卑、孤独、退缩等心理行为障碍。

# 第十章　骨科疾病的康复护理

## 第一节　颈椎病的康复护理

### 一、概述

颈椎病是颈椎椎间盘组织退行性改变及其继发病理改变累及周围组织结构(神经根、脊髓、椎动脉、交感神经等),并出现相应的临床表现。颈椎病可诱发多种疾病,所侵害的部位可涉及脊髓、神经、血管等多种重要组织,进而诱发多种特异性表现。如颈交感神经受刺激损伤会出现胃肠功能异常,表现为食欲缺乏、恶心、呕吐、便稀或便秘等,此时,极易与浅表性胃炎、胃溃疡等相混淆。又如第4颈椎压迫神经根,会出现心动过速、冠脉供血不足、心绞痛等症状,若仅给予心脏病药治疗而不治疗颈椎,虽能暂时缓解症状,但易反复发作。另外,颈椎病还能引起呼吸或吞咽困难、血压异常等许多似乎与颈椎病无关的症状。

#### (一)发病概况

颈、肩、腰腿痛以往是中老年人的常见病、多发病。临床统计表明,年龄大于50岁者40%以上颈、腰椎有活动受限情况;其中60%的会产生颈、腰椎病变,严重者压迫神经系统出现各种症状,甚至造成截瘫。近年来,颈、肩、腰腿痛的发病有年轻化趋势,有统计表明,青少年颈椎病患者所占比例从1996年的8.7%上升到2004年年底的12%。

#### (二)病因

颈椎位于活动的头颅与相对固定的胸廓之间,由于处于特殊的位置,既要求有高度的灵活性,又要求有一定的稳定性。故病因多样,病理过程复杂。

(1)机体的衰老、颈椎慢性劳损。

(2)外力伤害、不适当的运动。

(3)先天性椎管狭窄、先天性颈椎畸形。

(4)日常生活中,不良的生活习惯、工作姿势不当、睡眠体位欠佳等都是引发颈椎病的最直接原因,应引起足够的重视。

### 二、临床表现

#### (一)临床症状

颈椎病的典型症状表现为颈、肩、背、上肢疼痛,甚至四肢麻木,可伴有头痛、头晕、耳鸣、耳聋、视物不清等。依据病变的节段不同,表现各异。

#### (二)分型及表现

按照临床表现的不同,通常可将颈椎病分为以下类型。

1.神经根型

常有外伤、长时间从事伏案工作和睡眠姿势不当的病史。主要表现为颈部活动受限,颈、肩部疼痛。上颈椎病变,以颈椎疼痛,向枕部放射,枕部感觉障碍或皮肤麻木。下颈椎病变,颈肩部疼痛可向前臂放射,手指呈神经根性分布的麻木和疼痛。并可伴有头痛、头晕、视物模糊、耳鸣等表现。检查可见颈部活动受限,棘突、棘突旁或沿肩胛骨内缘有压痛点。

**2.脊髓型**

是由颈椎间盘的突出物刺激或压迫交感神经纤维,反射性地引起脊髓血管痉挛,缺血而产生脊髓损害的症状。表现为颈肩痛伴有四肢麻木、肌力减弱或步态异常。严重者发展至四肢瘫痪、尿潴留、卧床不起。体检可见颈部活动受限不明显,肢体远端常有不规则的感觉障碍、腱反射亢进、肌张力增高和病理反射。

**3.椎动脉型**

主要是头痛、头晕、眩晕,甚至猝倒。有时可有恶心、耳鸣、耳聋和视物不清。

**4.交感型**

多数有轻微的颈肩痛等交感神经的刺激症状。表现为头晕、头痛、头沉重感、偏头痛、视物模糊、耳鸣、耳聋、心律失常、肢体或面部区域性麻木、出汗异常等。

**5.混合型**

兼有上述两种以上类型的症状和体征。

**6.颈型**

仅有颈部酸困不适、疼痛、板滞甚至僵硬等症状。

## 三、主要功能障碍

### (一)功能障碍

依据颈椎病的分型有以下几种类型。

**1.神经根型**

主要功能障碍为上肢、手的麻木、无力等上肢功能障碍,ADL活动能力障碍,活动受限。

**2.脊髓型**

主要功能障碍为四肢麻木、无力、步态异常,影响上、下肢功能,严重者可能截瘫。

**3.椎动脉型**

头晕严重者亦可影响ADL能力。交感型及颈型不影响四肢功能。

### (二)对正常生活的影响

疼痛、头晕影响正常的生活、工作。

## 四、康复评定

颈椎病的评估可以从疼痛程度颈椎活动范围进行单项评定,亦可从症状体征以及影响ADL的程度进行综合性的评定。其中,针对疼痛程度,可以采用VAS画线法,针对颈椎活动范围,可以采用方盘量角器进行颈椎屈曲、伸展、侧弯以及旋转度的具体测量。综合性评定有多种量表可以选用,但应注意各种量表针对不同类型的适用范围。

### (一)神经根型颈椎病评价

对神经根型颈椎病,日本学者田中靖久等人的评价方法较为全面而实用,值得借鉴,其正常值为20分。

(二)脊髓型颈椎病评估

正常分 17 分。

## 五、康复治疗

### (一)电、光、声、磁等物理疗法

1.作用机制

物理治疗的主要作用是扩张血管,改善局部血液循环,解除肌肉功能,促进神经和肌肉功能恢复。

2.治疗方法

(1)超短波疗法:中号电极板两块,分别置于颈后与患肢前臂伸侧,无热量,每日一次,每次 12 分钟或 15 分钟,10~15 次为一疗程。适用于神经根型和脊髓型急性期。

(2)低频调制的中频电疗法:①6cm×12cm 电极两块,分别置于颈后两侧,用感觉阈下,以调节交感神经,用于治疗椎动脉型与交感神经型颈椎病;②10cm×15cm 的电极两块,分别置于颈后与患肢前臂伸侧,用于治疗以疼痛为主的神经根型颈椎病。

(3)超声波疗法:①频率 800kHz 或 1000kHz 的超声波治疗机,声头与颈部皮肤密切接触,沿椎间隙与椎旁移动,强度用 0.8~1.0W/cm$^2$,可用氢化可的松霜做接触剂,每日一次,每次 8 分钟,20 次一疗程,用于治疗脊髓型颈椎病;②超声,频率同上,声头沿颈两侧与两冈上窝移动,强度 0.8~1.5W/cm$^2$,每次 8~12 分钟,余同上,用于治疗神经根型颈椎病。

(4)低频脉冲磁疗法:脉冲频率 1Hz,内径 9.5cm 的圆形磁环,中心感应磁强度 5~7mT,输出强度 100%。将 3 组磁环(每组 2 个)分别放置于颈后及颈两侧,颈后磁环的 N 极面近皮肤,颈两侧磁环的 S 极面近皮肤,每日一次,每次 20~30 分钟,15~20 次为一疗程。用于治疗椎动脉型与交感神经型颈椎病。

(5)光疗。①紫外线疗法:颈后上平发际下至胸椎$_2$,红斑量(3~4 生物量),隔日一次,3 次一疗程,配合超短波治疗神经根型急性期。②红外线疗法:各种红外线仪器均可,颈后照射,20~30 分钟/次。用于颈型颈椎病,或配合颈椎牵引治疗(颈椎牵引前先做红外线治疗)。

(6)其他疗法:蜡疗、激光穴位照射、毫米波、微波等治疗也有一定效果。

### (二)颈椎牵引疗法

主要作用是解除颈肩肌痉挛,增大椎间隙与椎间孔,减轻骨赘或突出椎间盘对神经根的压迫,减少椎间盘内压力,牵开被嵌顿的关节滑膜。通常用枕颌布带法,患者多取坐位(也可卧位),牵引角度按病变部位而定,上颈椎用 0°~10°,颈椎$_{5~6}$用 15°;颈$_6$至胸椎$_1$用 25°~30°。治疗时间 15~30 分钟。牵引重量由 6kg 开始,每 1~2 次增加 1~1.2kg 或 1.5kg。年老体弱、颈椎不稳、脊髓型的患者要慎用。治疗过程中要经常了解患者感觉,如出现头晕、心悸、胸闷或原有症状加重者应立即停止治疗。

### (三)手法治疗

手法治疗适用于颈型和神经根型颈椎病。手法治疗方法很多,有 NAGS、Cyiriax、McKenjie 手法等。目前国内常用的是 Maitland 手法(即澳氏手法)。这种手法是通过操作者的手推压棘突、椎体的横突,加上牵拉旋转等手法达到改善椎间关节的活动功能、改善椎间盘的营养,拉开椎间隙,扩大椎间孔,减轻骨刺和突出椎间盘对神经根的刺激和压迫,改善血液循环。主要方法如下。

(1)自后向前推压棘突,使椎体自后向前水平滑动。

(2)自前向后推压椎体一侧,使椎体该侧自前向后旋转。

(3)推压椎体一侧的后关节突,使椎体自左向右旋转。

(4)推压椎体棘突侧面,使椎体自推压侧向对侧移动。

(5)用双手牵拉患者头部,使椎体向纵轴方向活动。

### (四)运动疗法

各型颈椎病症状缓解期或术后均可应用。主要作用是增强颈部与肩胛带肌力,增加颈部各韧带弹性,改善颈椎各关节功能,达到巩固疗效、防止复发的目的。运动可借助各种器械,但最简便易行的是徒手操。脊髓型或术后卧床不起的患者应每日做四肢被动运动,下肢痉挛重者可借助拐杖练习行走,手无力者可捏圆形橡皮圈或用两个圆球在手心旋转练习手的功能。

### (五)中医疗法

1.针灸

有调节神经功能,解除肌肉和血管痉挛,改善血液循环舒筋活血的作用。按不同类型、临床症状循经辨证取穴或局部对症取穴。

(1)颈型:取风府、大椎、百会、后溪外关列缺、昆仑等穴。

(2)神经根型:取风池、风府、大椎翳风、曲池、外关、阳溪、合谷、后溪、天宗、天井。

(3)脊髓型:取承浆、悬钟、手三里、肩嬲、支沟、太冲、风府、环跳、委阳、绝骨等穴。

(4)椎动脉型:取至阳、中渚、太阳、风池头维、玉枕、合谷、关冲等穴。

(5)交感神经型:取风府、风池、曲池、足三里三阴交、百会、内关、劳宫等穴。

一般留针 12~20 分钟,每日一次,12~15 次为一疗程。

2.按摩、推拿治疗

有舒筋活血、解痉镇痛、松解粘连、调节神经、去除关节嵌顿的作用。对于脊髓型肢体不全瘫痪的患者,按摩可防止关节僵直减轻肌肉张力,防止肌肉萎缩的作用。常用的手法有推、拿、按、摩、擦、揉、攘、捏、提、搓、摇、颤、弹拨等。

按摩手法很多,应按病情选择,禁用暴力扳、旋拉颈部,以免肌肉拉伤,小血管破裂,甚至椎间盘脱出,使症状加重。

### (六)药物疗法

1.镇痛药

疼痛重者可口服布洛芬、双氯芬酸、阿司匹林等。镇痛药对胃肠系统有一定刺激作用,老年人慎用。吲哚美辛栓 50mg 每晚塞入肛门,同时口服艾司唑仑 1mg,镇痛效果好,尤其适用于因痛影响睡眠的患者。

2.营养神经系统的药物

常用维生素 $B_1$ 和维生素 $B_{12}$ 肌内注射,也可口服,一般 20 天一疗程。

3.扩张血管药

常用地巴唑、烟草酸、尼莫地平等。

(七)手术治疗

1.适应证

(1)各型颈椎病,经 2～3 个疗程的非手术治疗确实无效或症状加重者。

(2)脊髓型脊髓受压的症状明显或渐进性加重者。

(3)椎动脉型出现多次猝倒或频繁昏厥者。

(4)神经根型症状进行性加重、严重影响工作生活者。

2.术后康复

提倡早期功能训练,早期离床活动。一般术后次日即可戴石膏托下地活动,先以四肢远端活动为主。去石膏托后可做颈部活动。为防止肌肉、神经粘连,可做颈部直流电碘离子导入、音频、超音波和各种热疗。对重症或手术失败肢体功能障碍的患者,应做好心理治疗,加强患者生活信心,同时加紧肢体训练和日常生活活动的训练,防止关节僵直挛缩,发挥残存功能,最终达到生活自理。

## 六、康复护理

颈椎病虽然是中老年人群十分常见的多发病之一,但病情不一,原因不同,症状体征亦较为多样化。针对不同的诊断,不同的病程,常选用不同的康复措施。

颈椎病的发病主要是由长期劳损、局部生物力学失衡所致。因而其治疗应着眼于恢复其正常的生物力学关系。非手术或手术疗法均能达此目的。由于颈椎病的病理改变既有骨组织(如颈椎退行性变:椎体及小关节骨质增生等)也有软组织(如韧带、肌腱损伤,痉挛等),因而治疗既要有"治硬"(骨关节:纠正骨关节错缝失稳,如牵引、手法等),还应同时"治软"(软组织:解除痉挛、松解粘连、改善局部血液循环、消除无菌性炎症等,如药物、理疗、推拿、针刀、针灸等)。非手术疗法强调综合疗法,其中牵引是主要手段。牵引的具体方法可参考其他专业书籍。

### (一)指导患者使用颈椎病患者的睡枕

颈部姿势对颈椎病症状有明显影响,其中睡眠姿势的影响最大。枕头是颈椎的保护工具,一个成年人,每日有 1/4～1/3 的时间是在睡眠(枕头上)中度过的,所以枕头一定要适合颈部的生理要求。人在熟睡后,颈肩部肌肉完全放松,只靠椎间韧带和关节囊的弹性来维护椎间结构的正常关系,如果长期用高度不合适的枕头,使颈椎某处屈曲过度,就会将此处的韧带、关节囊牵长并损伤,进而造成颈椎失稳,发生小关节错位,以后可发展成颈椎病。这类患者常常表现为睡眠中或睡醒后晨起时颈项不适、落枕头昏、头痛或顽固性失眠等症状。

1.选择合理的枕头

合理的枕头对治疗和预防颈椎病十分重要,是药物治疗所不能替代的,但应长期坚持应用。合理的枕头必须具备两项:科学的高度和舒适的硬度。对枕头的高度有多种数据,不宜过高,亦不宜过低。少数人需适当高枕,如棘突发育畸形等,此时枕头过低则可使症状加重。

由于人体的颈椎有正常的生理弯曲,从侧面看颈椎有轻度前凸,从正面看,颈椎排列是一直线,既不向左也不向右弯曲,只有保持这种状态时,颈部的肌肉、韧带、椎间盘及颈部其他器官,如气管、颈动、静脉和神经组织才能处于正常生理状态,而高枕时无论是左还是右侧卧,都会使颈椎根处于非生理弯曲状态,这就使颈部肌肉、颈椎骨和韧带等都处于紧张状态,得不到真正放松和休息,甚至使一些神经和血管受压,使颈椎病症状在睡后加重。同样,如果采用低枕或不用枕睡觉,也会使颈椎处于非生理弯曲状态,继之发生高枕一样的弊病,故枕高应结合个体体型,一般以仰卧时头枕于枕上,枕中央在受压状态下高度8～15cm为宜,而在枕的两端,应比中央高出10cm左右,因为侧卧时,肩部在下垫起,会使颈椎弯曲,增加枕两端高度则可消除这一不良影响,保证颈椎的生理弯曲。总之,枕头的高度以醒后颈部无任何不适为宜。

2.保持良好的睡姿

良好的睡姿对脊柱的保健十分重要。睡眠应以仰卧为主,头应放于枕头中央,侧卧为辅,要左右交替,侧卧时左、右膝关节微屈对置。俯卧、半俯卧、半仰卧或上、下段身体扭转而睡,都属不良睡姿,应及时纠正。过高过硬过短过窄、充填物不合适的枕头都是不合适的。合乎人体生理状况的枕头应该具有以下特点:曲线造型符合颈椎生理弯曲;枕芯可以承托颈椎全段,使颈肌得到充分的松弛和休息;枕芯透气性良好,避免因潮湿而加重颈部不适。

**(二)康复健康教育**

1.日常生活指导,纠正颈姿

颈椎病的起病与头部长期所处位置有密切关系。统计表明本病发病与职业有高度相关性,通常伏案或低头位工作者多见。由于颈肩部软组织慢性劳损是发生颈椎病的病理基础,故纠正生活、工作中的不良姿势,防止慢性损伤,对颈椎病的防治显得尤为重要。长期伏案工作者,应定时改变头部体位,合理调整头与工作面的关系,不宜长期低头伏案看书或工作,也不宜长期仰头工作,因为两者都可破坏颈椎的生理平衡,造成颈椎周围的软组织劳损或肌肉、韧带和关节囊的松弛而影响颈椎的稳定。工作中注意端正头、颈、肩、背的姿势,不要偏头耸肩。谈话、看书时要正面注视,不要过度扭曲颈部。总之,要保持脊柱的正常生理曲度,防止因姿势不良而诱发颈椎病。

2.指导办公室工作人员颈部运动

首先保持自然的坐姿,头部略微前倾,保持头、颈、胸的正常生理曲线,应按照自身体型调整桌面与椅子的高度比例,以避免头颈部过度后仰或过度前屈。对于长期伏案工作者,应在1～2小时左右,有目的地让头颈部向左、右转动数次,转动时应轻柔、缓慢,以达到该方向的最大运动范围为准;或行夹肩运动,两肩慢慢紧缩3～5秒,然后双肩向上坚持3～5秒,重复6～8次。或者利用两张办公桌,两手撑于桌面,两足腾空,头往后仰,坚持5秒,重复3～5次。慢慢地做4次重复运动,在回到中立位置的时候停止。然后快速做8次重复运动,呼气的时候摺起颈部,吸气的时候弓起颈部。

调整颈椎姿势的同时,还应加强颈肩部肌肉的锻炼,在工间或工余时,做头及双上肢的前屈后伸及旋转运动,既可缓解疲劳,又能使肌肉发达,韧带增强,从而有利于颈段脊柱的稳定性,增强颈肩顺应颈部变化的能力。

**(三)指导医疗体操**

1.医疗体操的目的与作用

(1)通过颈部各个方向的放松性运动,活跃颈椎区域血液循环,消除瘀血水肿,同时牵伸颈部韧带,放松痉挛肌肉,从而减轻症状。

(2)增强颈部肌肉对疲劳的耐受性,改善颈椎的稳定性,从而巩固治疗效果,防止反复发作。

2.医疗体操的常用方法

(1)左、右旋转:可取站立式或坐位,双手叉腰,头轮流向左、右各旋转 10 次。动作要缓慢,转间可休息 3～5 秒。

(2)伸颈拔背:体位同左、右旋转,双肩放松下垂,同时颈部上升,似用头顶球,持续 3～5秒,重复 10 次。

(3)颈项争力:取站式或坐位,两手交叉置于枕部,颈部尽量向后伸,双手用力使肌肉组织后伸,呈对抗相持状态,持续 5～10 秒,重复 10 次。

(4)环绕颈项:体位同上,颈放松,呼吸自然,缓慢转动头部,顺时针或逆时针方向交替进行,复 10 次。

(5)擦颈按摩:取站式或坐位,两手轮流擦颈部各 20～30 次,并用两手拇指或中指点按有关穴位,如太阳穴、合谷穴等。

(6)颈椎操:一般以每日坚持做 1～2 次为宜。要加强对颈部肌肉的强化练习,增强其功能运动,以保持颈椎具有较好的稳定性。

3.颈椎操

介绍一组颈椎操,本组操与麦氏操以及 Pilates 技术之颈椎操有着异曲同工之妙,都有相同的原理与相近的操练方法。具体做法如下。

(1)仙鹤点头(类似于麦氏的颈项牵拉):先做预备姿势(立正姿势,两脚稍分开,两手撑腰)。练习时:低头看地,以下颌能触及胸骨柄为佳;还原至预备姿势;动作宜缓慢进行,以呼吸一次做一个动作为宜。

(2)犀牛望月(类似于麦氏抬头拉颈):预备姿势同上,练习时:缓慢抬头,双目仰望天空;还原至预备姿势;呼吸一次做一个动作。

(3)金龟摆头(类似于麦氏侧弯颈椎):预备姿势同上,练习时:头颈向左侧弯,左耳尽力靠向左肩,还原至预备姿势;头颈向右侧弯,右耳尽力靠向右肩,还原。动作要配合呼吸,缓慢进行。

(4)金龙回首:预备姿势同上,练习时,头左、右旋转,先用头部旋转,再以颏部尽力接触肩峰,还原。

以上四个动作按节律反复进行,主要是练习颈部的伸屈与侧弯功能。每动作可做两个八拍(按做操口令)。每日可进行 1～2 次。

**(四)手法按摩与足底按摩**

(1)手法按摩简便易行,有很好疗效,但按摩前必须明确诊断,手法切忌粗暴。按摩的主要作用是缓解肌肉和血管痉挛,改善局部血液循环,可以活血化瘀,消肿止痛,分解粘连,整复移位的椎体,从而使症状消失或减轻。通常在颈椎牵引后进行按摩较合适,按摩一般在患者坐位下进行,按摩范围应包括整个颈部及病侧肩背部,神经根型还应包括患侧上肢。

(2)足底集合了身体全部器官的反射区,通过治疗足底反射区相对应的颈椎反射区即可产生较好的疗效:双足拇趾趾腹根部横纹处,双足外侧第五趾骨中部(足外侧最突出点中部);颈部肌肉反射区是:双足底跖趾后方的 2cm 宽区域。按摩方法如下:用拇指指尖或指腹,也可用第二指或第三指的关节,以数毫米幅度移动。力度最初较轻,渐渐增强,以稍有痛感为宜,按摩时间可自选抽空进行。最好是每日早、晚各一次,每次 10～30 分钟,坚持两周以后对一般颈椎病患者即可出现效果。

### (五)饮食调理

颈椎病不像冠心病高血压、糖尿病等与饮食有密切的关系。因此,颈椎病患者在饮食上没有特殊的禁忌,但也应注意摄取营养价值高的食品,如豆制品、瘦肉、谷物、海带、紫菜、木耳、水果蔬菜等,以达到增强体质、延缓衰老的目的。颈椎病患者尤其应多食富含维生素 C 的食品,如新鲜的水果、蔬菜等。测试研究表明,维生素 C 具有增强人体免疫力和抗衰老的作用,对防止颈椎病进一步发展有益。另外,中医认为胡桃、山萸肉、生地、黑芝麻等具有补肾髓之功,合理地少量服用可起到强壮筋骨推迟关节退变的作用。

### (六)指导佩戴颈围

可按需选用颈围领或颈托,均可起制动和保护作用。有助于组织的修复和症状的缓解,配合其他治疗方法同时进行,可巩固疗效,防止复发,但长期应用颈托可引起颈背部肌肉萎缩,关节僵硬,不利于颈椎病的康复,故仅在颈椎病急性发作时使用。颈围和颈托对症状的减轻有一定帮助,但颈领的高度必须合适,以保持颈椎处于中立位为宜。若由于颈部损伤所致则可应用前面宽,后面窄的颈托使颈部处于轻度后伸位,以利于颈部损伤组织的修复。

软海绵围领的主要生物力学作用:这种围领相当柔软,因此本身并没有限制颈椎运动的作用,但是由于软围领与颈部皮肤的接触形成一种运动感觉的提示。当颈椎出现运动时,颈部皮肤会有感觉,而促使患者自觉地限制颈椎的运动。这种围领限制运动的功能有限,但是戴用舒适,有温暖感。费城围领:这是一种用聚乙烯泡沫塑料板与附加的硬塑料板增强条制成,分前、后两片的预制品。其主要生物力学作用是可以与颈部全面接触,能提供轻度的限制颈椎运动的作用。

### (七)矫形器使用护理

颈托和颈围对颈椎有固定和制动作用,可保持正常力线,避免外伤,减轻头部负荷,有助于缓解症状和组织修复。但注意不可长期使用,以免肌肉萎缩,关节粘连僵直,影响颈部活动功能。

### (八)康复运动中的注意事项

(1)医疗体操应由医生确定动作的姿势和运动量,要坚持长期做操,以保证疗效。

(2)运动应缓慢进行,幅度由小逐步加大,避免一开始即进行快速、过猛的运动。

(3)有头晕症状或颈椎骨刺增生明显则应慎重进行。

(4)康复训练中的禁忌证:颈椎病术后 3 个月内者;血压不稳,舒张压＞90mmHg 或收缩压＜90mmHg,并有自觉症状者;心功能不全伴心源性哮喘,呼吸困难者;发热,体温高于38℃;静息状态下,脉搏＞120 次/min 或有心绞痛发作者;体质特别虚弱者;近期曾发心肌梗死者。

## 七、社区家庭康复指导

### (一)避免诱发因素

颈椎病是一种慢性病,在短期内难以根除,故平时应加强颈椎病的预防。颈椎病的致病因素是复杂的,但总的可以分为内因(体内因素)和外因(急慢性外伤),两者可以互为因果。内因是致病的基础,而外因是可以预防的。应从两方面采取措施,以有效地降低发病率和防止已治愈患者的复发。诱发因素除外伤外,常见的还有落枕、受凉、过度疲劳、强迫体位工作姿势不良及其他疾病(如咽喉部炎症、高血压、内分泌紊乱等)。

### (二)防止外伤

设法避免各种生活意外及运动损伤,如乘车中睡眠,急刹车时,极易造成颈椎损伤,故应尽量防止,坐车时尽量不要打瞌睡。劳动或走路时要防止挫伤。在头颈部发生外伤后,应及时去医院,早期诊断,早期治疗。

### (三)矫正不良姿势

要注意防止外伤和纠正工作与生活中的不良姿势。由于工作需要,有些工种需要特殊姿势或在强迫体位中工作较长时间,如果不予重视,久之容易发生颈、肩部的软组织疲劳性损伤,进而导致颈椎失稳,发生颈椎病。预防慢性损伤,除工间或业余时间作平衡运动外,还可根据不同的年龄和体质条件,选择一定的运动项目,进行增强肌力和增强体质的锻炼。另外一些规律性的长期运动项目,如散步、慢跑等亦有助于预防颈椎病的再发。

### (四)日常生活活动的指导

1.睡眠

枕头高度以 12～15cm 为宜;最好宽及肩下,枕芯要求细碎、柔软、富有弹性,荞麦皮、绿豆皮为佳。平卧时枕头置于颈后而不是头后,使颈部保持轻度后仰过伸的姿势,以符合颈椎前凸的生理曲度。侧卧时枕头与肩宽等高,保持颈椎中立位。睡眠时不要将双臂上举手放在头部,以免影响手臂的血液循环。

2.看书

看书、写字不要驼背、过分低头,桌宜高,凳宜低,坐位、站立、行走要保持躯干挺直,要挺胸收腹,不要低头、弯腰。

3.洗漱

洗脸、修面、漱口、喝水等动作不要过分低头或仰头。

4.指导工作体位及工间活动

任何工作都不应当长时间固定于某一姿势,至少每 2 小时能够全身活动 5 分钟。对长期伏案工作者,应 1～2 小时左右有目的地让头部向左、右转动数次,转动时应轻柔缓慢,以达到该方向的最大运动范围为准。或行夹肩运动,两肩慢慢紧缩 3～5 分钟,而后双肩向上坚持 3～5 分钟,重复 6～8 次;也可利用两张办公桌面,两足腾空,头往后仰,坚持 5 秒,重复 3～5 次。操作计算机、写作、看电视不要持续固定一种体位,1 小时左右做一次头颈部活动或体位改变。

5.暂停某些活动

各型急性发作期应暂停骑自行车、编织、缝纫等动作。

# 第二节　肩关节周围炎的康复护理

## 一、概述

肩关节周围炎简称肩周炎,临床表现以疼痛与功能障碍为主要特征,多见于中年人和老年人,50 岁左右易患,因而有"五十肩"之称。如肩关节疼痛持续 3 个月以上仍无肩关节功能障碍,可排除肩周炎。本病有自愈趋势,但病程较长,一般可达 2 年。

### (一)病因

肩周炎的确切病因至今尚不十分清楚,部分患者可有局部外伤史或某些诱因如慢性劳损、局部受湿受寒等,或继发于肩部软组织及全身性疾病。肩周炎的发病可能与某些代谢障碍或局部循环障碍有关,临床表现可分为 3 个阶段。了解发病过程,对于防治肩周炎有重要意义。

### (二)临床分期

1.Ⅰ期

是肩周炎的急性发病阶段,是由于炎症、疼痛而引起反射性肌肉痉挛等为主要病理变化,而无软组织粘连等不可逆转的病理改变。临床表现以疼痛和肩关节的功能障碍为主要特征,是肩周炎的初期阶段。

2.Ⅱ期

是肩周炎的急性发病过程迁延至慢性的发病阶段,此时肩疼痛的症状减轻。但由于关节周围软组织在炎症反应以后发生挛缩、增生、肥厚和粘连等,严重限制了肩关节活动,所以此期为软组织发生器质性病理改变的阶段。

3.Ⅲ期

炎症过程自行消退(如果自然发展的话),病理停止发展。所有的症状得到缓解,如果能坚持锻炼,功能可逐渐得到一定恢复,否则功能往往不会自行恢复。

## 二、临床表现

(1)多见于中老年人,女性多于男性,左侧多于右侧,亦可两侧先后发病。

(2)肩关节疼痛:逐渐出现肩部某一处痛,与动作、姿势有明显关系。随病程延长,疼痛范围扩大,并牵涉到上臂中段;同时伴肩关节活动受限。如欲增大活动范围,则有剧烈锐痛发生。患者初期尚能指出疼痛点,后期范围扩大,感觉疼痛来自肱骨。

(3)关节活动受限:体检可见三角肌有轻度萎缩,斜方肌痉挛。冈上肌腱,肱二头肌长、短头肌腱及三角肌前、后缘均可有明显压痛。肩关节以外展外旋、后伸受限最明显,少数人内收、内旋亦受限,但前屈受限较小。

(4)年龄较大或病程较长者,X 线平片可见到肩部骨质疏松,或冈上肌腱、肩峰下滑囊钙化征。

## 三、主要功能障碍

(1)肩关节疼痛。

(2)肩关节活动障碍:前屈障碍后伸障碍外展障碍。

(3)关节周围软组织粘连,活动限制。

(4)冻结肩影响日常生活活动障碍。

## 四、康复评定

本病的评估主要侧重于疼痛的程度评估,可采用视觉类比法,以及肩关节的 ROM 测量。此外,由于肩关节活动受限,因而常严重影响日常生活活动,故还可进行综合性评估,如 ADL 评定等。这里推荐采用 Rewe 肩功能评定。

## 五、康复治疗

康复治疗目的是缓解疼痛和促进肩关节活动功能的恢复。宜采取综合治疗,早期以消炎止痛为目的,晚期则以恢复关节活动功能为主。

### (一)运动疗法

用以改善肩部的血液循环及营养代谢,松解粘连,增强肌力,促进肩关节活动功能的恢复,防止肌萎缩。

1.徒手操立位进行

(1)腰前屈,上肢自然下垂,做前后、左右摆动及画圈动作。

(2)面对墙,足尖距墙一定距离,将患侧上肢前屈上举触墙上移至最高处。

(3)患侧对墙,足与墙一定距离,将患侧上肢外展上举以指尖触墙上移至最高处。

(4)背靠墙,屈肘,将上臂及肘部靠拢体侧并贴紧墙面,以双拇指触墙,再反向触胸。

(5)双手体前相握,前屈上举过头顶,触枕部。

(6)双手背后相握,以健侧带动患侧内收,再以拇指沿腰椎棘突上移至最高处。

2.器械操立位进行

(1)棍棒操:①双手体前握棒,臂前屈上举左右摆动;②双手背后握棒,臂后伸左右摆动,屈肘上提;③双手背后握棒,以健手握棒上端,患手反握棒下端,斜背棒并向健侧外上方拉推。

(2)吊环操,双手握住吊环,通过滑轮,以健肢拉动患肢外展和以健肢拉动患肢前屈上举。

(3)肩关节回转训练,面对回转训练器,调整手柄在滑动杠上的位置,使患肢伸直做绕环回转动作。

(4)肩梯操,面对或侧对肩梯,前屈或外展患肢用手指勾住阶梯牵拉患肩。

(5)拉力操,面对、侧对或背对拉力器,患手握住拉力绳柄,拉动训练患肩相关肌肉。

3.手法治疗

对肩周炎的手法治疗可以改善肩部的血液循环及营养代谢,缓解疼痛等临床症状,促进肩关节活动功能的恢复。依功能障碍的具体状况,选择针对性的手法技术,常用的手法如下。

(1)前屈障碍:①前后向推动肱骨头,表示符号为 A、P、↑;②被动前屈活动。

(2)后伸障碍:①后前向推动肱骨头,表示符号为 P、A、↓;②被动后伸活动。

(3)外展障碍:①头足向推动肱骨头,即 Caud↔;②被动外展活动。

每次应用 2～3 种手法,每种手法 60～90 秒,重复 3 遍。

4.按摩

按摩是中国传统医学治疗肩周炎的有效方法之一,现介绍常用手法如下。

(1)松肩:患者坐位,肩部放松。术者站于患侧身后,用拇指推、掌根揉、五指捏等手法沿各肌群走向按摩 5～10 分钟,手法由轻到重,由浅到深。

(2)通络:取肩井、肩髃、肩贞、中府、天宗等穴,每穴按压 1 分钟,以患者有酸、麻、胀感为宜。

(3)弹筋拨络:同上体位,术者以拇指尖端垂直紧贴肱二头肌长头肌腱,在肱骨结节间沟内,沿肌腱走向横行拨络。然后再沿喙肱韧带拨络,用拇指和食、中指相对捏拿肱二头肌短头、肱二头肌长头、胸大肌止点等处,最后用捏揉手法放松局部。

(4)动摇关节:体位同上,术者与患手相握,用力抖动,边抖,边做肩关节展收、屈伸、旋转、环绕等各方向的活动。另一手置患肩做揉捏,幅度由小到大,注意每次推拿应对其中一个或两个方位的摆动幅度要超过当时的活动范围,在下一次推时再选另两个方位。

(5)用抖法、搓法结束治疗。

按摩治疗每日 1 次,10 次为一个疗程。

### (二)物理疗法

理疗能够改善肩部的血液循环及营养代谢,促进充血的消散、水肿的吸收,缓解肌肉痉挛、减轻疼痛,松解粘连。与运动疗法综合应用为宜。常用的物理疗法如下。

**1.超短波疗法**

宜用于早期,以消炎止痛。取患肩对置,微热量,15～20 分钟。

**2.微波疗法**

宜用于早期,置圆形或鞍形辐射器于肩部,50～100W,15 分钟。

**3.超声波疗法**

用于松解粘连,肩部接触法,1.0～1.5W/cm²,10～15 分钟。

**4.调制中频电疗法**

患肩对置,电量适度,20 分钟。

**5.电磁疗**

置磁头于肩前、后部,交变或断续 20 分钟。

**6.红外线疗**

肩部照射,20～30 分钟。

**7.蜡疗**

肩部盘法,20～30 分钟。

**8.漩水浴**

38～40℃,20～30 分钟。

各种理疗法的疗程,宜每日 1 次,20～30 次为一疗程。

### (三)药物疗法

**1.消炎止痛膏**

对于疼痛剧烈者,可适当选择应用。

**2.封闭**

以 1% 普鲁卡因 2～5mL 加醋酸泼尼松 0.5～1mL,或其他针剂局部封闭,每周 1 次,共 2～3 次。

3.中药

(1)活血化瘀、通经活络、散寒祛湿药对症治疗。

(2)中药包局部湿热敷。

### (四)针灸

选择针灸肩井、肩髃、肩髎、肩贞等穴位。另外,中医小针刀治疗肩周炎亦有明显疗效。

## 六、康复护理

### (一)生活护理

工作要劳逸结合,注意局部保暖,特别应注意在空调房中时,不要坐在冷风口前,保护肩关节不受风寒,夏季夜晚不要在窗口、屋顶睡觉,防止肩关节长时间地受冷风吹袭。

### (二)运动治疗

目前国内外治疗方法有运动疗法(含推拿、松动治疗)、理疗、口服药物、局部或关节腔药物注射、针灸、牵引等,均有一定的效果。但不管采用何种治疗,医疗体育是基础,只有依靠行之有效的锻炼,才有可能较快、较理想地恢复肩关节功能。

1.加强肩关节活动度练习,辅以肌力练习

通常采用主动运动,也可使用体操棒、肋木吊环等做助力运动训练。要有足够的锻炼次数和锻炼时间,才能取得明显效果,一般每日要锻炼 2~3 次,每次 15~30 分钟。

2.Condman 钟摆运动

肩周炎早期的自我治疗:体前屈 90°,健侧肢支撑于桌子上,患肢下垂向前后摆动,内外摆动,画圈摆动,幅度由小到大,手握重物,逐步加负重(1kg→3kg→5kg),每次 20~30 分钟,每日 1~2 次。本项运动适用于Ⅰ、Ⅲ期的患者,既可通过运动改善关节腔内滑液流动,改善关节活动范围,改善疼痛,又可预防肩周炎后期的粘连。

3.体操棒训练

预备姿势:患者持体操棒于体前,两手抓握棒的距离尽可能大些,分腿直立。为防止以肩带活动代替肩关节活动,可用压肩带。动作如下。

(1)前上举,以健臂带动患臂,缓慢做前上举,重复 15~30 次。

(2)患侧上举,以健臂带动患臂缓慢做患侧的侧上举,重复 15~30 次。

(3)做前上举后将棒置于颈后部,并还原放下,重复 15~30 次。

(4)两臂持棒前平举做绕圈运动,正、反绕圈各重复 15~30 次。

(5)将棒置于体后,两手分别抓握棒两端,以健臂带动患臂做侧上举,重复 15~30 次。

(6)将棒斜置于体后,先患侧手抓上端,健侧手抓下端,以健臂带动患臂向下做患肩外旋动作,重复 15~30 次,然后换臂,健侧手抓上端,患侧手抓下端,健侧臂上提做患肩内旋动作,重复 15~30 次。其他还可选用定滑轮装置,健臂辅助患肩做屈、伸、旋转活动等。

注意事项:①上述动作范围宜逐渐增大;②如一动作完成后感肩部酸胀不适,可稍休息后再作下一动作;③每一动作均应缓慢,且钚应引起疼痛。

上述锻炼方法宜每日多次进行,如在家时,可因地制宜,根据以上原则和要领进行锻炼。

4.保护肩关节

在同一体位下避免长时间患侧肩关节负荷,例如患肢提举重物等;维持良好姿势,减轻对患肩的挤压；维持足够关节活动范围和肌力训练；疼痛明显时要注意患侧肩关节的休息，防止有过多的运动，同时避免再次发生疲劳性损伤；疼痛减轻时，可尽量使用患侧进行 ADL 技能的训练。

5.正确的体位

较好的体位是仰卧时在患侧肩下放置一薄枕，使肩关节呈水平位。该肢位可使肌肉、韧带及关节获得最大限度的放松与休息。健侧卧位时，在患者胸前放置普通木棉枕，将患肢放置上面。一般不主张患侧卧位，以减少对患肩的挤压。避免俯卧位，因为俯卧位既不利于保持颈、肩部的平衡及生理曲度，又影响呼吸道的通畅，应努力加以纠正。

6.关节松动术

主要是用来活动、牵伸关节，故本疗法对肩周炎有较好疗效。根据肩部病变程度，采用不同的分级方法进行治疗。对于关节疼痛明显的患者采用Ⅰ级手法，既有关节疼痛又有活动受限者采用Ⅱ、Ⅲ级手法，而关节僵硬或挛缩但疼痛不著者，则采用Ⅳ级手法，松动疗法每次治疗20分钟，每日或隔天1次，10天为一个疗程，每次治疗时要求患者尽量放松肩部，治疗后应进行主动肩部活动，例如配合行钟摆运动等。关节松动术适用于Ⅱ、Ⅲ期的患者。

## 七、社区家庭康复指导

### (一)治疗原发病

如颈椎病、类风湿关节炎、骨质疏松症等。

### (二)加强生活护理

防受寒、防过劳防外伤。尽量减少使用患侧的手提举重物或过多活动肩关节，以免造成进一步疲劳性损伤。

### (三)坚持运动训练

教会患者有效医疗体操的做法、肌肉完全放松运动、腹式深呼吸和局部自我按摩等。

### (四)改变患者对疼痛的认知

改变患者对疼痛的认知和处理过程来帮助患者学习自我控制和自我处理疼痛的能力。

# 第三节　类风湿关节炎的康复护理

## 一、概述

类风湿关节炎(RA)是一种以慢性、对称性、多关节炎为主的全身性自身免疫性疾病，其特点是关节痛和肿胀反复发作逐渐导致关节破坏、强直和畸形，是全身结缔组织疾病的局部表现，是致残率较高的疾病，其特征性的病理变化为非特异性的滑膜炎症。

### (一)发病概况

世界各地患病率非洲黑人较低(肯定 RA 为 0.1%，可能 RA 为 0.5%)。以色列居民患病率略高(男为 0.5%～1.3%；女为 1.2%～3.1%)。德国农村患病率男性为 5.7%、女性为 3.0%，其他各地患病率为 0.4%～1.0%。美国按 1952 年诊断标准，患病率为 0.3%～1.5%。我国人群患病率为 0.3％～0.5％,男女之比约为 1∶4,约 80％的患者发病年龄为 20～45 岁。

**（二）病因**

发病原因尚不完全明确,与发病有关的因素如下。

（1）感染病灶与本病发病有关。

（2）遗传本病患者 HLA－DRwu 抗原检出率明显升高,提示发病与遗传有关。

（3）免疫功能紊乱目前大量实验资料支持类风湿关节炎是免疫系统调节功能紊乱所致的炎症反应性疾病。

（4）与内分泌失调、受寒受潮、劳累等不良因素有关。

（5）美国 L.Lavelle 发现无论是现在还是过去吸烟均加重 RA 病情（包括类风湿结节、RF、关节受累数）,已戒烟比未戒烟者危险性下降。

**（三）类风湿关节炎的分期**

按美国风湿病学会制定的解剖学分期标准。

1.早期

（1）X 线片无破坏性改变。

（2）X 线片有骨质疏松。

2.中期

（1）X 线片有骨质疏松或轻度破坏。

（2）无关节畸形,有关节活动受限。

（3）邻近肌肉萎缩。

（4）有关节外软组织病变如结节、腱鞘炎。

3.严重期

（1）X 线片除骨质疏松外尚有软骨和骨的破坏。

（2）关节畸形半脱位、尺位偏或过伸、无纤维性和骨性强直。

（3）广泛肌萎缩。

（4）有关节外软组织病变如结节、腱鞘炎。

4.晚期

（1）纤维性或骨性强直。

（2）具有严重期各项变化。

## 二、临床表现

**（一）全身症状**

通常起病缓慢,有乏力、食欲缺乏、全身肌肉痛、体重减轻、低热和手足麻木、刺痛等。

**（二）局部症状**

患者常表现为对称性的多关节炎,手的小关节如近端指间关节及掌指关节、腕、膝、足关节最常受累,其次为肘、踝、肩、髋关节等,表现为关节肿胀、疼痛、僵硬及活动受限,关节肿时温度增加,但表皮很少发红。指关节呈棱形肿胀。关节僵硬以晨间起床后最为明显,活动后减轻,称为晨僵。晚期可强直和畸形。常见的有手指的鹅颈状畸形,掌指关节向尺侧半脱位和手指的尺侧偏斜,腕肘、膝髋等关节强直于屈曲位,严重影响患者的正常活动,甚至生活不能自理。

除四肢关节外,颞下颌关节及颈椎也易累及。

### 三、主要功能障碍

#### (一)关节活动受限

急性期主要与关节炎性渗出、肿胀、疼痛有关,慢性期主要与关节周围软组织粘连、挛缩、关节僵硬甚至强直、关节破坏、承重能力下降有关。关节肿胀是由于不同程度的滑膜增生变厚和滑膜积液,以浮沉触诊法可区分两者的不同程度。

#### (二)肌肉萎缩、肌力下降

常见于严重关节炎后期,与活动减少引起的肌肉失用性萎缩及体质下降、营养不良有关。

#### (三)晨僵

主要与关节炎性渗出、关节周围组织水肿和肌炎引起的肌紧张有关。

#### (四)心理情绪的变化

患者常表现为忧郁、焦虑、悲观失望、情绪低落等,主要原因是类风湿关节炎病程长,反复发作,后期活动不便,日常生活、工作受影响,生活质量下降。

#### (五)生活自理能力下降

早期与关节疼痛、肿胀、肌痉挛、关节活动受限有关,中、晚期与关节僵硬、关节软骨破坏关节变形、关节周围软组织粘连挛缩、肌肉萎缩无力等因素有关。

### 四、康复评定

#### (一)实验室检查

血红蛋白减少,为正细胞正色素性贫血,白细胞计数一般正常或降低,但淋巴细胞计数增加。大约70%～80%的患者类风湿因子阳性,但其他结缔组织疾病也可为阳性,注意鉴别。

#### (二)X线表现

早期可见关节周围软组织肿大阴影,关节间隙因积液而增宽,骨质疏松,正常骨小梁排列消失,以后关节软骨下有囊腔形成,附近骨组织呈磨砂玻璃样改变,关节间隙因软骨面破坏而逐渐狭窄。晚期关节间隙渐消失,最终出现骨性强直。

#### (三)类风湿关节炎活动期和稳定期的评估

一旦做出诊断,对活动期和稳定期应做出评定,以利康复治疗的进行。美国风湿病协会临床协作委员会所制定的疾病活动性标准被广泛采用。下表分别为其活动性和稳定性评估的标准。

#### (四)关节功能评定

采用1991年美国风湿病学会(ACR)修订标准。

Ⅰ级:完全能完成日常一般活动(自身照顾、职业工作、业余活动)。

Ⅱ级:能完成一般自身照顾和职业工作,但业余活动受到限制。

Ⅲ级:能完成一般自身照顾活动,但职业和业余活动受限制。

Ⅳ级:一般自身照顾、职业和业余活动能力均受限制。

#### (五)关节活动度的评估

类风湿关节炎患者关节活动常受限,早期RA因软组织的挛缩而关节活动范围减小,晚期关节活动范围的受限常因骨性或纤维性强直所致。一旦关节活动受限,应做ROM评估,主动式 ROM 是被评估者自己力量能达到的活动范围,由肌肉主动收缩完成,依靠外界力量达到的称之为被动式 ROM,两者应同时评估,正常时两者得数应相等。被动式得数在关节活动受限时,预示关节所能恢复之数。

评定目的在于了解关节活动范围,了解病变关节是否具备功能性运动最低要求,是否已影响日常生活活动的完成,从而决定康复治疗内容为各关节功能性运动最低要求。

一般认为手指伸展活动明显丧失,不会严重影响手功能,远端指间关节屈曲活动丧失少有影响功能,掌指关节(特别是小指和环指)轻度丧失屈曲功能,即有明显功能限制,拇指关节应注意其稳定性,掌腕关节没有前臂 30°的内旋,正常的对掌不可能。

### (六)肌力的评估

肌力是指肌肉能产生最大的力强度,评估的目的在于了解肌力对残疾的影响。类风湿关节炎患者常发生关节周围肌肉萎缩,使肌力减弱。一般采用徒手肌力检查法,检查时尤其要评估患者手的握力和手指的捏力。因类风湿关节炎关节肿胀、畸形、挛缩和疼痛等,用一般握力计误差较大,常采用汞柱式血压计测量(将袖带卷折充气形成内压为 30mmHg 的气囊,令患者双手分别在无依托情况下,紧握此气囊,水银柱上升读数减去 30mmHg,即为实测握力数),连测 3 次,取其均值,一般认为男性低于 192mmHg,女性低于 146mmHg 为握力低下。

同时应进一步了解关节的稳定性,因为它与关节囊的厚薄松紧、关节韧带的强弱、关节周围肌群的肌力有关。认为骨骼和韧带对关节的静态稳定起主要作用,肌力和拉力对动态稳定起重要作用。

影响测定肌力的因素有:疼痛、关节挛缩、肌肉痉挛、关节畸形、疲劳及肌肉不能产生最大收缩。

### (七)疼痛的评估

RA 患者关节疼痛为其主要表现,常见疼痛原因为局部炎症、组织的破坏、继发感染、局部缺血坏死、骨质疏松合并椎体病理性骨折、畸形导致结构变化、腕管综合征和其他嵌压性神经疾患、修复后关节松动、合并纤维肌痛综合征等。疼痛常是患者最主要的主诉,应评定患者疼痛的部位、时间、性质、程度、诱发因素等,目前国际上常采用视觉模拟评分法(VAS)、数字评分法(NRS)、文字描述评分法(VDS)等。

### (八)步态分析与评估

患者由于疼痛、肌力减弱、关节挛缩、畸形等原因而造成各种异常步态。

1.两腿长度不等跛行

因肌腱挛缩关节畸形等原因,两腿长短不一,如长短之差不足 3.75cm 时,健侧肩抬高,短腿侧下垂,骨盆下降。摆动期,长腿侧髋、膝、踝过度屈曲。如长度之差超过 3.75cm,短腿侧取代偿性足尖行走。

2.髋关节活动受限步态

此时腰段出现代偿运动。骨盆和躯干倾斜,腰椎和健侧髋关节出现过度活动。

3.膝关节活动受限步态

膝屈曲挛缩小于 30°,快走时能显示。屈曲挛缩大于 30°,慢走时呈短腿跛行。膝关节伸直位强直时,为了摆动患肢,健腿做环形运动,髋关节升高,踮足行走。站位因膝不能屈曲至

15°,结果骨盆和重心升高。

**4.马蹄足畸形步态**

为跨阈步态。患者腿相对变长,摆动期髋、膝弯曲增加。由于跟骨的畸形影响有效后蹬动作。

**5.减痛步态**

目的在于减少或避免患肢的负重而减轻疼痛,表现为站立相(患侧)时间缩短,迅速转为健侧站立相,步幅变短。脊椎疼痛时,步态变慢而对称,避免足跟着地时所产生震动。髋关节疼痛时,患肢负重时,同侧肩下降,躯干稍倾斜,患肢外旋屈曲,避免足跟击地。膝关节疼痛时,患膝微屈以足趾着地行走。

### (九)日常生活活动能力评估

RA 患者日常生活活动如穿脱衣服、洗漱、移动体位、如厕等能力常有不同程度障碍。因仅涉及躯体功能不涉及言语、记忆解决问题等功能,特称为躯体性 ADL,评定方法一般参用(MBI)。对患者的日常生活活动能力进行评估,有助于治疗师制订具体的康复计划。应关注患者存在的能力而不是丧失了的能力,这样有助于建立患者的自尊和自信。当患者在做某些活动有困难时,为了更全面、更准确地了解患者的障碍情况,应进行活动分析,弄清在什么情况下活动时的哪个具体动作有困难,以明确患者在生活中所需要的帮助,有针对性地提供生活辅助工具。

### (十)畸形的分析

RA 致残率较高,常与各种畸形有关,应当进行分析,以便避免或矫正畸形。

**1.手的畸形**

(1)手内在肌萎缩,引起手指活动障碍。

(2)掌指、掌腕关节尺位偏。

(3)天鹅颈畸形,近端指间关节过伸,远端指间关节屈曲。

(4)纽扣花畸形,近端指间关节屈曲,远端指间关节过伸。

(5)垂指,肌腱断裂所致。

(6)Z 形指,拇指关节不稳定,即掌指关节过伸,指间关节屈曲畸形(天鹅颈畸形)。

(7)掌指关节、近端指间关节半脱位、脱位、角度畸形。

**2.腕关节畸形**

(1)桡尺关节半脱位。

(2)4、5 指伸肌腱的损害,常见为断裂,引起垂指。

(3)腕管综合征:腕关节肿胀,正中神经受压,拇指和第 2、3、4 指桡侧掌面感觉障碍,拇指外展肌萎缩。

(4)垂腕或伸直位强直,是 RA 最易出现强制的关节。

**3.肘的畸形**

(1)屈曲,前臂旋前畸形。

(2)伸直位强直。

4.肩的畸形

内收、内旋、前屈畸形。

5.足的畸形

(1)跖趾关节半脱位约占67%。

(2)拇趾外翻占70%。

(3)爪形趾、上翘趾。

(4)足内、外翻、足弓塌陷。

6.踝的畸形

外翻、马蹄足畸形。

7.膝的畸形

(1)伸直强直。

(2)屈曲挛缩畸形。

(3)膝内外翻。

(4)膝半脱位。

8.髋的畸形

(1)屈曲挛缩。

(2)内收外展障碍。

(3)伸直强直。

9.颈椎的畸形

(1)寰枢关节横韧带松弛的各种半脱位。

(2)颈椎前屈短缩畸形。

(3)痉挛性斜颈。

### (十一)心理功能评估

RA患者,躯体因素和心理因素相互作用,容易形成恶性循环,原发躯体因素进一步恶化和复杂化,使治疗更趋困难。故应对患者进行心理分析和评估,了解其焦虑、抑郁、情感冲突等心理及情绪障碍的情况,从而采取针对性的心理护理及治疗。

## 五、康复治疗

康复治疗的目的:控制疼痛,控制炎症,维持和改善肌力、耐力和活动,防止和(或)矫正畸形,保持日常生活活动能力的独立性,帮助患者达到最大可能的正常生活。必须根据炎症的不同时期来选择康复治疗和护理的方法,急性期的治疗重点是使关节休息,避免关节负重,合理使用物理治疗;亚急性期主要是维持关节活动度的训练,包括主动、被动活动;慢性期的治疗在于预防和矫正畸形,可通过体力锻炼、增加关节活动度和增强肌力、耐力等手段来实现。

### (一)药物治疗

RA治疗的黄金时间为发病的初两年,而完成传统的"金字塔"型治疗所需时间为5～8年,故"金字塔"型治疗方案已被联合用药所取代。2002年美国风湿病学会提出RA治疗指南,指南立足于早期治疗,即建立明确诊断后,三个月即开始应用改变病情的药物,其中首选氨甲蝶呤,一般改变病情药物可单独用,用药时间为三个月,如无效即转入联合用药(2种或2种以上用药）。一旦联合用药或多种用药无效时，出现关节结构性改变可以考虑外科手术治疗。

常用药物如下几种。

**1.非甾体抗炎药（NSAID）**

阿司匹林、吲哚美辛、萘普生等。

**2.改变病情抗风湿药物**

氨甲蝶呤、金制剂等。

**3.免疫抑制剂**

环磷酰胺、来氟米特等。

**4.肾上腺皮质激素**

慎用于关节内注射。

**5.中成药**

雷公藤、白芍总苷（帕夫林）等。

**（二）运动疗法**

RA 患者关节灵活性减小，肌肉萎缩，肌力减退，耐力减少和心肺功能低下，通过适宜的运动疗法能改善功能而不会加重关节固有炎症。

运动疗法目的在于增加和保持肌力、耐力，增加受累关节的稳定性，减少生物力学的应力；维持关节活动范围；改善步态的效率和安全性；增加骨密度，防止骨质疏松；减轻疼痛和僵硬，防止出现畸形；改善 ADL 和健康，增强交往能力。

**1.手法按摩、牵伸**

急性期过后，对关节及其周围软组织进行按摩，有助于改善血液循环，减轻炎症、肿胀、疼痛，放松肌肉，解除组织粘连，提高关节活动能力。对水肿的关节或肢体可从远端向近端推按、轻揉、摩擦；对病变时间长的关节，应在关节周围寻找痛点或硬结，有重点地进行按揉，但应避免直接在关节表面上大力按压或使两关节面间用力摩擦；有关节僵硬周围软组织粘连、挛缩时，在按摩后给予关节牵引，对关节周围软组织进行牵伸，可采用徒手牵伸，也可利用自身重量、滑轮或棍棒等牵伸。应注意：对有明显积液、关节不稳定、生物力学紊乱的关节应避免用力牵张，晚期患者如过度牵张会引起关节囊的破坏。

**2.肌力训练**

在急性期或关节固定期，虽然关节不宜做运动，但为保持肌力，可进行等长收缩练习，以保护炎症性关节病变患者的肌力，因可使肌肉产生最大张力而对关节的应力最小，每日只要有数次的最大等长收缩就能保持或增加肌力和耐力，因此对类风湿关节炎患者是简便、安全、可行的方法。如仰卧时一侧下肢伸直上抬约 10°或在踝关节处加上 1～2kg 重物再上抬，以训练臀大肌和臀中肌，每次持续用力 5 秒左右，然后稍休息，反复进行 10～20 次。

恢复期或慢性期，可在关节耐受的情况下，加强关节主动运动，适当进行等张练习或抗阻练习。游泳池内或水中均是等张运动的良好环境，由于浮力使作用于关节的应力减少，一定的水温更有助于关节周围肌肉等软组织松弛，故水中等张运动很适宜于类风湿关节炎患者，也可指导患者用滑轮弹簧、沙袋等进行肌力训练。

3.关节体操练习

关节体操是在关节本身的活动方向及活动范围内所进行的活动,如关节的屈伸、旋转等,可以是在外力作用下的被动运动或自身用力主动运动,也可以配合肌力训练,在负重的情况下进行。关节体操可有效地预防关节僵硬,改善关节活动能力,恢复关节活动范围。在做操前先对受累关节进行轻柔的按摩或热疗,可防止损伤,提高疗效。做操时用力应缓慢,切忌粗暴,应尽量达到关节最大的活动范围,但以不引起关节明显疼痛为度。如有条件在温水中练习关节体操,则既舒适效果也会更好。

(1)手指关节体操。①用力握拳→张开手指。②各指分开→并拢。③各指尖轮流与拇指对指。

(2)腕关节体操。①手指伸直,腕关节上、下摆动做屈伸练习。②手指平放,掌心向下手向桡、尺侧往返摆动。③手做环绕活动。④双手胸前合掌,两腕轮流背屈。

(3)肘关节体操。①屈肘,手触肩一复原。②两臂自然靠在身旁,轮流屈、伸肘。

(4)前臂旋转体操。①肘屈成90°,做前臂旋前、旋后练习。②双手拧毛巾练习。

(5)肩关节体操。①两臂伸直,向正前方平举→上举→放下。②两臂伸直,侧平举→上举→放下。③坐位或立位,两臂在背后伸直后引,躯干挺直。④直臂绕环或在屈肘的姿势下→绕环。

(6)趾关节体操:足趾向上屈起→复原→向下卷曲→复原。

(7)踝关节体操。①坐位或仰卧位,足背屈起→向下。②坐位或仰卧位,足向内摆(内收)→向外摆(外展)。③足踝绕环运动。

(8)膝关节体操。①卧位,屈膝关节使足跟尽量靠近臀部,然后伸直。②坐位(膝屈位),伸展膝关节至最大范围,然后放下。

(9)髋关节体操。①仰卧位,两腿轮流屈髋屈膝→伸直。②仰卧位(腿伸直),髋关节内收→外展。③仰卧位(膝伸直),髋关节内旋→外旋。④立位(膝保持伸直),直腿前踢(屈髋)→直腿后伸(伸髋)。

4.全身运动

类风湿关节炎会造成身体的慢性消耗,加之患者活动减少,因此可引起体质下降,身体虚弱,应适当进行全身活动,以保持整个身体处于良好状态。最好能进行适量的耐力运动,它对锻炼心肺功能、改善糖及脂肪代谢具有突出作用。常用的项目有行走、跑步、自行车、游泳等,应用时应根据关节炎情况和心肺功能确定强度。常用于类风湿关节炎恢复中后期,增强心血管功能,提高体质。

5.训练顺序及训练量

(1)当软组织紧张所致关节活动受限,首先应当先进行被动的关节牵张,再用主动关节活动范围训练;如无关节活动受限,用保持关节活动范围的主动训练;当关节生物力学状态良好时,先用等长收缩,继之用等张收缩以加强肌力训练。

(2)避免训练过量,训练后疼痛超过2小时,出现过度疲劳,虚弱无力现象加重,原有关节活动度减少,关节肿胀增加均视为运动量过度,应当进行适当调整,运动后疼痛如经夜间休息能恢复,表明运动量是合适的。每次运动后,必须有适量的休息。

### (三)其他物理因子治疗

**1.冷疗**

常用于关节急性炎症期肿痛明显时,具有镇痛、降低肌张力、解除痉挛、减少炎症渗出、抑制滑膜的胶原酶的作用,可使急性关节炎的破坏受到遏制。有条件的可采用冷疗设备,一般可用冰块、冰袋、冰水等,每日 1~2 次,每次 15~20 分钟。患有发作性寒冷性血红蛋白尿、冷球蛋白血症和雷诺病(现象)患者禁用。

**2.热疗**

热作用于神经末梢和肌梭 γ 纤维,具有镇静、止痛作用,还能增加胶原黏弹性,减少肌痉挛,增加肌肉及关节周围组织柔韧性,改善局部血液循环,减轻水肿,有助于增大关节的活动范围。一般除关节急性炎症期及发热患者外均可使用,单独热疗法产生短时间疼痛缓解,与主动训练相结合则疼痛缓解明显且持久,肌力和功能得到改善,僵硬减轻。

(1)透热疗法:有短波、微波、超声波等。短波透热对浅表肌肉加热最好,用于解除肌痉挛微波用于加热浅表和较深层肌肉,此两种透热形式在有金属植入物时不宜使用。超声波其热的穿透比短波或微波深,可深入皮下 5cm 左右,选择性为骨所吸收,是加热关节和关节周围组织较好的方式。值得注意的是关节的透热疗法能使关节腔内的温度升高,而 RA 关节腔温度由 30.5℃升至 36℃,来源于滑膜的胶原酶溶解软骨的活性增加 4 倍。在类风湿关节炎的治疗时,如使用不当能加速病变关节的破坏,故透热疗法在 RA 的应用宜慎重,一般选用无热量。

(2)浅表热疗法:所产生热深入组织不超过 4cm,不会引起关节腔温度升高在大关节反射性使关节腔温度降低。有人认为长时间地应用于关节,亦能使关节腔温度升高,特别是小关节。故治疗时间以不超过 20 分钟为宜。浅表热主要用于训练和牵引前的松弛组织、减轻疼痛、增加 ROM,但有循环障碍或感觉障碍者禁用,可选用红外线、蜡疗、热敷、水疗等,如结合中草药热洗或热敷,效果会更好。

**3.药物导入治疗**

可采用直流电导入疗法或超声导入疗法,后者效果更好。

**4.低中频脉冲电疗法**

具有镇痛、促进局部血液循环和消炎的作用。间动电流疗法常用于镇痛和促进局部血液循环,适用于类风湿关节炎继发纤维肌痛症者。经皮电刺激疗法对受累软组织镇痛效果较好。干扰电流疗法在受累关节交叉处对置,对关节深部消炎、消肿、镇痛效果好。音频电疗法有较好的松解粘连的作用,对关节囊肥厚或关节粘连者可用。

**5.水疗法**

利用水的静压、温度、浮力及所含成分,以不同方式作用于人体来防治疾病和促进康复的方法,十分适宜 RA 患者,水温 38~40℃,最佳治疗时间为 20 分钟。

(1)水作为一种安全而有效的介质为许多风湿性疾病患者所采用。水中运动能缓解疼痛和肌肉痉挛,通过主动或被动运动可增加肌力,保持或增加关节活动范围,改善活动功能。

(2)矿泉很适宜于 RA 患者的康复治疗,其中以硫化氢泉和氡泉效果最佳。矿泉具有抗变态反应、消炎作用,能激活结缔组织细胞,活跃垂体、肾上腺皮质和性腺功能,还能调节自主神经功能,改善末梢循环、纠正异常代谢、防止关节强直、恢复肌肉功能,此外还具有水疗的其他作用,但患者如有明显全身症状如疲劳、发热、血沉、C反应蛋白升高,局部炎症明显及有关节外表现,如心包炎、心肌炎、血管炎等,应暂停矿泉治疗。

**6.其他**

如弱激光、磁疗等也较常用于类风湿关节炎的治疗。

**(四)作业疗法**

**1.日常生活活动训练和自助具的应用**

日常生活活动训练的目的在于训练患者在病残范围内从事日常家庭生活、工作和娱乐活动,得以发挥出最好的功能。应根据患者的病情、功能情况等选择针对性的作业活动,以提高患者的实际功能及日常生活能力。RA患者ADL能力训练以行走、修饰穿脱衣、进食等动作作为前提,通过训练让患者自身来完成,必要时需要借助支具或自助器以使患者独立完成日常生活所需的动作。日常生活活动训练应循序渐进,消除依赖心理,提高熟练度和技巧度。

**2.助行器具**

RA患者有时需要一定辅助步行的用具以支持体重和保持平衡,确实难以完成站立、无法步行只得使用轮椅。

拐杖手杖的选择:实质上,这些是一种上肢伸长的替代形式。用以弥补患肢所失去的支撑、平衡和负重功能。使用手杖要求上肢及肩的肌力正常,平衡状态良好。使用拐杖要求患者的上肢肌力及体力处于良好状态。如肘关节稳定性差,用前臂支持金属片的拐杖。肘关节不能伸时用月台形拐杖,前臂可依托在平台上,手握住平台上突出的扶手。腕关节伸肌肌力减弱,腕部稳定性不佳用有腕关节固定带的拐杖。

一般来说手杖能承受体重的20%~25%。单侧前臂拐杖最大承受的体重为45%。双腋拐能承受体重的80%。

**3.矫形器的应用**

RA患者除了合理应用运动疗法外,还应采用矫形器,通过力的作用防治畸形。矫形器具有稳定、支持、助动、矫正、保护等功能。夹板功能与矫形器相似,目的在于减少炎症,使肢体处于最佳功能位,保护术后关节的组合,对紧张肌腱和韧带提供牵引并增加其功能。RA患者以手、足畸形为多见,常用矫形器如下几种。

(1)上肢常用矫形器。①制动夹板:制动手和腕,宜于活动期RA患者夜间使用,也用于腕管综合征或伸肌肌腱炎。②功能性腕夹板:夹板伸至掌中纹,允许手指活动,防止腕关节屈曲,用于腕关节炎症期。上述两种夹板的应用,在早期RA有可能延缓尺位偏的发生,减轻疼痛,减轻滑膜的炎症和水肿。③功能性拇指柱式夹板:用来缓解腕掌疼痛和骨关节炎的指间关节疼痛。④功能性腕上翘夹板:缓解腕管综合征的疼痛。⑤小环状夹板(bunnell and boutonniere矫形器):减轻天鹅颈和纽扣花畸形。

(2)下肢常用矫形器有以下几种。

用于前足病:所穿鞋应宽而深,便于容纳拇趾外翻、上翘趾、爪形趾。鞋底松软,避免跖骨头及形成的胼胝受压。鞋跟要低,不可超过1.5cm,为了减少跖骨头受压还可采用以下2种。①鞋底摇杆:由硬质材料制成,置于鞋底相当跖骨头连线近心端,与此线平行,中间厚约0.5~1.0cm,前后较薄。行走时因摇杆出现滚动,将跖骨头处压力转移至跖骨体,保护病变部位不再受压。②跖骨杆:直式或弧式,由硬质皮革制成。作用类似鞋底摇杆,但行走时不产生滚动。

用于后足病:首先应做生物力学评估,确信病变和脚本身有关,不是近心端如膝、髋病变代偿所致。①鞋底楔块:用皮革制成,置鞋底内或外侧,厚 0.2～0.5cm,矫正功能性内外翻及固定性内外翻,改善足的承重能力。②软跟矫正鞋:用柔软的橡皮海绵块置入鞋内外底间,减少行走时对足跟、踝关节产生震动。用于跟骨骨刺、踝关节炎。③鞋跟突出:向跟部内外侧突出,增加跟及距下关节稳定,限制后足内外翻,也可以加固后帮,防止足内外翻。④托马斯及反托马斯鞋跟:托马斯跟在鞋跟内缘高出 0.3～0.5cm,向前延至舟骨下方,增加对足弓的支持,用于平足。反托马斯跟是在鞋跟外侧加厚延长,用于轻度足内翻。⑤短肢矫正鞋:一侧下肢短缩≥2.5cm 时,应同时垫高鞋底和鞋跟。如垫高较多时,为便于迈步,垫高侧仍应较健侧稍低 1cm。

### (五)手术治疗

早期可做受累关节滑膜切除术,以减少关节液渗出,防止血管翳形成,保护软骨和软骨下骨组织,改善关节功能;后期,可做关节成形术或全关节置换术。

### (六)传统中医康复

中医对 RA 的治疗,以祛风通络、散寒、止痛、除湿为原则,同时辅以推拿疗法、针灸疗法、传统运动疗法、火罐疗法、中药疗法等。

## 六、康复护理

### (一)康复护理目标

(1)对于关节活动受限、生活不能完全自理者做好生活护理,增强舒适感。

(2)预防并发症:对长期卧床者,要保持床单及皮肤的清洁干燥,防止压疮发生。按时翻身叩背咳痰,防止呼吸系统并发症等。对严重关节功能障碍者,注意防跌倒、骨折等意外发生。

(3)通过康复治疗、护理延缓疾病进展,减轻残疾,提高生活质量。

### (二)康复护理

1.正确休息

急性炎症期,需卧床休息,关节用夹板制动,采用医用热塑型塑料板材,按不同部位和要求加热制成。固定期间,应将关节置于最佳功能位置,但过分的静止休息容易造成关节僵硬、肌肉萎缩等,故应每日除去夹板做主动或主动辅助 ROM 训练。夹板固定的作用是保护和固定炎症组织,最终目的是保存一个即可活动又具有功能的有用关节。长期卧床能引起骨质疏松、高钙血症、高钙尿症、肌萎缩(一周内能丧失肌容积 30%,1 个月内减少肌力 5%)、无力、心动减慢,故急性炎症期间也应进行相应的运动疗法,一般每日只进行一次主动 ROM 训练。

2.体位康复护理

(1)注意保持正确体位,以免发生畸形。尽可能采取水平位休息,枕头不宜过高,除头部用枕外,其他部位均不宜用。床垫应质地较致密松软,过软易使臀部下沉,形成双膝、双髋屈曲畸形。久卧床者,为避免双足下垂,应在足部放置支架,将被服架空,以防被服下压双足加速垂足出现,同时鼓励患者定期将双足前部蹬于床端横档处,用于纠正和(或)预防足下垂,仰卧和侧卧交替采用。侧卧时注意避免颈椎过度前屈畸形,鼓励患者俯卧(此时应避免踝关节因体位所致过伸)由数分钟增至 1 小时,每日 2 次。

（2）关节功能位的保持：很明显，不适当的体位和不良姿势常常引起肢体的挛缩。不适当姿势由不正常的关节位置所造成。故站立时，头部应保持中立，下颌微收，肩取自然位，不下垂，不耸肩，腹肌内收，髋膝、踝均取自然位。

在关节具有一定活动度时，应力争将关节活动保持于最低功能活动度。如关节制动，应将关节固定于功能位。

（3）应避免的体位：一些关节在特定体位下，关节内部压力较低，可以减痛，但非功能位，一旦这种体位保持超过 8 周，因关节囊粘连、挛缩等原因就难以恢复正常。如髋屈曲外旋位、膝屈曲 40°位、肘屈曲 90°位，虽能减痛，均应避免。同时避免长时间保持同一体位不变。

3.常见症状的康复护理

（1）疼痛的护理：急性期疼痛较严重，持续时间较长，常伴有关节僵硬、晨僵现象，主要与关节炎性渗出、肿胀有关。慢性期疼痛主要发生于活动时，与关节活动功能障碍关节承重能力下降有关。

关节疼痛和肿胀严重时应让关节制动或固定，这样可以减轻疼痛和避免加剧炎症，将关节用夹板固定来消肿止痛效果优于任何其他方法。

尚可采用镇痛药物、理疗、针灸、运动疗法及心理治疗等方法来缓解疼痛。

（2）晨僵的护理：晚上睡眠时可使用弹力手套保暖；早上起床后进行温水浴或盐水浸泡僵硬关节，起床后应活动关节；积极参加日常活动，避免长时间不活动；晚间进行轻微的 ROM 训练能明显减少晨僵。

**（三）心理康复护理**

对 RA 患者，病程长，反复发作，后期活动受限，日常生活、工作受影响，常表现为忧郁、焦虑失望、悲观等，因此，心理护理是本病治疗方案中的重要组成部分。应认真倾听患者对病情及要求的叙述，耐心解释患者提出的问题，与患者建立良好的信任关系，减轻患者精神负担，使其能正确对待本病，尤其是对急性活动期患者，病情一时不能控制，情绪急躁，求愈心切，更需加以宽慰，说明本病反复发作的特征，提高治疗的信心及积极性，提高患者的依从性，才能使病情控制稳定，得到缓解。

**（四）康复健康教育**

（1）注意合理饮食，戒烟限酒，进食富含蛋白质、维生素、钙、铁的清淡、易消化的非辛辣刺激性食物。既要营养丰富，纠正贫血，又要避免出现超重、肥胖，因为体重每减轻 1kg 能减轻髋关节负重 3～4kg。

（2）平时选用宽松、透气衣服，室内温度恒定，注意关节的保暖、防潮，避免在寒冷、潮湿的环境中生活，寒冷易引起肌肉痉挛，不应在寒冷环境中锻炼。

（3）药物治疗疗程长，有不良反应，要按医生指导方法和注意事项按时服药，不能随便停药换药、增减药物用量，避免药物严重不良反应，才能达到缓解疾病的效果。

（4）类风湿关节炎患者在日常生活中应重视保护关节，合理使用关节，这样可以减轻关节炎症及疼痛，减轻关节负担，避免劳损，预防关节损害及变形，减少体能消耗。

（5）关节保护原则有以下几种。①姿势正确：休息时要让关节保持良好的姿势，工作时应采用省力姿势及采用省力动作，并常更换姿势和动作，以免关节劳损和损伤。②劳逸结合：工作和休息合理安排。需长时间持续工作时,应在中间间插休息。工作过程中最好能让关节轮流休息。③用力适度:不要勉强干难胜任的重活,用力应以不引起关节明显疼痛为度。④以强助弱:多让大关节、强关节为小关节、弱关节代劳,以健全的关节辅助有炎症的关节,减轻它们的负担。⑤以物代劳:使用各种辅助具协助完成日常生活活动,以弥补关节功能缺陷,减轻关节负担。⑥简化工作:在工作之前先做好计划,并做好一切准备工作,把复杂的工作分成多项简单工作来完成。充分利用省力设备或器材完成工作。

## 七、社区家庭康复指导

### (一)疾病知识的指导

(1)让患者了解自己的病情及康复治疗的目的、重要性等,调整心态,学会自我心理调节,避免不良情绪,树立与疾病长期斗争的理念。

(2)对患者家属进行相关知识的教育,使他们辅助和督导患者服药、功能训练等,多体贴关心患者,增强患者的治疗信心。

(3)指导患者积极预防各种诱发因素,如预防和控制感染;避免受风、受潮、受寒,关节处要注意保暖,不穿湿衣、湿鞋、湿袜等。夏季不要贪凉,空调不能直吹,不要暴饮冷饮等,秋冬季节要防止受风寒侵袭等,注意保暖是最重要的。

### (二)建立科学的行为方式

(1)进行某一工作时,尽可能让各病变关节轮流交替参加,避免关节过度使用。

(2)取物时,以掌心、前臂同时将物件托起,使重量分布于掌心和手臂,减少病变关节的负重。用手握持瓶壶把手时,前臂和手应成一线,避免掌指关节、腕关节尺侧偏。开启瓶盖时,用腕力,右手开瓶盖,左手关瓶盖,以免增加尺偏畸形。

(3)携带重物时,应将重物化整为零,分别拿取或采用带车轮的小车推行,不拉行。当膝髋关节受累时,搬运物件重量每次不超过体重的10%。

(4)拿取物件时,采用"抱"的方式,即将所拿物贴近身体,挺直腰背。物品越接近人体重力线,重臂越短,越省力安全。对关节产生扭转力少,对关节损伤的机会也越少。

(5)髋关节病变,尽量减少上、下楼梯活动,因对髋关节应力较大;膝关节病变避免快走。当负重关节疼痛加重时,多数为长期站立、快走或行走在不平整场地所致,应尽量避免。

(6)避免长时间采用同一体位,一般不超过半小时,良好的姿势可以尽量减少对特殊关节的应力。

(7)需要时采用合适的辅助装置、夹板,改变工作性质、程序,以减轻对关节应力。

(8)手指关节受累时,尽可能采用粗柄、大把手用具。如用粗杆笔方便抓握,同时可减轻手指负担。

(9)多个关节受累时,尽可能使用最大的病变关节。如提取重物时使用肘关节而不用手,减轻手指关节负担;关抽屉时,用手臂力量或侧身力量取代用手推,避免加重受累腕关节的炎症。

### (三)避免出现不良姿势

(1)坐位时采用硬垫直角靠椅,椅高以双足平置地面为准,同时膝、髋应力争取功能位,不可以坐沙发。

(2)坐位时,避免双膝交叉,防止双下肢出现畸形。

(3)避免做牵拉、弯腰工作,能够坐着工作就不要站着,因站位比坐位时完成活动要多消耗25%的能量。

### (四)坚持必要的运动

保持关节活动度和肌力的锻炼。锻炼时,切勿超过自己的耐受力,适可而止,活动量应逐步增加,循序渐进。锻炼必须持之以恒,方能发生效力。但已有强直的关节禁止剧烈运动。

### (五)注意体能保持

(1)最大限度增加关节的生物力学效率,提高手功能,使用各种自助具,衣着应合适,以免影响能量的消耗。

(2)要避免不必要的重复劳动、无效劳动。保持 ROM 和肌力,注意正确姿势,姿势明显,改变会使肌肉对抗重力、牵拉付出更多能量。

### (六)日常生活活动环境的改造

1.厨房的设施与布局

炊具、洗涤池、冰箱等集中于工作区。各种电器插座的高度、常用物件应放置方便使用,易于拿取。

2.日常生活的安排

窗帘拉线下端系以大环,便于手拉。电器开关采用按压式,桌凳的高度能调节,椅扶手应便于抓握且与肘部同高等。

3.其他安排与设计

将高台阶改为低斜率坡道,地毯铺设不可过厚,以免增加行走时阻力。房门应便于轮椅进出,浴室装扶手,备有防滑垫。

4.自身照顾

备有长柄取物器、长鞋拔、松紧鞋、长柄牙刷、纽扣钩、拉链等,衣着质地轻柔、保暖、防皱易洗等,采用松紧式裤带。

# 第十一章 其他常见疾病的康复护理

## 第一节 慢性阻塞性肺疾病的康复护理

### 一、概述

慢性阻塞性肺疾病(COPD)是指以气道阻塞、气流减少为特征的一组慢性肺疾病的总称，如慢性支气管炎、支气管哮喘、肺气肿。COPD的发展过程是渐进性的，病理改变大多是不可逆的，临床上可分为气肿型和支气管型。当慢性支气管炎、肺气肿患者肺功能检查出现气流受限并且不能完全可逆时，可诊断为COPD。COPD是一种不可逆性改变的疾病，最终会发展成慢性肺源性心脏病、呼吸衰竭、心力衰竭等并发症，从而严重影响患者的日常生活活动或职业、文化娱乐活动，大大降低患者的生活质量。

### 二、康复评估

#### (一)主要功能障碍

**1.有效呼吸减低**

患者在呼吸过程中的有效通气量降低，呼气末残留在肺部的气体增加，可影响气体的吸入；长期慢性炎症，呼吸道分泌物的引流不畅，影响了肺部充分的气体交换；部分慢性支气管炎患者因年龄偏大，伴有不同程度的胸廓畸形，限制了胸廓的活动，导致肺通气量下降，出现缺氧症状，表现为劳累性气短、气促、咳嗽、咳痰等。

**2.病理性呼吸模式**

慢性炎症使支气管壁逐渐破坏，特别是弹力纤维层破坏，支气管壁对抗压力的能力降低。呼气时增高的肺间质压首先使支气管壁过早塌陷，加重了气道狭窄。如用力呼气，则肺间质的压力增加和气道流速增加而导致支气管内的负压效应，可使气道狭窄进一步恶化。此外，COPD患者由于呼吸困难而用力和快速呼吸，使胸腔内压力更为增大，从而使支气管壁塌陷更加恶化，肺泡通气量降低，解剖无效腔增加，呼吸耗能无谓增加，形成以呼气困难为特征性的异常呼吸模式。

**3.呼吸肌无力**

患者有效呼吸减少、呼吸困难及病理性呼吸模式的产生，均可影响膈肌、肋间肌、腹肌等呼吸肌的运动，因而产生呼吸肌无力。

**4.耗能增加和活动能力减退**

在病理性呼吸模式中，原本不该参与呼吸的肌群也参与呼吸活动，气短、气促又使患者精神和颈背部乃至全身肌群的紧张，增加了体能消耗。此外，患者可因惧怕出现劳累性气短，不断限制自身活动，少数患者甚至长期卧床，逐渐丧失了日常活动能力和工作能力。

5.心理负担加重

由于长期处于供氧不足,气短、气促造成患者精神紧张、烦躁不安、睡眠障碍,给患者带来心理压力和精神负担。

### (二)康复评估内容

1.一般评估

包括职业史、个人生活史、家族史、吸烟史、营养状况、生活习惯、活动及工作能力;既往的用药、治疗情况,现病史,症状,体征,实验室检查(如血常规、生化检查、动脉血气分析、痰培养、药物敏感试验、胸部 X 线检查、CT 等)。

2.肺功能评估

包括呼吸功能的徒手评定,肺容量、肺通气功能、通气功能障碍分型等测定,呼吸气分析,呼吸肌功能测定,运动功能评定等。根据 Borg 量表改进的气短、气急症状的分级。

3.运动能力评估

(1)平板或功力车运动试验。

(2)定量步行评估:让患者步行 6 分钟或 12 分钟,记录其所能行走的最长距离,也可采用定距离行走,计算行走时间来作为评定方式,此试验与平板或功力车运动有良好的相关性。

4.ADL 能力评估

COPD 患者常有日常生活活动障碍,如自我照顾、日常活动、家务劳动、购物及人际交往障碍等。

5.心理评估

COPD 患者由于呼吸困难和对窒息的恐惧,经常处于焦虑状态。此外,由于慢性缺氧可引起器质性脑损害,故 COPD 患者也可表现出认知、情绪等神经精神症状。

6.损伤水平评估

$FEV_1$指尽力吸气后尽最大努力快速呼气,第 1 秒所能呼出的气体容量。

## 三、康复治疗及护理

### (一)治疗原则及康复目标

1.治疗原则

改善心肺功能和预防并发症;以呼吸和运动训练为主,发掘呼吸功能潜力;改善和维持体力,提高对运动和活动的耐力;提高机体免疫力和调适心理状态;强调自然放松、量力而行、持之以恒。

2.康复目标

改善患者顽固和持续的气道功能和体力活动能力障碍,预防并发症;消除疾病遗留的功能障碍,发掘呼吸功能潜力,提高生活质量,降低住院率;稳定或逆转肺部疾病引起的病理生理和精神病理学的变化,尽可能恢复至最佳功能状态。

### (二)治疗及护理措施

COPD 患者虽然都是康复的对象,但肺功能中等或较重度的损害、在正规治疗下病情稳定、没有严重合并症和并发症的 COPD 则是最理想的康复对象。

1.保持良好环境

保持室内空气清新,每日定时通风 2 次,每次 15～30 分钟,避免刺激性气体、烟尘等;保持室内温度在 18～28℃,湿度 50％～70％。睡眠时保持环境安静,心情放松,辅以适合的照明。

2.呼吸训练

(1)肌肉松弛训练:COPD 患者常因气促、气急而产生焦虑和恐惧,使辅助呼吸肌群处于紧张状态,组织耗氧量增加,进一步加重缺氧,产生恶性循环。这一训练通过放松紧张的辅助呼吸肌群,尤其是放松肩部和颈部的辅助呼吸肌,减少不协调呼吸,降低呼吸肌耗氧量,缓解呼吸困难症状,提高呼吸效率。

(2)腹式呼吸训练:肺气肿的呼吸常采用比较浅快的胸式呼吸为主,为代偿低氧和高二氧化碳而动用辅助呼吸肌参与呼吸运动,但这对改善通气功能影响不大,相反增加了呼吸肌的耗氧量。腹式呼吸又称膈呼吸,主要靠腹肌和膈肌的收缩进行,腹式呼吸较胸式呼吸缓慢而深长,可增加潮气量,减少残气量,降低呼吸功耗,减轻呼吸困难症状。因此,腹式呼吸对于有 $CO_2$ 潴留的 COPD 患者是非常有益的。训练开始每日 2 次,每次 10～15 分钟,以后逐渐增加次数和时间,争取成为自然呼吸习惯。

(3)缩唇呼气训练:又称吹笛样呼气法,由于 COPD 患者支气管受到慢性炎症的侵蚀,细支气管塌陷、变形,失去了对呼气状态胸腔内压力增加时的支撑力,从而妨碍了气体的呼出。缩唇呼吸是提高支气管内压最简单的方法,其通过增加呼气时的阻力,防止支气管及小支气管被增高的胸膜腔内压过早压瘪,增加肺泡内气体排出,减少肺内残气量,从而可吸入更多的新鲜空气,缓解缺氧症状。

(4)缓慢呼吸训练:缓慢呼吸有助于减少解剖无效腔,提高肺泡通气量。因为当呼吸急促时,呼吸幅度必然较浅,潮气量变小,解剖无效腔所占的比值增加,肺泡通气量下降,而缓慢呼吸可纠正这一现象,但过度缓慢呼吸可增加呼吸功,反而增加氧耗,因此每分钟频率宜控制在10 次左右。

(5)胸部扩张呼吸训练:医护人员用手掌在患者两侧下胸壁或胸背部加压,用力程度以患者能耐受为度,或在胸壁局部或腹部放置一定重量的沙袋让患者对抗,患者同时进行积极的吸气,对肺不张或肺膨胀不全的患者,充分吸气后应保持 3 秒,这将比普通呼吸有效得多,尤其在术后。

(6)呼吸操训练:包括深呼吸与扩胸、弯腰、下蹲和四肢活动等相结合的各种体操运动,分为卧、坐、立位体操,原则先从卧位体操开始锻炼,待患者熟练掌握后按顺序转移到坐位和立位体操。

3.排痰训练

有效咳嗽和体位引流排痰是一种帮助过多的支气管分泌物由气道排出的技术,能在不加重支气管痉挛的前提下,增加分泌物清除效率。

(1)有效咳痰临床上并非所有的咳嗽都可排除气道内分泌物,而无效的频繁咳嗽还易导致疲倦、胸痛、呼吸困难及支气管痉挛加重。所以咳嗽训练的目的就是让患者控制无效咳痰,学会有效咳嗽,以促进气道分泌物的排出。

(2)体位引流。

4.运动疗法

慢性肺部疾病的患者在缓解期主要采用有氧训练和医疗体操,包括上、下肢训练及呼吸肌训练,训练方案应结合患者个体情况、兴趣和环境,并且简单易行又不昂贵,如呼吸操、太极拳、散步、游泳、爬山、上下楼梯、踏车等。训练强度则因人而异,以自感劳累为运动强度指标,一般每周训练 2~3 次,每次持续运动 20~30 分钟。全身运动锻炼可增强四肢肌力和耐力,减少了代谢和通气的需要,有助于缓解呼吸困难和提高机体免疫力。

5.氧疗

COPD 患者如动脉血氧分压($PaO_2$)持续低于 50mmHg(6.67kPa)或氧饱和度($SaO_2$)＜90％可通过气管导管、鼻塞导管或面罩每日给氧,但长期高浓度吸氧会导致患者氧中度、高碳酸血症和吸收性肺不张等,严重时可出现 $CO_2$ 麻醉。家庭氧疗一般是经鼻导管吸入氧气,COPD 患者每日进行持续低流量家庭氧疗(流量 1~2L/min,吸氧持续时间 10~15h/d),必须经常检查流量表。长期氧疗的目的是使患者在静息状态下。达到 $PaO_2 \geqslant 60mmHg$(800kPa)和(或)使 $SaO_2$ 升至 90％,以维持重要器官的功能,保证周围组织的供氧,延缓肺心病的发生,明显改善生活质量。

6.心理护理

由于 COPD 病程较长,患者因缺氧造成的呼吸困难又极大地限制了其活动范围和强度,而使部分患者丧失工作能力,甚至生活自理能力,此时患者容易产生自卑、沮丧、忧郁、焦虑等情绪。指导患者学会放松肌肉,可减压和控制惊恐,有助于减轻呼吸困难及焦虑,鼓励家庭、朋友和社会的支持则使他们能从容面对现实,以增强战胜疾病的信心。

## 四、健康教育

### (一)坚持全身运动

COPD 康复是一项长期、艰苦的工作,锻炼应量力而行,其难度、强度和量都应循序渐进。运动时和运动后均不该出现明显气短、气促或剧烈咳嗽,如果出现与平常不同的变化,例如疲劳、乏力、头晕等,应暂停训练,并及时就诊。

### (二)指导患者正确呼吸和排痰

使患者掌握正确的呼吸方式,注意保护呼吸道清洁卫生和保持居住环境空气的清新和通畅。鼓励患者每日饮水约 2000mL,要注意少量多次饮用。指导患者家属掌握叩击排痰技巧,即五指并拢,向掌心微弯曲,呈空心掌,腕部放松,迅速而规律地叩击,从下至上、由外到内,每侧叩击 3~5 分钟。

### (三)对家庭用氧提供指导

护理人员要主动向患者和家属提供有关家庭氧疗的咨询和帮助。①提供吸氧装置,一般采用氧气瓶或制氧机,而氧气枕给氧时间短,达不到长期氧疗的目的。②指导患者如何使用设备及调节,并告知经常检查导管是否通畅,定期更换保持清洁。COPD 患者应酌情采用低流量持续鼻导管吸氧,切忌长时间、高流量吸氧。③防止患者吸入的氧气过冷或过于干燥,以免刺激气道收缩和痉挛,加剧呼衰和心力衰竭,故可用电加温湿化瓶或将吸氧管放在暖水袋上。④教会患者及其家属观察口唇、甲床、鼻尖、颊部皮肤黏膜及肢端的颜色,告知不随意调节氧流量,以及进行安全用氧的教育。⑤在氧气使用过程中应防止火灾及爆炸,在吸氧过程中禁止吸烟,运送装置时防震动。

### (四)积极防治呼吸道感染

COPD 患者发生呼吸道感染,往往易并发呼吸衰竭和心力衰竭,因此,COPD 患者在冬季要注意保暖,可采用耐寒训练、食醋熏蒸、增强体质等方法来预防感冒,如已有呼吸道感染者应尽早用药治疗。

### (五)劝导戒烟及改善环境

应劝导患者戒烟,戒烟有助于减少呼吸道黏液的分泌,降低感染的危险性,减轻支气管壁的炎症,使支气管扩张剂发挥更有效的作用。此外,应经常开窗通风,避免吸入煤烟、油烟、油漆、清洁剂等散发出的各种刺激性气体。

### (六)合理膳食指导

COPD 患者应摄入充足的热量、蛋白质及富含维生素的食物,以增加免疫力和减少感染的机会。注意膳食安排、食品的调配,鼓励患者多食新鲜蔬菜水果、豆制品等营养丰富易消化的食物,禁食辛辣、生冷油腻食品及红薯等产气食物,肺气肿患者应少食高糖类的食物,以免造成二氧化碳潴留。同时,鼓励患者养成良好的饮食习惯,如少食多餐,一次进食小块食物,避免过快过急,进食前后充分休息等。

### (七)用药指导

详细做好用药指导,当患者同时服用几种药物时,应嘱后服祛痰剂,且服后不宜马上饮水,以免冲淡药物降低疗效。对使用气雾剂的患者,应再次让患者演示正确使用喷雾剂的方法及喷雾量,确保患者在家中正确的使用。

### (八)定期随访复查

COPD 患者可能并发自发性气胸、肺部感染、呼吸衰竭、慢性肺源性心脏病、消化性溃疡等疾病,因此嘱咐患者应定期门诊随访。

# 第二节 糖尿病的康复护理

### 一、概述

糖尿病是由多种病因引起的以慢性高血糖为特征的全身代谢性疾病。其发病与遗传和环境因素有关。根据 1997 年 WHO 对糖尿病分型和诊断的新建议,按病因把糖尿病分为四种类型:1 型糖尿病,即胰岛素依赖型(IDDM);2 型糖尿病,即非胰岛素依赖型(NIDDM);其他特殊类型糖尿病和妊娠期糖尿病。以 1 型和 2 型糖尿病较常见,在我国目前糖尿病已成为仅次于心脑血管疾病和肿瘤的第三大死亡原因,而造成糖尿病患者致死、致残的重要原因则是糖尿病的慢性并发症,严重糖尿病或血糖长期得不到控制可引起肾脏、神经和血管等系统广泛受损,糖尿病已成为威胁人类健康的社会公共卫生问题。

## 二、康复评估

### (一)主要功能障碍

典型的糖尿病主要表现为多尿、多饮、多食和消瘦乏力，即"三多一少"症状。糖尿病早期功能障碍主要与血糖的控制有关，如低血糖症、高血糖症、酮症等。远期功能障碍主要是大血管和微血管，以及神经系统病变。糖尿病常见的急性并发症有高血糖昏迷、低血糖昏迷、感染等。慢性并发症有高血压、脑卒中、冠心病、肾衰竭、血管神经病变以及眼和足的并发症。因此，要重视糖尿病的早期诊断和早期治疗。

### (二)诊断标准

(1)WHO确定的糖尿病诊断标准："三多一少症状"＋随机血糖≥11.1mmol/L；或空腹血糖(FPG)≥7.0mmol/L；或口服葡萄糖耐量试验(OGTT)中餐后2小时血糖(2HPG)≥11.1mmol/L。症状不典型者，需另一天再做测定。

(2)糖化血红蛋白$A_1$(GHbA₁)测定：已成为糖尿病控制的重要监测指标之一，其可反映检测前4～12周血糖的总体水平。

## 三、康复治疗及护理

### (一)治疗方案及康复目标

#### 1.基本治疗方案

包括饮食疗法、运动疗法、药物疗法，而糖尿病的教育、心理治疗和病情监测是保证三大治疗能充分发挥作用的必要手段。

#### 2.康复目标

缓解高血糖、高血脂等代谢紊乱所引起的各种病症，使血糖、血脂降到正常或接近正常水平，体重恢复或接近正常水平并保持稳定；尽可能避免各种慢性并发症的发生，或发生时能及时发现和处理，防止其进一步发展；改善糖尿病患者的生活质量。

### (二)治疗及护理措施

#### 1.饮食疗法

是糖尿病治疗中最基本的治疗方法，目的是控制血糖、维持理想体重，最大限度减少或延缓各种并发症的发生。因此，无论何种类型或情况都适用。饮食疗法原则是摄取适量的热量、营养均衡及正确而规律的饮食习惯。宜予低糖、低脂、高维生素、富有蛋白质和纤维素的饮食。护理人员在治疗前要向患者介绍饮食疗法的目的、意义以及具体措施，以取得患者的配合。具体包括以下几方面。

(1)控制每日总热量：是糖尿病患者饮食护理的首要措施，对每日总热量的限制以维持理想体重为原则，肥胖者应严格限制总热量，而消瘦者可适当放宽，还应考虑儿童正常生长发育的需要，妊娠与哺乳者也必须保证充足的营养，老年人比成年人热量摄入要低。①可按患者年龄、性别、身高计算标准体重，标准体重(kg)＝身高(cm)－105。②根据标准体重和活动情况计算每日所需的总热量。成年人休息状态下每日每公斤理想体重给予热量25～30kcal(105～126kJ)，轻体力劳动者30～35kcal(126～146kJ)，重体力劳动者40kcal(167kJ)以上。

(2)三大营养物质的适当比例和摄入量。①糖类：糖尿病患者的膳食中，糖类应占总热量的55%～65%，并严格限制单糖和双糖的摄入。②蛋白质：成人糖尿病患者的蛋白质摄入量为每日每千克理想体重 1.0g 左右,占总热量的 10%~20%。③脂肪:糖尿病患者脂肪的需要量为每日每千克理想体重 0.6~10g,占总热量的 20%~25%,其中饱和脂肪酸(动物性脂肪)应少于 1/3,并以不饱和脂肪酸(植物性脂肪)为主。

(3)维生素和微量元素的补给:糖尿病患者要注意维生素和微量元素充足供给,维生素广泛存在于动植物食品、乳制品、新鲜蔬菜和水果中,糖尿病患者只要注意均衡摄入各类食品,一般就能避免维生素和微量元素的缺乏。

(4)食物的选择:纤维素是一种多糖化合物,增加摄入膳食纤维可改善高血糖症状,减少胰岛素和口服降糖药的应用剂量,主食应多食麦麸、南瓜、玉米、豆类食品,副食应多吃芹菜、卷心菜、黄瓜、西红柿等含糖少的蔬菜。

(5)食品的交换:食品的交换是指在热量相等的情况下,患者可以按照食品的营养成分进行相互替换,可以使用食品交换表,在保证营养素均衡摄入的同时,注意照顾到患者的生活质量。食品交换份是指能够产生 90kcal 热量的食物为一个食品"份"(1kcal=4 184kJ),即每日总热量÷90kcal=需要的食品"份",如每日总热量为 1 800kcal÷90kcal=20 份,将膳食总热量换算成食品数量,患者每日对所需膳食总热量选择适合自己一天的食谱,按食品交换份表选择相同热量的同组食物,按照自己的口味和饮食习惯进行换算,此方法简单易行。

(6)饮食疗法的注意事项。①计算饮食量要结合患者平日的饮食量、心理特点、平日活动量等个体差异,不能单纯应用理论计算。②要充分尊重患者的个人饮食习惯、经济条件和市场条件,尽量争取患者能与家属一起进餐。③要注意患者进餐与血糖、尿糖变化的规律,如血糖和尿糖增多,饮食要适当减少,而当胰岛素用量较大时,两餐间或晚睡前应加餐,以防止低血糖反应的发生。

2.运动疗法

主要适用于 NIDDM 无并发症的肥胖和超重者、病情稳定、IDDM 血糖控制良好、无酮症酸中毒的患者。运动疗法有助于降低血糖;改善心功能,增加肾血流量,最终改善肾功能;改善中枢神经的调节作用,促进机体内新陈代谢,减轻精神紧张及焦虑;促进健康,增加机体抵抗力,减少感染机会;增强自信心,提高生活质量;预防或延缓糖尿病并发症的发生,从而减少、减轻本病的致残率和致死率,其为糖尿病康复治疗的基本方法之一。

(1)运动处方:运动处方应根据患者的工作、生活习惯、个体差异及病情而定。通常采用将风险降至最低的个体化运动处方,一般取运动试验最高心率的 70%~80%作为靶心率。运动持续的时间可以根据个体的耐受能力,一般以每次 20~30 分钟为佳,每日 1 次或每周运动 3~4 次。糖尿病患者最适宜的是低至中等强度的有氧运动,即有较多肌群参加的持续性周期性运动,如步行、慢跑、登楼、游泳、划船、有氧体操及球类等活动,也可利用活动平板、功率自行车等器械来进行,运动方式因人而异。以下介绍一套简单的有氧运动体操。

跨栏式体操:患者坐下(最好坐于体操垫上或硬板床上),右腿向前伸直,膝盖不可弯曲,左腿往后自然弯斜,左膝宜弯曲。右手放在右腿上,左手握住左小腿,然后身体往后躺下,仰卧,此时,右腿仍保持伸直状态,同时做深呼吸 10 次。接着换腿,依前做相反的动作。

仰卧蹬车体操:患者取仰卧位,两手撑腰、以肩和头为支点身体倒立,然后两脚交替往上蹬(似倒蹬自行车),最好能一边蹬,一边同时做脚掌的上跷和下压动作。长期坚持此法不仅可降低血糖,而且还可减去患者腰腹部和大腿的赘肉。

仰泳及自由泳式摆腿:仰泳式摆腿,仰卧在体操垫或硬板床上,两腿伸直,采用仰泳的姿势上下摆腿,这时脚踝不需要用力,两腿有韵律地交替摆动,摆动速度不宜过快。自由泳式摆腿,俯卧位,动作要领同前。摆腿时膝盖不能弯曲。

糖尿病患者发生以下情况时应禁止运动:①急性并发症如酮症、酮症酸中毒及高渗状态;②空腹血糖>15.0mmol/L 或有严重的低血糖倾向;③急性感染;④心力衰竭或心律失常;⑤严重糖尿病肾病;⑥严重糖尿病视网膜病变;⑦严重糖尿病足;⑧新近发生的血栓。

此外,当收缩压大于 180mmHg(24.0kPa)时应停止运动。

(2)运动疗法注意事项如下。①运动方案制定应详细地询问患者病史及体格检查,并进行血糖、血脂、血酮、肝肾功能、血压、心电图、运动负荷试验、胸片、关节和足的检查,还要根据每位患者的生活、工作习惯和个体差异制定运动处方。运动前应随身携带糖尿病急救卡(注明姓名、地址、电话号码),以及携带饼干或糖果,并随时补充水分。②运动实施前后要有热身活动和放松活动,以避免心脑血管事件发生或肌肉关节的损伤。病情控制不佳的患者、有急性并发症的患者、慢性并发症在进展期的患者不宜参加运动。③运动训练的时间最好安排在餐后1~2小时进行,清晨空腹时不宜运动;用胰岛素治疗的患者在药物作用高峰时避免运动;胰岛素注射部位以腹壁脐旁为宜,应尽量避开运动肌群,以免加快该部位胰岛素吸收,以免引起低血糖反应。④在运动中,出现胸痛、胸闷症状,应立即停止运动,原地休息,含服硝酸甘油,如不缓解应立即就医。最好与他人一起运动,发生意外时可得到及时救助。若发生低血糖应立即停止运动,口服含糖饮料或食品,若不能缓解,应立即就医。⑤运动后不宜立即洗冷水浴或热水浴,以免引起血压升高或降低,并仔细检查有无足部皮肤损伤。适当参与家务劳动,但需提醒患者一般的家务劳动并不能代替运动治疗。⑥糖尿病患者应避免激烈运动,开始尽量在医护人员监护下实施,然后逐渐过渡到自我监护下完成,要定期复查,并根据饮食、药物治疗等情况调整运动量,如在运动后神清气爽,体力增进,血糖和血脂下降为康复运动有效果;反之,多饮、多食、多尿症状加重,血糖和尿糖增多或并发症的出现则应减量直至停止运动。

3.药物疗法

药物治疗分为口服和注射胰岛素治疗两大类。口服降糖药分为磺胺类、双胍类、瑞格列奈、胰岛素增敏剂等;而胰岛素制剂按起效作用快慢和维持作用时间长短又可分为短(速)效胰岛素;中效和长(慢)效胰岛素。在一般治疗和饮食治疗的基础上,根据病情需要选择胰岛素制剂和剂量,同时要监测血糖,及时调整胰岛素剂量。胰岛素泵可模拟正常胰岛素分泌模式,治疗时胰岛素"输注"方式较为符合生理状况,吸收更有预测性,可减少发生严重低血糖反应的危险。

4.心理护理

糖尿病是一种慢性疾病,病程较长,患者易出现各种心理障碍,如焦虑、失望或易于激动等。而不良的心理行为对病情的控制不利。因此,要重视糖尿病患者的心理干预,采取有效的心理疏导措施,减少对患者的各种不良刺激。通过有计划、有目的地与患者进行交谈,倾听他对病情的诉说,耐心讲解糖尿病的有关知识,采用音乐疗法、座谈会、观光旅游等形式,使患者正确认识疾病,消除不良的心理因素,保持情绪稳定。

5.预防低血糖

低血糖是糖尿病治疗过程中常见的并发症。轻度低血糖时出现心慌、手抖、饥饿、出冷汗等表现,严重时可昏迷,甚至死亡。

预防低血糖需注意:①注射胰岛素后30分钟内进食,药物治疗逐渐加量,谨慎进行调整;②定时、定量进食;③在体力活动前吃一些糖类食物;④不要饮酒过多;⑤如出现上述低血糖症状,意识清醒的患者应尽快口服含糖饮料,如橙汁、糖水、可乐等,或吃一些糖果、点心,意识不清的患者应立即送医院治疗。

6.糖尿病足的防治

糖尿病足是中晚期糖尿病患者的常见并发症,也是糖尿病致残的主要原因之一。对糖尿病除采取积极控制血糖、改善下肢循环、防治糖尿病并发症等综合治疗外,还应重点放在"高危足"自我护理,尤其对糖尿病史在5年以上者必须提高警惕。糖尿病足的特点是下肢疼痛、皮肤溃疡,间歇性跛行和足部坏疽。早期常不被重视,如出现腿部皮肤发凉、足部疼痛和间歇性跛行,晚期则下肢发黑、继发感染、局部溃疡不愈合,严重者导致糖尿病性肢端坏疽,此时不得不采取截肢手术,使患者成为残疾。糖尿病足的防治措施如下。

(1)减轻足部压力,使用治疗性鞋袜,穿合体鞋(不穿高跟鞋),鞋袜要舒适透气。

(2)正确修剪趾甲,经常检查足部有无外伤与破损。

(3)正确处理伤口,对于小伤口应先用消毒剂(如酒精)彻底清洁后用无菌纱布覆盖,若伤口在2~3天仍未愈合应尽早就医。

(4)避免使用碘酒等强烈刺激性的消毒剂和紫药水等深色消毒剂。

(5)不用刀削足部鸡眼,不使用鸡眼膏等腐蚀性药物以免发生皮肤溃疡。

(6)冬季注意足部保暖。平时可进行患肢伸直抬高运动、踝关节屈伸活动和足趾背屈和跖屈活动等,但禁忌长时间的行走或跑步。

## 四、健康教育

糖尿病的健康教育是康复护理的一个重要组成部分,应根据患者的具体情况制定糖尿病健康教育计划,通过采用举办专题讲座或看专题录像,发放宣传资料,召开病友联谊会,设立糖尿病患者护理专题门诊或电话随访等多种形式有针对性地开展健康教育,同时强调患者自身在防治糖尿病中所起的关键作用。健康教育的意义不仅是让患者改变不良的生活习惯,了解如何控制饮食及如何服药等,而且还有利于改善患者心理状况,确保糖尿病治疗的完整性、连续性和实效性。

(一)疾病知识宣教

使患者及家属了解糖尿病的基本知识和慢性并发症的危害,使其知道糖尿病是慢性疾病,需要终身治疗,让其以积极心态配合康复治疗的实施。同时,要宣传饮食控制和运动治疗的目的及重要性,使患者达到理想的体重,以延缓和减轻糖尿病慢性并发症的发生或发展。

(二)饮食指导

告知患者及其家属糖尿病饮食原则和基本方法,如各类食品的营养价值、热量计算方法、三餐热量分配比例和如何编制食谱等。根据病情指导患者灵活运用交换表格,选择适合食物,制订出自己的一日食谱,具体方法见临床营养学。

**（三）运动训练指导**

鼓励适量运动,从短时间、小运动量开始,循序渐进。方法有定量步行法、定距离或定时间的走与慢跑结合、练太极拳和气功等,并告知患者运动实施的方式和运动中的注意事项。

**（四）自我监测指导**

1.疾病的监测

教会患者如何自我观察和记录病情,包括每日饮食、精神状态、体力活动、胰岛素注射及血糖、尿糖、尿酮的检查结果等。

2.血糖及尿糖检测

指导患者掌握有关检测的具体要求和方法。向患者推荐简单、方便、准确的血糖检测仪,教会其检测血糖、尿糖的方法,使其能进行自我监测。

**（五）用药指导**

介绍口服降糖药和胰岛素的种类,胰岛素自我注射的方法,使用后可能出现的并发症和不良反应,以及应急处理等。

**（六）预防并发症**

介绍如何进行皮肤护理及足部护理,如何处理各种应急情况,嘱咐随身携带急救卡,遇到感冒、发热等情况不要停止注射胰岛素,必要时应适当增加剂量,以防酮症酸中毒的发生。

**（七）个人行为干预**

进行个人卫生指导,患者应注意保持全身和局部清洁,勤换衣裤;让其了解精神因素和不良生活习惯对患者的影响;向患者及其家属进行外出旅游的保健指导,并劝导患者禁烟。

# 第三节　原发性高血压的康复护理

**一、概述**

高血压是以体循环动脉血压持续升高为主要表现的疾病,高血压可分为两类,少部分高血压是其他疾病(如慢性肾小球肾炎、肾动脉狭窄、肾上腺和垂体腺瘤等)的一种症状,称为症状性高血压或继发性高血压。而绝大部分高血压的原因尚未完全明了,是一种独立性疾病,称为原发性高血压或特发性高血压,通称为高血压。后者是导致心血管并发症的重要原因。

国际公认的原发性高血压发病的主要危险因素是体重超重、高盐膳食及中度以上饮酒。我国流行病学研究也证实这三大因素与高血压发病显著相关。但目前我国的高血压人群中存在着"三高三低"的特点,即患病率高、危害性高、病死率高,知晓率低、治疗率低和控制率低。由此可见,我国卫生保健教育及健康知识的普及工作任重道远。

**二、康复评估**

高血压的评估主要来自患者的家族史、病史、体格检查及实验室检查等资料。首先是对高血压病情进行评估,高血压的诊断包括 3 个方面的内容:①确定血压水平及其他心血管病的危险因素;②判断高血压的原因(明确有无继发性高血压);③寻找靶器官损害以及相关的临床情况。通过以上内容的评估有助于进行高血压的分级、危险分层,鉴别高血压原因,并指导诊断措施及预后判断。

**（一）高血压病情评估**

高血压病情的评估包括血压测定、其他危险因素评定（如血糖、血脂、肝及肾功能等）和确定靶器官损害的辅助检查。

1.血压测定

血压测定包括诊所血压（CBPM）、自测血压及动态血压3种方法。

通常在未使用抗高血压药物的情况下（多次测量）,收缩压≥140mmHg和（或）舒张压≥90mmHg即可诊断为高血压；或既往有高血压史,目前正在使用抗高血压药物,现血压虽未达到上述水平者,也应诊断为高血压。根据血压水平,我国将高血压分为1、2、3级分级。

2.危险因素评估

目前研究表明,血压升高是导致心血管疾病发病的独立危险因素。研究还表明:年龄、性别、吸烟、血脂异常、超重和肥胖、糖尿病和胰岛素抵抗、C-反应蛋白、缺少体力活动及心血管病病史也是心血管疾病的危险因素。心血管疾病是多种危险因素综合作用的结果,几种危险因素中度升高时,对心血管疾病的绝对危险可超过单独一种危险因素高度升高造成的危险。

3.靶器官损害程度

高血压引起的靶器官损害主要表现为心脏、血管、肾脏、眼底、脑等器官功能的损害。

（1）心脏:主要检查有心电图、超声心动图、磁共振、心脏同位素显像、运动试验和冠状动脉造影等。

（2）血管:主要有血管超声检查,探测颈动脉内膜中层厚度（IMT）和斑块,可能有预测脑卒中和心肌梗死发生的价值。

（3）肾脏:主要有测定血清肌酐和尿素氮、肌酐清除率、尿蛋白（微量清蛋白尿或大量蛋白尿）排泄率增加。

（4）脑部:脑部CT、MRI检查是诊断脑卒中的标准方法。MRI检查对有神经系统异常的高血压患者有诊断价值。

（5）眼底:主要有眼底镜检查。按Wagener和Backer高血压眼底改变分为4级。其中3级和4级视网膜病变者则可以肯定是严重高血压并发症。

根据血压水平、其他危险因素、靶器官损害或糖尿病、并存临床情况（如心、脑血管病及肾病等）、患者个人情况及经济条件等进行高血压危险分层。

**（二）功能评定**

1.肢体功能评定

主要包括肢体运动、关节活动度、感觉功能的评估。

2.认知功能评定

有血管性痴呆或轻度认知功能损害的患者,可采用简易智力量表评估。

3.生活自理能力评定

日常生活自理能力受限的患者可采用改良巴氏指数（BI）评定和功能独立性评分（FIM）评估。

### 三、康复治疗及护理

高血压治疗的主要目的是最大限度地降低心血管疾病发病和死亡的总危险。达到控制标准：即普通高血压患者血压降至＜140/90mmHg；年轻人或糖尿病及肾病患者降至＜130/80mmHg；老年人收缩压降至＜150mmHg，如能耐受还可进一步降低。

高血压的康复治疗与护理主要强调的是非药物治疗，包括：改变不良生活方式、运动疗法、气功、放松技术、物理治疗、针刺及按摩等。这些康复治疗方法适合于各型高血压病患者。轻度高血压患者单纯用康复治疗可以使血压得到控制；对于中度或重度高血压患者，康复治疗可以有效地协助降低血压，减少药物使用量及靶器官损害，提高体力活动能力和生活质量。

#### （一）非药物治疗

1.运动疗法

高血压患者运动治疗侧重于降低外周血管阻力，强调低至中等运动强度、较长时间、大肌群的动力性运动（有氧训练），因为低至中等强度运动更容易被患者接受和坚持，同时出现骨骼肌损伤和心血管并发症的可能性更小。而高强度的运动对患者无益，所以高血压患者不提倡高强度运动。具体训练方法如下。

（1）有氧训练：常用方式为医疗步行、踏车、游泳、慢节奏交谊舞等。步行是实用易行的有氧训练方法之一。高血压患者进行步行时一定要在医师的指导下，从最初的散步逐渐增加为快速步行。步行时身体略微向前倾斜，双臂自然下垂，前后摆动。身体的全部重量要集中落在脚掌的前部，在行走的过程中，步伐要均匀、稳健。

在锻炼过程中将行走速度逐渐提高到每分钟120～140步，或每小时5.5～6km。强度一般为最大心率的50％～60％，或最大吸氧量的40％～60％；停止活动后心率应在3～5分钟内可恢复正常，每次总的锻炼时间为30～40分钟，中间可穿插休息。50岁以上者活动时，心率一般不超过120次/min。训练效应产生至少需要1周时间，达到较显著的降压效应需要4～6周。

（2）抗阻运动美国心脏学会和运动医学会一致推荐低至中等强度的抗阻训练是有氧训练防治高血压的一个重要补充。上肢抗阻训练时，可采用相当于最大一次收缩力的30％～40％作为运动强度；下肢抗阻训练时可采用相当于最大一次收缩力的50％～60％作为运动强度；每节重复8～10次收缩，8～10节为一个循环，每一循环20分钟内完成，每次训练1～2个循环，每周至少进行2次。训练要从较低运动强度开始，逐步增加阻力，训练过程中避免过度屏气。

（3）传统医学运动训练方法包括太极拳、降压舒心操和其他形式拳操等。要求锻炼时动作柔和舒展、有节律、注意力集中、肌肉放松、思绪宁静、动作与呼吸相结合；头低位时，不宜低于心脏水平位置。不宜过分强调高难度和高强度。

（4）注意事项：①锻炼要持之以恒，如果停止锻炼，训练效果可以在2周内完全消失；②高血压并发冠心病时活动强度应适当减小；③不要轻易撤除药物治疗，在很多情况下，康复治疗只是降压治疗的辅助方法，特别是2级及2级以上患者；④不排斥药物治疗，但在运动时应该考虑药物对血管反应的影响。

2.气功和放松技术

(1)气功:包括动功和静功两大类,主要通过调心(意念集中)、调身(姿势或动作)、调息(呼吸)来改善全身功能。高血压患者大多采用放松功法,如松静功、站桩等,强调排除杂念、松静自然呼吸匀称、会守丹田(脐下)或涌泉(脚心)。每次3分钟左右,每日1～4次。

(2)放松技术:患者取舒适坐位或卧位,宽松衣服,去除眼镜,全身放松,肢体对称。基本步骤包括:患者闭上眼睛,注意呼吸,于呼气时放松,并默念"放松"。逐渐将注意力集中于身体的不同部位,并逐渐放松全身肌肉。一般从头开始,然后由颈至肩、臂、手、躯干、臀、腿和足。应该注意从多种方式中选择最适于该患者的放松方式。治疗结束时,让患者缓慢睁开眼睛,休息数分钟,然后缓慢起身。

3.理疗

物理治疗主要适用于早期轻度高血压患者。常用的方法有:①直流电离子导入,常用的电极导入部位有领区、颈动脉窦或胸腹交感神经节处;②脉冲超短波治疗,可选用无热量脉冲超短波,将电极置于太阳穴神经丛区域或颈动脉窦处;③穴位磁疗,将磁体贴敷或固定在穴位上,多选百会、曲池、足三里、太阳、风池、神风府等穴位,开始时选其中2～3个穴位,以后可根据情况增加,也可应用耳穴降压。

**(二)药物治疗**

目前常用于降压的药物主要有5类,即利尿剂、β受体阻滞剂、钙通道阻滞剂、血管紧张素转换酶抑制剂、血管紧张素Ⅱ受体阻滞剂。通常起始时采用低剂量单药治疗,如血压不能达标,可增加剂量至足量,或换用低剂量的另一种药物,如仍不能使血压达标,则将后一种药物用至足量,或改为联合用药治疗。

常用的联合用药方法有以下几种。

以利尿剂为基础的两药合用:①利尿剂加血管紧张素转换酶抑制剂或血管紧张素Ⅱ受体阻滞剂;②利尿剂与β受体阻滞剂合用;③利尿剂加钙通道阻滞剂,以钙通道阻滞剂为基础的两药合用;④钙通道阻滞剂加血管紧张素转换酶抑制剂;⑤钙通道阻滞剂与β受体阻滞剂合用。如两药合用仍不能奏效时,可考虑采用3种药物合用。

此外,祖国医学治疗方法在高血压治疗方面具有简单方便、经济实用、疗效较好、毒副作用少等优点,常用的方法有针刺、按摩和中药等。高血压患者依从性高者,可与上述治疗方法综合应用。总之,遵医嘱服药对于高血压患者非常重要。因绝大多数高血压患者需终生服药,一旦停药血压会升高,反反复复,不仅损害心、脑、肾等靶器官,而且会使治疗难度加大。因此,提高患者的服药依从性是社区护士的重要工作。

## 四、健康教育

高血压属于常见病和多发病,如果控制不好,长期的高血压将会导致靶器官如心脏、肾脏、脑和血管的损害。轻中度高血压患者经过积极的生活方式转变和一定的康复治疗,部分患者的血压可降至正常范围内,完全不需要药物治疗;中、重度高血压患者通过积极的康复治疗可减少降压药的使用剂量。大量研究表明,通过生活方式的改变、康复治疗和药物治疗能够明显减少由于高血压导致的心、脑血管意外事件发生。

我国防治高血压的知晓率、服药率和控制率均很低,从而导致高血压的控制不佳。所以,对高血压患者及其亲属进行高血压防治的健康教育非常重要。健康教育主要包括两部分容：家庭自测血压和纠正不良生活方式。

1.家庭自测血压

患者取坐位或仰卧位,裸露一侧上臂,上臂与心脏处在同一水平。由患者亲属或患者自己将袖带贴缚在患者的上臂,袖带的下缘应在肘弯上 2.5cm。将听诊器探头置于肱动脉搏动处。测量时,快速充气,使气囊内压力达到桡动脉搏动消失后再升高 30mmHg,然后缓慢放气。对心率缓慢者,放气速率应更慢些,获得舒张压读数后,快速放气至零。在放气过程中仔细听取柯氏音,观察柯氏音第Ⅰ时相(第一音)和第Ⅴ时相(消失音)水银柱凸面的垂直高度的数值,即为收缩压和舒张压。

2.纠正不良生活方式

(1)戒烟:吸烟可增加血管紧张度,增高血压,故戒烟对高血压患者来说很重要,虽然尼古丁只使血压一过性升高,但它可降低患者服药的依从性并增加降压药物的使用剂量。

(2)减重:降低每日热量的摄入,辅以适当的体育活动。同时限钠可使降压效果更为明显。建议饮食中钠的摄入量每日<100mmol(2~3g),或氯化钠摄入<6g。目前国人食盐摄入量多为 10~15g/d。低钠饮食不仅能使血压有所下降,还有助于增强利尿剂的降压效应和减少利尿剂所致的钾丢失。

(3)限酒:每日乙醇摄入量应限制在<20g。不提倡饮酒。如饮酒,男性每日酒精摄入量<25g,即饮葡萄酒<100mL(相当于 2 两),或饮啤酒<250mL,或饮白酒<25mL(相当于 0.5两);女性则减半量,孕妇不饮酒。应注意不饮高度烈性酒。高血压及心脑血管病患者应尽量戒酒。

(4)合理膳食:减少饮食中胆固醇和饱和脂肪酸的摄取。运动与饮食相结合在改善血脂和血压方面作用最明显。维持饮食中足够的钾、钙和镁。高钾饮食有助于防止高血压发生低钾血症,血钾降低可诱发高血压,并导致心室异位节律。缺钾时最好通过饮食补充,进食困难时可用口服钾的方式补充或采用保钾利尿剂;饮食中的钙与血压呈负相关,低钙可增加高钠摄入对血压的影响。此外,有证据提示低镁与高血压有关。

(5)注意药物不良反应:口服避孕药和激素替代疗法所服用的雌激素和黄体酮均可能升高血压,因此对高血压患者应该避免使用。

(6)减轻精神压力,保持平衡:积极参加社会和集体活动。长期精神压力和心情抑郁可使高血压患者采用不健康的生活方式,如酗酒、吸烟等,并降低对抗高血压治疗的依从性。

(7)自我训练:高血压患者除了在医院接受上述的康复治疗之外,也可在社区和家中进行自我锻炼。锻炼的项目包括气功、太极拳、五禽戏和易筋经等祖国传统的健身训练方法,也可以进行步行、慢跑等运动训练。

# 第四节　癌症的康复护理

## 一、概述

癌症是目前危害人类健康和生活质量的难治性疾病,具有发病率高、病死率高、致残率高的特点。近年来,全世界和我国的癌症发病率均逐年上升,虽然医学技术的发展使癌症患者的存活率有所提高,但不少患者仍经历着巨大的躯体功能障碍和心理的创伤,如70%的晚期癌症患者有剧烈的疼痛。癌症康复是通过医患双方的共同努力,对患者采取综合的治疗方法,调整其心理状态,改善躯体功能,增进身体健康,以延长生存期,提高生活质量,使之能最大限度地回归社会。

## 二、康复评估

### (一)躯体功能障碍

癌症引起的主要功能障碍可分为两大类,即肿瘤本身所致的功能障碍和肿瘤治疗所致的功能障碍。

1.肿瘤本身所致的功能障碍

(1)原发性损伤:如肿瘤破坏骨关节致肢体活动功能障碍。

(2)继发性损伤:如恶性肿瘤的消耗引起的营养不良、贫血;长期卧床引起肌力减退、肌肉萎缩、关节挛缩、下肢深静脉血栓形成等。

(3)癌症疼痛(癌痛):癌症有关的急性癌痛和慢性癌痛;既往有慢性疼痛疾病,此次又与癌症有关的疼痛;有药物成瘾病史,又与癌症有关的疼痛和癌症相关的临终患者五类。癌症产生疼痛的原因主要为肿瘤压迫、肿瘤浸润、肿瘤治疗损伤产生的疼痛,如手术、放疗、化疗损伤神经等组织所致。

2.肿瘤治疗所致的功能障碍

(1)手术损伤:如乳癌根治术后肩关节活动障碍与,上肢淋巴结性水肿;肺癌肺叶切除术后呼吸功能降低。

(2)放疗损伤:如骨髓造血功能抑制。

(3)化疗损伤:如消化系统的不适,骨髓造血功能抑制,多发性神经病变。

### (二)康复评估内容

1.癌症疼痛评估

在对癌症患者进行疼痛评估时应注意:首先要相信患者的主诉,鼓励其详细讲述疼痛的感受,仔细倾听并进行评估;注意全面评估疼痛,包括了解癌症和疼痛史、程度、性质,对生存质量的影响和镇痛的治疗史等;动态评估疼痛包括对疼痛的发作、治疗效果和转归的评估。评估方法与一般疼痛评估相似。

2.活动功能评估

原则和方法与一般评估相似。以下介绍活动功能评估的五级分类标准。

0级:任何正常活动均不受限。

1级:强体力活动受限,但可行动并能做轻工作。

2级:能活动,生活也可以自理,但不能做任何工作,卧床时间>清醒时间的50%。

3级:仅有部分自理能力,卧床时间<清醒时间的50%。

4级:生活完全不能自理,整日卧床或坐轮椅。

3.心理状态评估

癌症患者在诊治过程中会出现非常强烈而严重的反应及心理变化,包括从病程开始时的震惊、恐惧、否认,逐步过渡为淡漠、悲伤、抑郁、绝望等情绪。在早期尤其是病情恶化或治疗后严重不良反应出现时,患者的情绪波动更为明显。患者往往不能面对病后的现实,以至于出现不配合,甚至拒绝治疗。

4.营养状况评估

通过了解体重、机体骨骼肌容量、脂肪厚度、血清蛋白和肾功能等评估患者全身的营养状况。具体评估方法见临床营养学。

## 三、康复治疗及护理

癌症康复的主要目标是提高生存率、延长生存期、改善生活质量。在癌症患者的康复过程中护理工作起着重要的作用。从癌症确诊及治疗后的一般护理到康复阶段的各种功能恢复的康复治疗及护理;从化疗的毒副反应护理到放疗的保护皮肤护理。从各种癌症的饮食指导到器官残损后的康复护理等都属于康复护理的内容。对于癌症患者的心理康复则贯穿于疾病发展和治疗的全过程。

### (一)心理康复

癌症患者的心理应激反应常比普通疾病者更为强烈。因此,护理人员要充分了解患者的心理问题,采用积极的心理干预措施。做好心理护理有利于提高患者心理免疫与应急能力,减轻治疗不良反应,对癌症患者的康复有积极意义。

1.癌症早期

患者及家属的精神心理状态发生剧烈的变化,开始极力否认患病,进而陷入极度痛苦、情绪抑郁、低落、悲观、恐惧、焦虑。医务人员要充分了解患者的思想情绪,向患者和家属讲解有关知识,引导其正确对待肿瘤,稳定情绪,积极治疗。进行肿瘤有关康复知识的宣教,让患者和家属了解有关治疗程序、手术程序、康复程序以及饮食、社会活动等知识,以利于治疗的开展和患者的早日康复。此外,还要了解患者的经济状况,必要时了解所属单位给患者提供的条件和经济支持程度,尽可能从多方面给予患者帮助。

2.癌症治疗前后

患者可能会出现各类治疗的毒性反应;心、肝、肾、神经系统等功能损害;器官的缺损、功能障碍或形体外貌缺陷时会出现新的复杂的精神心理变化,对进一步治疗失去信心;治疗费用的沉重负担,家属可能对其嫌弃等使其烦躁、忧郁、甚至悲观厌世。

(1)治疗前:应使患者充分了解其目的、方法和治疗后可能会出现各种不良反应或功能障碍,使之在治疗前有充分的认识,树立信心,积极主动克服困难及配合治疗,学习掌握正确的处理方法和康复治疗技术。

(2)治疗中:应严密监测患者的心理和情绪变化,对有悲观、回避、崩溃、轻生倾向等患者应及时、有针对性地给予支持和指导,使其稳定情绪,接受现实,防止意外。同时,要为患者创造良好的康复环境,制定循序渐进的体能恢复计划,如散步、保健操、气功以及文体活动;指导患者术后进行肢体功能训练、对并发症的处理、辅助装置的配置等。采用成立"癌症康复联谊会""俱乐部""病友会"等形式组织癌症患者互相交流,互相鼓励,起到群体康复的作用。

3)癌症晚期:患者病情已经发展到不可能治疗的程度,患者深受剧痛,面临死亡,精神处于绝望、崩溃状态。此时更应给予心理支持,安慰疏导,稳定情绪,尽力减轻患者生理上的痛苦,在为其应用镇痛药的同时进行精神支持,关怀体贴,并做好家属安慰工作。在癌症终末期可将患者安置于温暖、亲切的环境中,做好临终关怀。

**(二)癌痛康复**

疼痛可存在于癌症患者的各个时期,其治疗及护理目标是:尽可能让患者无疼痛,提高生活质量和延长生存期。

*1.药物治疗*

目前首选 WHO 推荐的"癌痛三阶梯治疗方案",实施时要遵循阶梯式给药,口服给药,按时给药,个体化用药,辅助用药等原则。

第一阶梯:轻度癌痛,常用非阿片类镇痛药,如阿司匹林等,必要时用镇痛辅助药。

第二阶梯:中度癌痛及第一阶梯治疗效果不理想时,一般选用弱阿片类药,如可卡因等,也可并用第一阶梯的镇痛药和辅助药。

第三阶梯:对第二阶梯治疗效果不好的重度癌痛,则选用强阿片类药,如吗啡。也可辅助第一、第二阶梯的用药。

*2.其他治疗方法*

包括神经阻滞疗法,经皮电刺激疗法,神经外科手术,患者自控镇痛疗法,激素疗法,运动疗法,物理疗法和中医中药等。

**(三)营养治疗**

这是癌症康复的重要部分。恶性肿瘤患者因食欲减退、消化功能障碍等而致营养不良,使患者难以完成有关综合治疗,不利于术后的放疗、化疗,也易导致免疫功能下降而使癌症复发。因此,要注意患者的食谱,合理膳食,保证足够的蛋白质、维生素和热量。

*1.饮食的作用*

(1)满足癌症患者的营养需要,提高机体免疫力。

(2)辅助抑制癌细胞的生长。

(3)提高患者对手术、放疗、化疗的耐受力。

(4)补充疾病的消耗,恢复体力。

*2.营养治疗原则*

(1)供给充足的蛋白质。

(2)供给适宜的热能。

(3)限制脂肪的摄入。

(4)供给充足的糖类。

(5)补充维生素和矿物质。

### (四)功能训练

患者经手术、放疗或化疗后,体能明显下降,且有可能伴随出现器官或肢体功能障碍,应尽早为其制定一个适合其自身的康复运动计划。必要时需配备康复器具,如假肢、人工喉、助行器、轮椅等。

### (五)癌症治疗后功能障碍的康复护理

**1.乳腺癌的康复护理**

乳腺癌是危害女性健康常见的恶性肿瘤。近几年我国的发病率明显增多,几乎占女性恶性肿瘤的首位。乳腺癌的发病与体内雌激素水平、遗传、放射线和电离辐射以及食物中脂肪含量过高等因素有关。转移越早,其愈后越差。

(1)康复治疗原则:早期予根治手术后,结合放疗、化疗和中草药等综合康复疗法。康复护理目标:使患者疼痛减轻,对乳腺癌的有关知识大体了解,并熟悉对术后康复训练知识。

(2)术后康复护理措施:防止患侧上肢水肿和上肢功能障碍,预防的护理措施包括:①术后加压包扎时将患侧肢体同时固定,同时注意观察患侧肢体远端的血液供应情况;②鼓励患者抬高患侧上肢,做手臂上举运动,防止因疼痛而拒动;③避免在患侧测量血压、注射及抽血,以免引起患肢循环受损及感染;④嘱患者在日常生活中要注意保护患肢,避免割伤、抓伤、灼伤及蚊虫叮咬,避免使用刺激性强的清洁剂;⑤嘱患者尽量避免使用患侧肢体劳动,更不能长时间提取重物或下甩患肢。

(3)上肢功能训练:包括住院期的指导。①术后1~3天练习患侧手的功能,如伸指、握拳、腕关节的活动;②术后3~5天(负压吸引拔除)练习坐位肘部的屈伸活动;③术后5~8天(胸带松解)练习用患侧上肢的手摸同侧耳及对侧肩;④术后9~13天,护士协助患者练习患侧上肢的屈伸、抬高、内收、肩关节抬高至90°;⑤术后2周开始练习肩关节各项活动,如双手放颈后,由低头位练至抬头挺胸位,进而练习手越过头顶摸到对侧耳部。出院后,继续练习扶墙抬高,并逐渐以肩关节为中心,做向前、向后的旋转运动及适当的后伸和负重训练,如举杠、拉绳等运动。

**2.直肠癌的康复护理**

直肠癌是消化道常见的恶性肿瘤,男性略多于女性。其发病与饮食及环境因素、遗传、肠道慢性炎症、肠道寄生虫等因素有关。

(1)康复治疗原则:以根治性手术为主,联合化疗、放疗进行综合治疗。康复护理目标:使患者对直肠癌有关知识大体了解,并学会肠造口的基本护理方法。

(2)发音训练:全喉切除可引起患者术后失声,发音训练包括食管语言、T-E分流术(气管-食管穿刺)、电子喉等。①食管发音训练:通过鼻子吸入空气,利用胸腔负压,用吞咽唾液的原理将空气吞入食管并留存于食管上段储存腔,在腹部用力,使空气由紧闭的贲门喷出,振动食管入口的黏膜(新声门)进行发音。气流向上冲击"新声门"产生振动,即"呃逆音",就是食管或消化道发音,经过共鸣构成器官的协调加工,形成食管语言。②T-E分流术:是在气管和食管之间的气管造口水平,造一个小通道,用手指堵住气管造口,使肺呼出的气体通过管子进行发音,声音也是通过食管壁振动产生的。③电子喉发音器:用简单的电子装置,贴在无喉者颈上,通过器械内部件振动产生机械音,声音通过一个口腔管道传送到口腔,并依靠口唇和舌的运动而产生语言。

术前经过利用写字方法、各种手势和面部表情表达用意的训练，达成共识，术后重复练习，以便参加社会活动和日常生活的需要。

## 四、健康教育

通过发放肿瘤健康教育资料等进行书面教育、语言教育、电话咨询等各类形式针对性地做好健康教育，增加其依从性，使患者以积极的行为配合治疗与护理。

### (一)保持乐观情绪

保持充足的睡眠，鼓励患者保持乐观情绪，精神饱满，生活规律，安排丰富多彩。

### (二)合理均衡的营养

注意调节饮食，保证足够营养的摄入，饭菜要清淡可口，荤素和粗精搭配得当。限制饮酒，尽量少吃盐，不要盲目忌口，也不必普遍食用营养补充剂。

### (三)合理规范化用药

积极治疗其他并发症，不要盲目服用保健品。

### (四)合理运动

以低强度、短时和多次重复的耐力运动为宜，循序渐进地参加适当的体育锻炼，如慢跑、健身操、瑜伽、太极拳等有氧运动。鼓励患者进行力所能及的日常生活自理活动和重返社会参加适宜的工作。锻炼强度因人而异，但应持之以恒。若在锻炼后轻微出汗，无疲劳感，身心感到轻松、舒畅、食欲睡眠良好，说明运动恰当，否则应调节运动量。

### (五)定期复查

劝导患者坚持定期复查，进行必要的治疗，以巩固疗效。如病情突然变化、特殊不适或其他问题应随时就诊。

# 参考文献

[1]丁小萍,彭飞,胡三莲.骨科疾病康复护理[M].上海:上海科学技术出版社,2020.

[2]齐海燕,王波.康复专科护理[M].兰州:甘肃科学技术出版社,2018.

[3]芦鸿雁,俞翠玲.康复护理常规与技术规范[M].银川:阳光出版社,2019.

[4]戴波,薛礼.康复护理[M].武汉:华中科技大学出版社,2020.

[5]高鹏,周鸣鸣.常见老年病康复护理标准化手册[M].苏州:苏州大学出版社,2019.

[6]沈泽群.康复护理实践与探究[M].上海:同济大学出版社,2020.

[7]董晓虹,黄灵芝.康复与护理基础知识[M].杭州:浙江科学技术出版社,2019.

[8]刘芳.脑卒中康复护理[M].厦门:厦门大学出版社,2018.

[9]马凌.康复护理技术操作规范[M].广州:广东科技出版社,2018.

[10]马金梅,潘琼.康复护理[M].上海:同济大学出版社,2019.

[11]胡爱玲,李琨,余婷.实用康复护理实践[M].北京:电子工业出版社,2021.

[12]马洪丽.现代临床护理与康复护理[M].长春:吉林科学技术出版社,2019.

[13]周晓华.新编小儿康复护理[M].天津:天津科学技术出版社,2017.

[14]张亚敏.现代临床护理与康复护理[M].西安:西安交通大学出版社,2017.

[15]杨长伟,张静,刘艳华,等.新编康复治疗与护理[M].郑州:郑州大学出版社,2019.

[16]龚放华,殷明媛,唐三辉.实用康复科常见疾病护理常规[M].天津:天津科学技术出版社,2018.